rütten & loening
AUFBAU VERLAGSGRUPPE

Bärbel Schäfer • Monika Schuck

Ich wollte mein Leben zurück

Menschen erzählen von ihren Erfahrungen mit Krebs

Mit einem Geleitwort von Dagmar Schipanski, Präsidentin der Deutschen Krebshilfe

Rütten & Loening Berlin

In Kooperation mit

Deutsche Krebshilfe e.V.
Buschstraße 32
53113 Bonn
Tel.: 0228/72 99 00
www.krebshilfe.de

Mit 35 Porträts von Karsten Bartel

ISBN-10: 3-352-00658-X
ISBN-13: 978-3-352-00658-6

2. Auflage 2006

Einbandgestaltung Gundula Hißmann, Hamburg
Druck und Binden Ebner & Spiegel, Ulm
Printed in Germany

www.ruetten-und-loening.de

Inhalt

Geleitwort

Liebe Leserin, lieber Leser,

die Diagnose »Krebs« trifft die meisten Betroffenen plötzlich und völlig unvorbereitet. Das Leben verändert sich mit einem Schlag. Alle Lebensziele, Inhalte und Werte werden in Frage gestellt. Und nicht nur das körperliche Wohlbefinden ist stark beeinträchtigt. Auch das seelische Gleichgewicht gerät ins Wanken: Ängste, Hilflosigkeit und Kontrollverlust treten an die Stelle von Vertrauen und Sicherheit. Die Krankheit verändert den Alltag und prägt ihn maßgeblich. Auch die Familie, der Beruf und das soziale Umfeld werden in Mitleidenschaft gezogen.

In dieser Situation benötigt ein krebskranker Mensch die bestmögliche medizinische Therapie. Die veränderte Lebenslage erfordert aber auch seelische Begleitung – und das in jedem Stadium der Krebserkrankung. Schon der Verdacht auf Krebs löst ganz unterschiedliche Reaktionen aus: von »Nicht-wahrhaben-Wollen« über Panik-Attacken bis hin zu existentieller Angst. Die Betroffenen schwanken zwischen Hoffen und Bangen. Steht die Diagnose dann fest, setzt bei vielen der Schock erst richtig ein – eine enorme psychische Belastung, auch für die Angehörigen. Von diesem Moment an müssen sich die Patienten intensiv mit der Krankheit auseinandersetzen. Während der Behandlung können Ängste auftreten, welche die berufliche Zukunft betreffen oder durch Reaktionen des sozialen Umfeldes bedingt sind. Und auch in der Nachsorge gibt es zahlreiche psychische Belastungen: Die Kontrolluntersuchungen können beispielsweise alte Ängste wieder wachrufen.

In all diesen Situationen kann der Austausch von Erfahrungen mit Menschen, die bereits an Krebs erkrankt sind oder waren, sehr hilfreich sein und Zuversicht vermitteln. Das Buch von Bärbel Schäfer und Monika Schuck leistet dazu einen wichtigen

Beitrag. Es läßt Prominente und Nicht-Prominente zu Wort kommen und von ihrem Leben mit der Krankheit Krebs erzählen: über ihre Gedanken, über die Reaktionen der Familie, der Freunde und Kollegen, über den Behandlungsprozeß und das, was ihnen am meisten geholfen hat. Die Autorinnen zeigen: Krebs macht vor niemandem halt. Keiner ist davor gefeit. Aber jede Krebserkrankung wird anders erlebt und verarbeitet.

Liebe Leserinnen, liebe Leser, ziehen Sie Mut aus vielen der hier geschilderten Schicksale. Viele der Porträtierten zeigen Ihnen, wie Lebensqualität und selbstbestimmtes Leben trotz der schweren Erkrankung möglich sind – selbst wenn die Krankheit nicht mehr heilbar und das Lebensende absehbar ist. Als Präsidentin der Deutschen Krebshilfe empfehle ich Ihnen, den Betroffenen, Ihnen, den Angehörigen, Ihnen, als Freund eines Patienten, aber auch Interessierten und nicht erkrankten Mitbürgern das vorliegende Buch. Ich wünsche mir, daß Ihnen die Lektüre den Umgang mit der Krankheit Krebs und ihren Folgen erleichtern möge. Das Gespräch mit dem Arzt Ihres Vertrauens oder den Angehörigen wird dieses Buch nicht ersetzen können. Es kann jedoch dabei helfen, Ängste und Tabus abzubauen und Zuversicht zu schaffen.

Die heute guten Heilungschancen, die Aussicht auf eine hohe Lebensqualität trotz Krankheit und die fortschreitende Enttabuisierung des Themas Krebs nehmen der Krankheit zunehmend ihren Schrecken. Dabei spielen auch Information und Aufklärung, Selbsthilfe und Mitbestimmung eine wesentliche Rolle. Als Präsidentin der Deutschen Krebshilfe gebe ich im Gespräch mit Patienten immer wieder den Rat: Nehmen Sie Ihr Schicksal selbst in die Hand! Kämpfen Sie, und nehmen Sie jede Hilfe an! Fragen Sie nach, und informieren Sie sich.

Professor Dr. Dagmar Schipanski
Präsidentin der Deutschen Krebshilfe

Vorwort

Diagnose Krebs: achtunddreißig Interviews, das heißt achtunddreißig sehr persönliche Geschichten. Das Thema lag uns am Herzen, weil wir beide Menschen in unserem persönlichen und beruflichen Umfeld kennen, die an Krebs erkrankt oder gar verstorben sind. Wir kennen die Angst um geliebte Menschen, das Bangen um Freunde und Bekannte aus nächster Nähe. Wir wollten mehr wissen über diese Krankheit, die aus unseren Freunden, aus Schülern in der Nachbarschaft, Künstlerinnen, deren Arbeiten wir schätzen, oder Schauspielern und Stars, die wir von deutschen Bühnen oder aus dem Fernsehen kennen, plötzlich Patienten macht. Wir haben erfahren: So viele Krebsdiagnosen es gibt, so individuell sind die Erlebnisse und der Umgang mit der Krankheit.

Der Satz »Sie haben Krebs« trifft viele aus heiterem Himmel. Manchmal wird aus einem leisen Verdacht Gewißheit. Unter der Dusche, beim Sport, im Büro, unsere Interviewpartner bemerkten in ganz alltäglichen Situationen, daß sich ihr Körper verändert hat: eine kleine Erhebung an ungewöhnlicher Stelle, eine Schwellung, ein Ziehen. Diese Krankheit kommt ohne Vorwarnung.

Wenn die Diagnose Krebs heißt, findet sich der Mensch von einem Moment auf den anderen aus der routinierten Bahn des alltäglichen Lebens im Krankenhaus wieder. Wir wollten wissen, wie man diese emotionale Achterbahnfahrt zwischen Hoffen und Bangen meistert. Wer steht einem zur Seite? Wie erträgt man die Qualen der Chemotherapie, die Operationen und Bestrahlungen? Verändert sich der Blick auf das Leben, auf den eigenen Körper? Was hat den Erkrankten helfen können? Wie verarbeiten sie diese Erfahrung? Mit diesem Buch möchten wir der Volkskrankheit Krebs ein Gesicht geben, eine Annäherung wagen, aber auch deutlich machen: Die Diagnose ist kein Todesurteil, es gibt ein Leben danach, es lohnt sich zu kämpfen.

Auf unserer Reise quer durch Deutschland begegneten wir Menschen, denen die Diagnose einer Krankheit, die tödlich verlaufen kann, fast den Boden unter den Füßen weggezogen hätte, aber auch vielen, die der Krankheit mit großem Mut und Optimismus begegnen. Von der Familie einer jungen Frau erfuhren wir, wie sehr eine Krebserkrankung die gesamte Familie veränderte, zusammenrücken ließ. Während des Gespräches bildeten die Eltern und die Schwester des Mädchens gleichsam einen Schutzwall um die Achtzehnjährige. Ihre Schmerzen waren auch die Schmerzen ihrer Angehörigen geworden.

Wir haben Jugendliche getroffen, die der Einschnitt dieser Diagnose sehr ernsthaft werden ließ. Unser Eindruck war, daß diese bedrohliche Erkrankung sie um ihre Pubertät, um eine wichtige Phase in ihrem Leben gebracht hat. Ihnen schien die Leichtigkeit, die Unbekümmertheit Gleichaltriger zu fehlen. Krebs kann Menschen verändern.

Alle Krebspatienten brauchen einen Menschen an ihrer Seite, der ihnen Kraft gibt. Der Zusammenhalt in vielen Familien hat uns beeindruckt. Familienstrukturen funktionieren in Krisensituationen viel besser als oft beschrieben. Angehörige und Freunde leisten häufig Unglaubliches. Viele Mitmenschen sind in dieser Situation aber auch überfordert, hilflos, schweigen und wenden sich im schlimmsten Fall sogar ab.

Ist Krebs doch noch ein Tabu in unserer Gesellschaft, in der Leistungsfähigkeit, Gesundheit und Belastbarkeit eine immer größere Rolle spielen? Ist Krankheit ein Makel? Ist das der Grund dafür, daß einige wenige unserer Protagonisten zwar bereit waren, sich im Gespräch zu öffnen, aber ihr Gesicht nicht zeigen und ihre Namen nicht preisgeben wollten?

Krankengeschichten sind eine sehr private, beinahe intime Angelegenheit, und wir bedanken uns bei allen Interviewten für ihr Vertrauen und ihre Offenheit. Manche Interviewpartner zeigten uns ihre Narben, ihren veränderten Körper. Ihre Trauer war deutlich spürbar. Es ist nicht leicht, den eigenen Körper in seiner Verletztheit, mit den Narben und Spuren der operativen Eingriffe, zu akzeptieren. Das Körpergefühl, die Stimmungslage, Sexualität und Partnerschaft können stark beeinflußt werden.

Das mit der Krankheit verbundene Leiden findet in den meisten Fällen im verborgenen statt, oft erleben nur Angehörige und engste Freunde, was die Patienten körperlich und emotional durchmachen. In intensiven Gesprächen über Angst, Liebe und Enttäuschung erfuhren wir, wann die Patienten an ihre Grenzen kamen, ihren Panzer fallen ließen, Schwäche zeigten und über sich hinauswuchsen. Es war berührend für uns, daß einige uns Dinge erzählten, die sie zuvor noch niemandem anvertraut hatten. Nachdenklich machte uns die Erfahrung, daß viele der Betroffenen zunächst Fehldiagnosen erhielten. Manche mußten selbst aktiv werden und dafür kämpfen, daß die Krankheit überhaupt erkannt wurde. Wir haben erlebt, wie nah Verzweiflung und Zuversicht beieinanderliegen.

Die Bürgermeister zweier großer Städte am Rhein haben die gleiche Krebserkrankung, sie regieren ihre Kommunen mit enormer Energie und zeigten uns mit offenen Worten, daß Krebs nicht das Ende der beruflichen Karriere bedeuten muß. In der Medienbranche jedoch scheint Krebs ein großes Tabu zu sein. Immer einsatzbereit zu sein, funktionieren und auf Knopfdruck unterhaltsam sein zu müssen ist ihr Job, da halten viele Prominente, die an Krebs erkrankt sind oder waren, lieber den Mund, um ihrer Karriere nicht zu schaden.

Um so bewegender war unser Interview mit Rudi Carrell in seinem Haus in Syke. Ein Mann, der in entscheidenden Situationen nie geschwiegen hat. Der Showmaster unserer Kindheit, »Mr. Samstagabend«, stand uns im Februar 2006, sichtlich geschwächt, aber professionell wie eh und je, Rede und Antwort. Mit großer Offenheit sprach er über seinen Krebs, über Behandlungsmethoden, Abschiede, Familie, Weggefährten,

Lebensträume und seinen nahen Tod. Er sagte uns, es sei eines der letzten Interviews, die er in Deutschland gebe. Uns war klar, es würde kein Wiedersehen geben. Es war schön zu erleben, mit welcher Ruhe ein Mensch gehen kann, zu spüren, daß er seinen inneren Frieden gefunden hat. Und doch kamen uns auf dem Heimweg die Tränen.

Die Diagnose Krebs wirft Zukunftspläne über den Haufen, stoppt Lebensträume – zunächst. Plötzlich ist nichts mehr, wie es war. Die Patienten sind Krieger im Kampf gegen ein geschwächtes Immunsystem oder erhöhte Leukozytenwerte. Wann gilt man endlich als geheilt? Auf jede erfolgreiche Behandlung kann ein Rückschlag folgen – ein Damoklesschwert. Wie lange bleibt man metastasenfrei? Die Nachuntersuchungen sind oft eine nervliche Zerreißprobe für die ganze Familie. Es ist ein Wettlauf mit der Zeit; Überlebenswille, engagierte Ärzte und eine große Portion Glück gehören dazu, wenn man in diesem Kampf den Sieg davontragen will.

Mit diesem Buch wollen wir auch Ängste und Tabus hinterfragen, die immer wieder auftauchen, wenn von Krebs die Rede ist, denn aus der Veränderung und der Krise haben sich bei vielen neue, zuvor ungeahnte Lebenskonzepte entwickelt. Viele Betroffene leben nach der Therapie freier und authentischer. Sie haben für sich begriffen, worauf es ihnen im Leben ankommt.

Haben wir so gelebt, wie wir es uns erträumt haben? Wie würden wir diese Frage beantworten, wenn uns morgen die Krankheit ereilen würde? Haben wir das Leben ausgekostet in all seinen Facetten, haben wir das getan, was uns wichtig ist? Diese Frage stellten auch wir uns immer häufiger.

Nach Abschluß der Interviews erfuhren wir von der Krebsdiagnose einer gemeinsamen Freundin. Ein Schock, aber mit den vielen positiven Geschichten, die wir gehört hatten, konnten wir ihr Mut machen. Vielleicht gelingt es uns, ihr besser beizustehen, nachdem wir so vieles über diese Krankheit erfahren haben.

Es trifft nicht immer nur die anderen. Der Schreck nach der ersten Diagnose sitzt lange in den Gliedern. Selbst nach vielen Jahren können sich Patienten noch genau an den Moment erinnern, Montag, 17.3., 14.15 Uhr – Diagnose Krebs, als wäre die Zeit stillgestanden. Wir haben Stärke gefunden, wo wir Schwäche vermutet haben. Vor allem aber haben wir beeindruckende Menschen getroffen, die mit bewundernswerter Kraft und Zuversicht ihr Schicksal in die Hand genommen haben.

Bärbel Schäfer, Monika Schuck, im Juni 2006

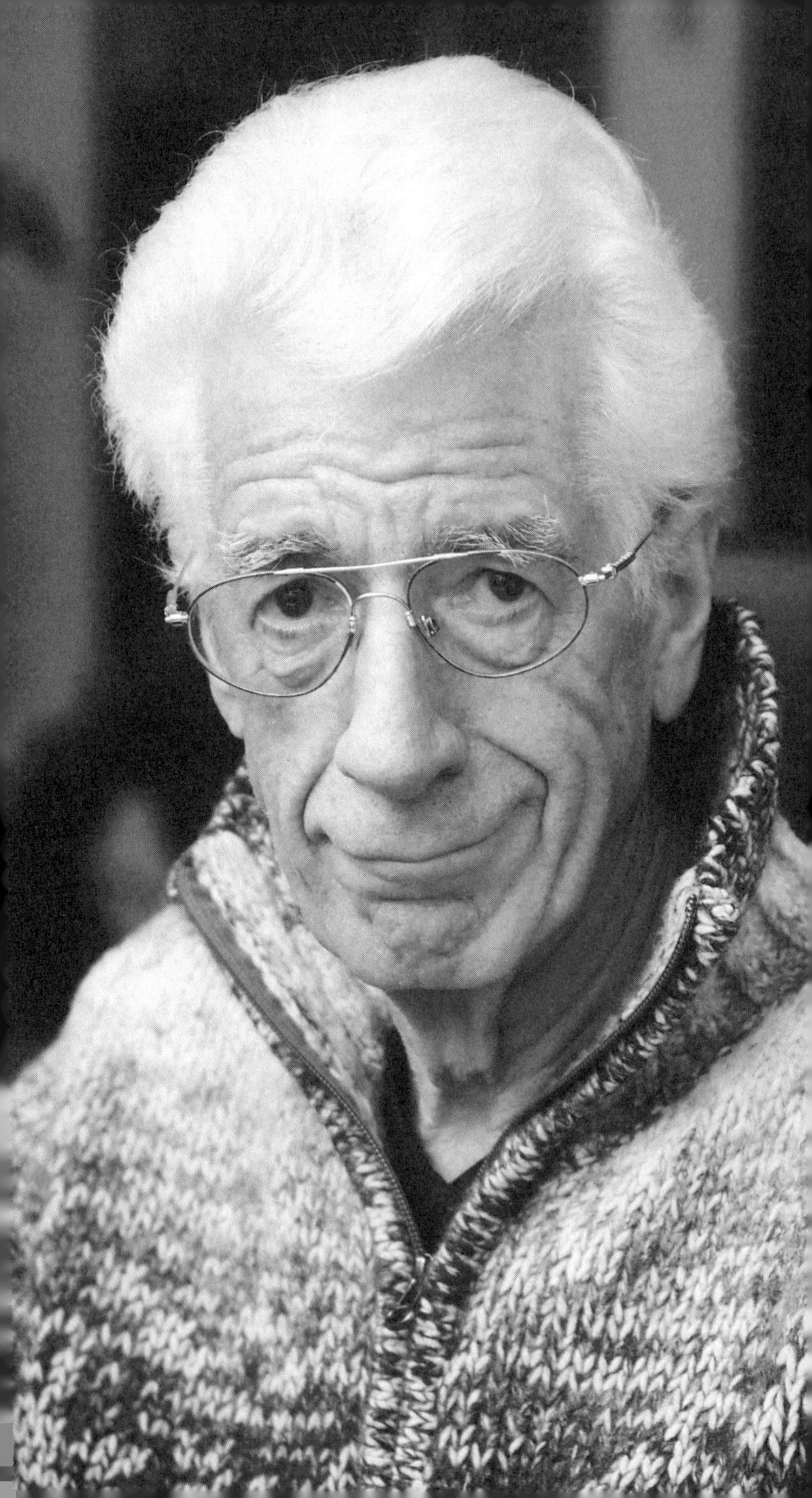

Rudi Carrell, 71 Jahre, Showmaster, Lungenkrebs

Ich habe immer ungesund gelebt, bis zu sechzehn Stunden am Tag gearbeitet, bei Fernsehshows wie »Am laufenden Band« fünf Tage vor der Sendung nichts mehr gegessen, nur Bier getrunken und sechzig Zigaretten am Tag geraucht. Ich wußte immer, das kann nicht gut gehen.

Im Jahr 2000 ließ ich mich röntgen, da war alles in Ordnung. Das wunderte mich damals, ehrlich gesagt, schon sehr. Seit dem Herbst 2004 habe ich manchmal Blut gehustet, es aber erst gar nicht beachtet und nichts unternommen. Erst im Februar 2005 ging ich zur Kontrolle in die Klinik. Beschwerden hatte ich nicht, auch keine Schmerzen, aber monatelang hatte mich so ein diffuses Gefühl begleitet, da könne etwas sein. Nach dem Röntgen rief mich der Professor zu sich und fragte, ob ich den Mut hätte, mir das Röntgenbild anzuschauen. Den hatte ich. Die Diagnose: ein Tumor in der Lunge.

Es war seltsamerweise kein Schock für mich. Ich dachte: Das hast du verdient, du hast immer zuviel geraucht, zuviel gearbeitet. Schlimmer war es für mich zu hören, daß man nicht operieren könne. Es waren bereits Metastasen in den Knochen, in der Leber, in der Wirbelsäule. In dem Bericht las ich, daß die Behandlung palliativer Art, also lebensverlängernd, sei. Eine Heilung würde es nicht mehr geben. Der Arzt sagte, ich müsse damit rechnen, daß es schnell zu Ende ginge. Ich solle meine privaten Angelegenheiten möglichst bald regeln.

Mein Wunsch war es, einmal noch den Frühling hier auf meinem Gut in Wachendorf erleben und den riesigen Rhododendron blühen sehen zu können. Er ist fünf Meter hoch, hundert Meter im Umfang und blüht rosa. Ich sehnte mich danach, das noch mal zu sehen, all die Obstbäume hier in voller Blüte, das ist wie im Märchen. Den Frühling habe ich überlebt. Dann kam der Sommer, ich habe Golf gespielt, bin zu Turnieren gefahren. Dann kam der Herbst und dann der Winter mit Schnee, und ich lebte immer noch.

Vor kurzem sagte der Arzt mir wieder, es könne schnell gehen, es sei absehbar. Jetzt merke ich auch, ich bin müde. Hoffnung auf Heilung habe ich keine. Und kämpfen? Ich nehme die besten Medikamente, die es gibt. Aber kann man das kämpfen nennen? Ich denke nicht. Und an ein Wunder glaube ich auch nicht. Als die Chemotherapie beendet war, meinte der Arzt, ich müsse an ihre Wirkung glauben. Das habe ich auch, aber das war Selbstbetrug. Man glaubt an Besserung, weiß aber gleichzeitig, daß es hoffnungslos ist.

Die Chemotherapie hat bei mir keine Nebenwirkungen verursacht. Mir war nicht übel, ich hatte keine Schmerzen. Ich habe mir eine Perücke machen lassen, aber ich brauchte sie nicht, weil mir nur wenige Haare ausfielen. Ich war sogar relativ fit und konnte immer noch Golf spielen. Ich war ein lustiger Patient, immer optimistisch, habe Witze gemacht und viel gelacht. Daran mußten sich die Krankenschwestern erst gewöhnen, das kommt wohl nicht so häufig vor. Sie waren erst regelrecht schockiert. Aber der Humor hilft mir, das war schon immer so.

Am meisten überraschte mich, wie leicht es mir fiel, mit dem Rauchen aufzuhören. Es interessierte mich plötzlich nicht mehr. Genauso ist es mit dem Bier. Früher trank ich zehn Flaschen pro Tag, um müde zu werden und auch um mich zu konzentrieren. Jetzt habe ich kein Bedürfnis mehr danach.

Mit meiner Familie sprach ich gleich nach dem Krebsbefund. Dann informierte ich in meiner Firma den Redakteur und den Herstellungsleiter. Sie rieten mir, es auch den Kollegen von der Sendung »7 Tage – 7 Köpfe« mitzuteilen. Ich schrieb also allen »Köpfen« einen Brief, erklärte ihnen, was los ist, und bat dringend: »Kein Mitleid, bitte!« Ich wollte einfach weiterarbeiten. Dafür haben sie gesorgt. Wir konnten sogar Witze über meine Krankheit machen.

Als bekannt wurde, daß ich Krebs habe, war ich erstaunt, wie nett die Leute reagierten. Viele waren sehr betroffen, aber sie haben versucht, mir Mut zu machen. Das war klasse. Ich hatte Angst, es gäbe nur noch Mitleid, aber die meisten haben ganz normal darüber gesprochen. Fast jeder kennt ja jemanden, der auch betroffen ist. Die meisten haben einen Fall in der Familie. Es ist nichts Besonderes.

Ich finde nur, daß die Presse nicht gut mit dem Thema umgeht. Sie stürzt sich auf jeden neuen Fall, wenn es um Prominente geht. Das war etwas, das mich schon früher, als ich nach Deutschland kam, sehr gestört hat. Die Illustrierte »Quick«, die es damals noch gab, brachte jede Woche vier Seiten über Tumore und Geschwülste, inklusive Fotos. Das fand ich schrecklich. Ich fragte mich, warum verkauft sich so etwas, wer liest das? Seit zwanzig Jahren gehört Krebs in den Medien dazu wie das Wetter: Man muß lesen, daß ein alter Filmstar, eine Frau von sechsundneunzig Jahren, an Krebs gestorben ist. Am liebsten noch mit Details. Warum? Für mich ist das reine Angstmache. Die Menschen bekommen Angst, wenn sie so eine Scheiße lesen. Sie bekommen vielleicht sogar Angst, zur Vorsorgeuntersuchung zu gehen.

Deshalb habe ich versucht, meine Erkrankung so lange wie möglich aus den Medien herauszuhalten, weil ich genau wußte, wenn das öffentlich wird, haben sie ein Thema. Das wird dann ausgebreitet. Krebs bei Prominenten verkauft sich gut. Doch dann entschloß ich mich, in die Offensive zu gehen, auch um den Leuten die Angst zu nehmen, zum Beispiel vor einer Chemotherapie. Ich gab der Zeitschrift »Bunte« ein Interview per E-Mail, das dort auch seriös abgedruckt wurde. Nicht so bei den anderen Blättern. Die schreiben dich einfach tot. Was »Bild« und andere Zeitungen daraus machten, empfand ich als grausam. »Bild« druckte ein Foto ab, auf dem ich wirklich elend aussah, aber mit schlechter Beleuchtung kann man natürlich jeden, auch einen Kerngesunden, aussehen lassen, als sei er todgeweiht. Ich hatte den Eindruck, sie sehnen meinen Tod herbei. Ich habe dem Chefredakteur Kai Dieckmann geschrieben: Ich lasse mich von euch nicht länger lebendig begraben. Aber meiner Meinung nach hat er sich da nur so rausgewunden.

Doch seit meinem Fernsehauftritt Anfang des Jahres 2006 bei der »Goldenen Kamera« war es damit vorbei. Es hieß nur noch »Tapferer Rudi«. Seitdem brachte man auch andere Fotos von mir. Der Auftritt dort war definitiv ein Abschied. Gerade zu diesem Zeitpunkt einen Preis für mein Lebenswerk zu bekommen war ein Höhepunkt.

Ich war vorher im Urlaub in der Karibik gewesen, hatte mich treiben lassen und jeden Tag einen Gag geschrieben. Bei dem Auftritt ging ich dann ohne Lampenfieber auf die Bühne, einfach so. Und dann – Standing Ovations. Das war sehr schön. Ich brachte ein paar von den vorbereiteten Gags, einige andere aus dem Stegreif. Und dann stand das ganze Publikum wieder auf. Zweimal Standing Ovations – da wußte ich, danach kann nichts mehr kommen. Das war sehr bewegend. Ich muß jetzt in keine Talkshow mehr, der Abschied ist gemacht. Auf meine Art, mit Humor.

Ich bekam viele Reaktionen von Freunden und Kollegen auf diesen Auftritt. Hape Kerkeling und Harald Schmidt besuchten mich, Herman van Veen schickte einen riesigen Blumenstrauß, Günther Jauch eine lange E-Mail. Ich bin offenbar gar nicht so unbeliebt bei meinen Kollegen. Viele schrieben, sie seien sehr gerührt gewesen. Gaby Köster schrieb in einer SMS, sie habe geheult. Das habe ich nicht. Das überlasse ich anderen, wie Johannes B. Kerner, der in Erinnerung an seinen Schwiegervater in einer Sendung weinte. Das gäbe es bei mir nie im Leben.

Als ich ungefähr fünfzehn war, bin ich manchmal dreimal am Tag ins Kino gegangen. Was ich da sah, wollte ich auch erleben, all die spannenden, aufregenden Geschichten – und ich habe es auch erlebt: Mit achtzehn Jahren war ich schon Showmaster, mit fünfundzwanzig beim holländischen Fernsehen, mit dreißig bin ich nach Deutschland gekommen. Seit vierzig Jahren arbeite ich im deutschen Fernsehen, als Produzent, Regisseur, Autor, Moderator und und und ... Da wird man irgendwann auch mal müde. Ich bin jetzt einundsiebzig Jahre alt und muß nichts mehr. Ich habe alles gehabt, alles geschafft, was ich wollte.

Das Wichtigste im Leben war für mich immer ein leeres Blatt und ein Kugelschreiber. Egal, welche Probleme es gab, ich habe immer wieder angefangen zu arbeiten. Auch nach der Diagnose hatte ich als Produzent für die Comedy-Sendung »7 Tage – 7 Köpfe« zu tun. Ich mußte Ideen und Themen erarbeiten. Kreative Arbeit zu haben war für mich immer sehr wichtig. Seit meinem Abschied vom Fernsehen, Mitte Dezember 2005, habe ich nun nichts mehr zu tun. Es liegen zwar noch ein paar Projekte da, aber ich bin einfach zu müde. Ich will nicht mehr. Das ist neu für mich.

Ich habe mich zurückgezogen, kann jetzt stundenlang liegen und nachdenken. Über Anteilnahme freue ich mich, aber besuchen soll mich niemand mehr. Da bin ich fast autistisch. Ich bin gern allein. Ich habe schon immer gern allein gearbeitet, aber auch im Privatleben bin ich gern für mich. Ich bezeichne mich als »Alleinseinmann«. Meine Stimme ist auch fast weg, aber das ist egal. Ich brauche sie nicht mehr. Ich bin nun zum ersten Mal in meinem Leben Privatmann, muß nicht mehr überlegen, was denkt die Presse, was denken die anderen. Das ist sehr entspannend, ich habe keinen Druck mehr, keine Pläne, keine Wünsche. Ich hatte so viel Glück im Leben. Auch daß ich diesen Ort hier in Syke gefunden habe. Diese zwölf Hektar mit Ziegen, Enten, Fischen und Hunden. Dieses wunderschöne Anwesen habe ich sehr genossen. Auch die vielen Reisen, die ich gemacht habe, waren toll.

Ich bin froh, daß meine Familie und ich über ein Jahr Zeit hatten, Abschied voneinander zu nehmen. Wir haben uns gemeinsam darauf vorbereitet. Das hilft sehr. Als meine Frau und ich heirateten, wußten wir wegen des großen Altersunterschiedes, daß ich früher gehen würde. Sie ist halb so alt wie ich. Mein Testament ist gemacht, und ich bin glücklich, daß ich meiner Familie genug hinterlassen kann. Ihnen wird es gut gehen, und wir genießen die Zeit, die uns bleibt. Ich habe auch veranlaßt, daß es keine öffentliche Beerdigung geben wird. Ich möchte nicht aufgebahrt und von Heuchlern und Neugierigen angeschaut werden. Und die Jacob Sisters will ich auch nicht an meinem Grab, wie bei Mooshammer. Ein Albtraum.

Meine Arbeit ist beendet, das empfinde ich als großes Glück. Ich habe fünfundvierzig Jahre Fernsehen gemacht. Heute gibt es keine Show mehr für die ganze Familie. Was soll ich da noch? Ich habe die Geburt dieses Mediums erlebt und mitgestaltet. Erst Schwarzweiß-, dann Farbfernsehen. Ich hatte die Macht, anderthalb Stunden Sendezeit zu füllen, wie ich wollte. Bei der Samstagabendshow schaute mir ein ganzes Land zu. Das war schön. Das gibt es nie wieder.

Ich habe mein Leben gelebt. Ich kann jetzt ohne Angst gehen.

Rudi Carrell starb am 7. Juli 2006 in Bremen.

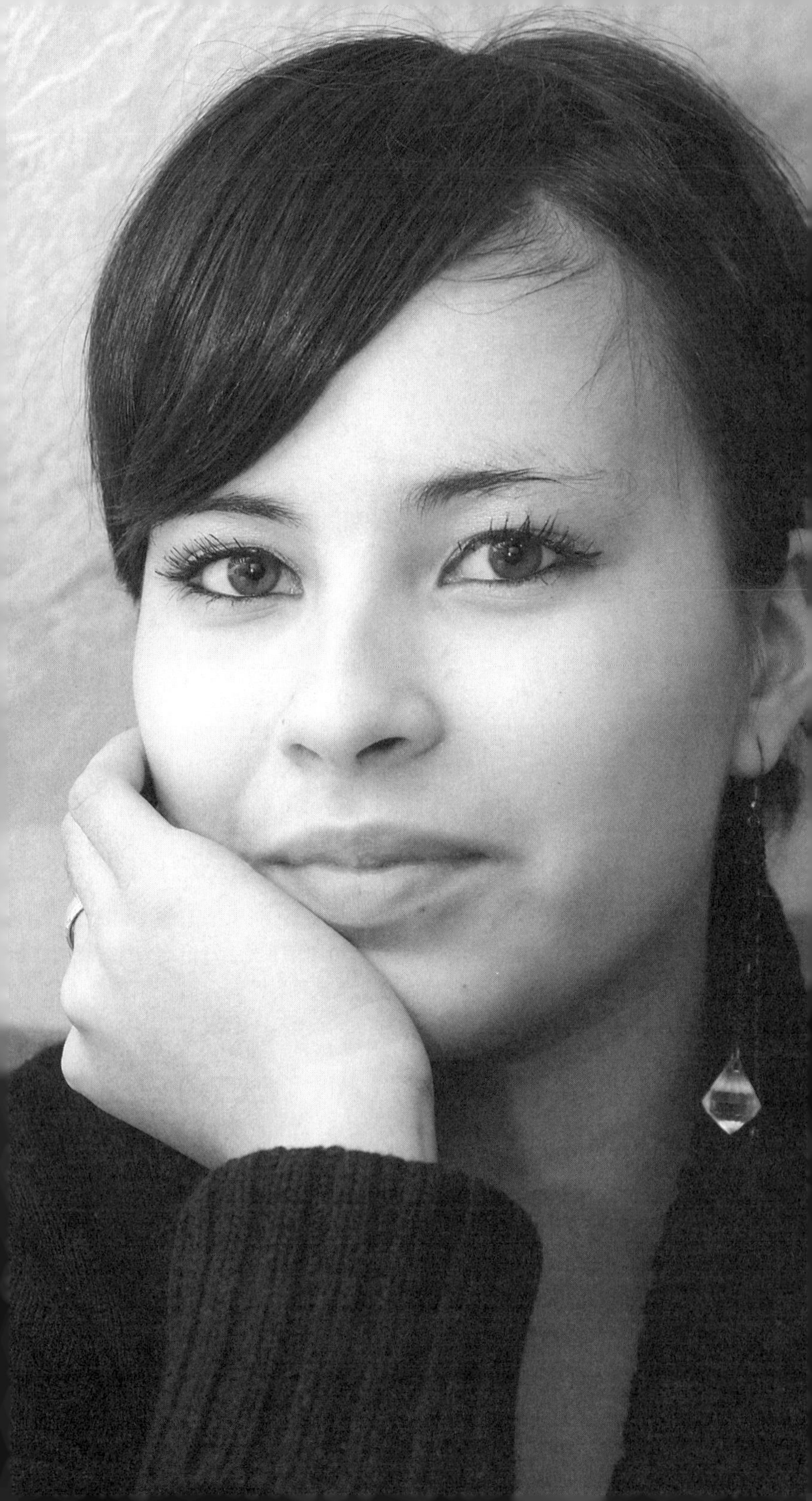

Jenny Schürmann, 16 Jahre, Berufsschülerin, Lymphknotenkrebs

Während eines Urlaubs auf den Philippinen bekam ich einen seltsamen Ausschlag an den Beinen. Ich war ständig müde, schwitzte nachts und war schnell erschöpft. Zurück in Deutschland, dachte ich zuerst, das läge an der Zeitumstellung. Mein Gewicht fiel rapide, obwohl ich im Urlaub viel gegessen hatte. Dann entdeckte meine Mutter an meinem Hals eine tischtennisballgroße Beule.

Ich fuhr mit dem Fahrrad zu unserem Hausarzt. Meiner Mutter verschwieg ich den Arzttermin, sie dachte, ich sei bei einer Freundin. Der Arzt untersuchte die Beule und sagte: »Jenny, du mußt sofort ins Krankenhaus.« Es bestand der Verdacht auf Krebs. Mein erster Gedanke war, der will mich veräppeln, aber mit Lymphknotenkrebs macht man doch keinen Spaß. Noch von der Praxis aus rief ich meine Mutter an. Es war mir sehr unangenehm, daß das ganze Team mich weinen sah, als ich ihr sagte, daß ich sofort ins Krankenhaus müsse. Sie war außer sich vor Angst. Noch in derselben Nacht bin ich in die Klinik eingeliefert worden.

Ich hatte schon schlimme Befürchtungen gehabt, als ich immer so müde war, aber an Krebs hatte ich nie gedacht. Als die Ärzte mir im Laufe der ersten Untersuchungen dieses bedrohliche Wort ins Gesicht sagten, dachte ich, jetzt muß ich sterben. Ich wußte nicht viel über diese Krankheit.

Als ich auf der Krebsstation aufwachte, fragte mich die Krankenschwester, ob ich Lust hätte, mit den anderen zu frühstücken. Ich ging in den Frühstücksraum und sah nur Kinder ohne Haare. Es war ein Schock für mich. Doch dann erwachte mein Kampfgeist. Als ich wieder nach Hause kam, beruhigte ich zuerst meine Mutter, dann machte ich mich hübsch und ging aus. Wie jedes andere Mädchen auch. Zu Hause sitzen und mich selbst bemitleiden kam für mich nicht in Frage. Ich wollte nicht zum Dorfgespräch werden. Es ist wichtig, Freunden und der Familie zu zeigen, daß man es schaffen kann. Ich wollte leben, ich will Kinder und eine Zukunft.

Nachts, wenn ich allein war, spürte ich allerdings meine Grenzen. Ich dachte, mein Leben steht still. Alle hielten mich für stark, aber so vieles in dieser Situation war neu für mich. Als man mir die erste Infusion für die Chemotherapie gab, hatte niemand bemerkt, daß ich noch eine Entzündung am Port hatte. Die Schmerzen waren so entsetzlich, daß ich schon schwarze Punkte sah. Alles normal, behaupteten die Krankenschwestern. Meine Mutter war in solch schweren Momenten bei mir.

Weder meine Freunde, die alle immer behaupteten, ich könne mich auf sie verlassen, noch mein Vater besuchten mich. Auch mein Freund hat mich belogen. Er ging nach einem Besuch bei mir nicht, wie versprochen, nach Hause, um Hausaufgaben zu machen, sondern war mit einem anderen Mädchen auf dem Bremer Freimarkt. Seine Lüge hat mich sehr enttäuscht. Sicherlich war ich in dieser Phase oft unausstehlich. Es kriselte zwischen uns, vielleicht war er überfordert. Er versprach, auf mich zu warten, doch einen Monat später hatte er eine neue Freundin. Eigentlich ist er sehr lieb, aber in der Situation hat er versagt.

Viele meiner Freunde wußten offensichtlich nicht, wie sie während der Chemotherapie mit mir umgehen sollten. Monate später, auf meiner Genesungsparty, hielt ich eine Rede. Der eine oder andere erwartete vielleicht Dankesworte, aber ich gab vielen Freunden den Laufpaß, das hat mich gestärkt. Irgend etwas hat mir bei ihnen eben immer gefehlt. Meine Mutter war die einzige, die mir Wärme geben konnte, das habe ich mehr als alles andere gebraucht. Es hört sich jetzt vielleicht kitschig an, aber einfach mal in den Arm genommen zu werden hat mir geholfen.

Wegen der Infektionsgefahr trug ich in der Schule einen Mundschutz. Auf dem Schulhof hieß es dann, ich hätte Aids, ich sei ansteckend oder würde nur schauspielern. Im Schulbus wollte niemand neben mir sitzen, das hat mich sehr verletzt. Von den Lehrern kam keinerlei Hilfe. Ich ging dann selbst in die Offensive, stellte mich vor meine Klasse und beantwortete alle ihre Fragen zum Thema Krebs.

Als die Chemotherapie während einer Unterrichtsstunde ihre ersten Folgen zeigte, kamen mir die Tränen. Mir gingen die Haare aus. Sie fielen zuerst auf mein Heft, später auf mein Kopfkissen. Ich mochte meine Haare sehr und probierte gern neue Frisuren aus. Auf den Philippinen, der Heimat meiner Mutter, haben lange Haare Tradition, sie gelten als Symbol der Lebenskraft. Meine waren braun und hüftlang und besonders schön. Dafür wurde ich immer bewundert. Lange Haare sind mir wichtig und ein Symbol für Weiblichkeit.

Als nur noch Fusseln auf meinem Kopf waren, versuchte ich sie Stück für Stück abzuschneiden, aber ich brachte es nicht über mich. Im Perückengeschäft rasierten die Mitarbeiter sie mir dann ab. »Du bist so häßlich, Jenny«, war mein erster Gedanke, als ich mich mit der Glatze im Spiegel sah. Ich vermied es von nun an, mich im Spiegel anzuschauen. Als ich in den ersten Tagen mit einer Freundin ins Einkaufszentrum ging, rief mir ein Junge hinterher: »Guck mal, die Alte trägt eine Perücke.« Später trug ich Tücher, so sah man die Naht am Ansatz nicht. Ein Bekannter bekam sogar einen Weinkrampf, als er mich ohne Perücke sah.

Hunderte dieser kleinen Momente sind mir noch in Erinnerung. Partyabende mit den Freundinnen waren besonders schwer, denn alle machten sich die Haare schön. Meine kleine Schwester streichelte gern meine Glatze, mich rührte das immer zu Tränen. Bei einem Ausflug mit Freunden, wo wir auch übernachteten, schämte ich mich und bat sie beim Zubettgehen, das Licht zu löschen. Ich wollte schnell unter die Decke schlüpfen, fühlte mich nackt und maskulin ohne die Perücke.

Die Befürchtung, ohne Haare schaut mich keiner an, war sehr groß. Ein Junge streichelte mich im Dunkeln, auch meinen haarlosen Kopf. Ich dachte, hoffentlich fühlt er sich nicht dazu verpflichtet, ich befürchtete, daß er sich davor ekelt. Manchmal wollte ich ihnen entgegenschreien: »Ich bin es, Jenny, nicht ich habe mich verändert, nur mein Körper.«

Meine Mutter bat mich, ein Kopftuch zu tragen, wenn ich zu Hause die Perücke abnahm. Nicht weil es sie abstieß, aber es machte sie krank, mich so zu sehen. Die Glatze macht eben vielen angst.

Nach jeder Einheit Chemotherapie war ich völlig am Ende. Ich bekam sogar Morphium. Es verursachte Halluzinationen, ich sah wie in einem Horrorfilm meine kleine Schwester über ihrem Kinderbettchen schweben. Ich dachte, ich würde verrückt. Die vielen Spritzen und langen Infusionen während der Chemotherapie waren schrecklich. Auch die Krankenschwestern und Ärzte müssen meiner Meinung nach noch viel dazulernen. Mit den Kleinkindern auf der Station hatte man Mitgefühl, mit uns Jugendlichen weniger. Es waren keine Gespräche, die wir mit den Schwestern führten, wir nahmen Befehle entgegen: »Aufstehen, waschen! Tabletten!« riefen sie immer, wenn die Tür aufflog. Das Krankenhauspersonal war gehetzt und ungeduldig, manchmal sogar herzlos und grob. Verstanden fühlte ich mich dort mit meinem Schmerz jedenfalls nicht.

Zum Glück gab es in der Klinik eine Psychologin, die oft für uns junge Patienten den Streit mit den Schwestern schlichtete. Zuerst wollte ich ihre Hilfe nicht in Anspruch nehmen, weil ich vermutete, daß sie sich nicht wirklich für mich interessiert. Später war sie eine große Hilfe, mit ihr konnte ich über alles sprechen. Reden, ganz viel reden, das hat mir geholfen. Manchmal habe ich auch Gott um Hilfe gebeten. Ich habe mich bei ihm bedankt oder ihn wissen lassen, daß ich sauer auf ihn bin.

Wenn ich nach einem Chemozyklus wieder zurück in den Alltag kam, freute ich mich auf die Schule. Keine Katheter, keine Infusionen mehr, ohne Einschränkungen frei bewegen. In den Ferien reiste ich für drei Monate auf die Philippinen, das war wie ein Neuanfang für mich. Ich stellte mich einfach in den Wind und genoß es, wie er durch meine kurzen Haare fuhr. Endlich mußte ich keine Perücke mehr festhalten. Ein befreiendes Gefühl.

In der ersten Phase der Krankheit war ich oft neidisch auf meine gesunden Freundinnen, die auf Partys gingen, Spaß hatten, aber heute glaube ich, daß ich etwas viel Wertvolleres erhalten habe. Ich bin ein besserer Mensch geworden. Sensibler für andere und weniger naiv. Ich bin selbständiger geworden, ich werde die Schule beenden und dieses Dorf dann verlassen.

Man darf sich nie aufgeben, das ist mir jetzt bewußt. Ich spreche offen über meinen Krebs, viele tun das ja nicht. Ich gehe damit auf Menschen zu, achte darauf, daß meine Freundinnen sich untersuchen lassen. Es geht so schnell, und plötzlich ist der Krebs da.

Krebs heißt eben nicht, daß wir Betroffenen schwach sind, wir sind lebendiger als viele andere. Ich bin stolz darauf, daß ich es geschafft habe, deshalb lasse ich mir die Narbe vom Port auch nicht lasern. Sie ist eine Erinnerung an meine Stärke in dieser Zeit.

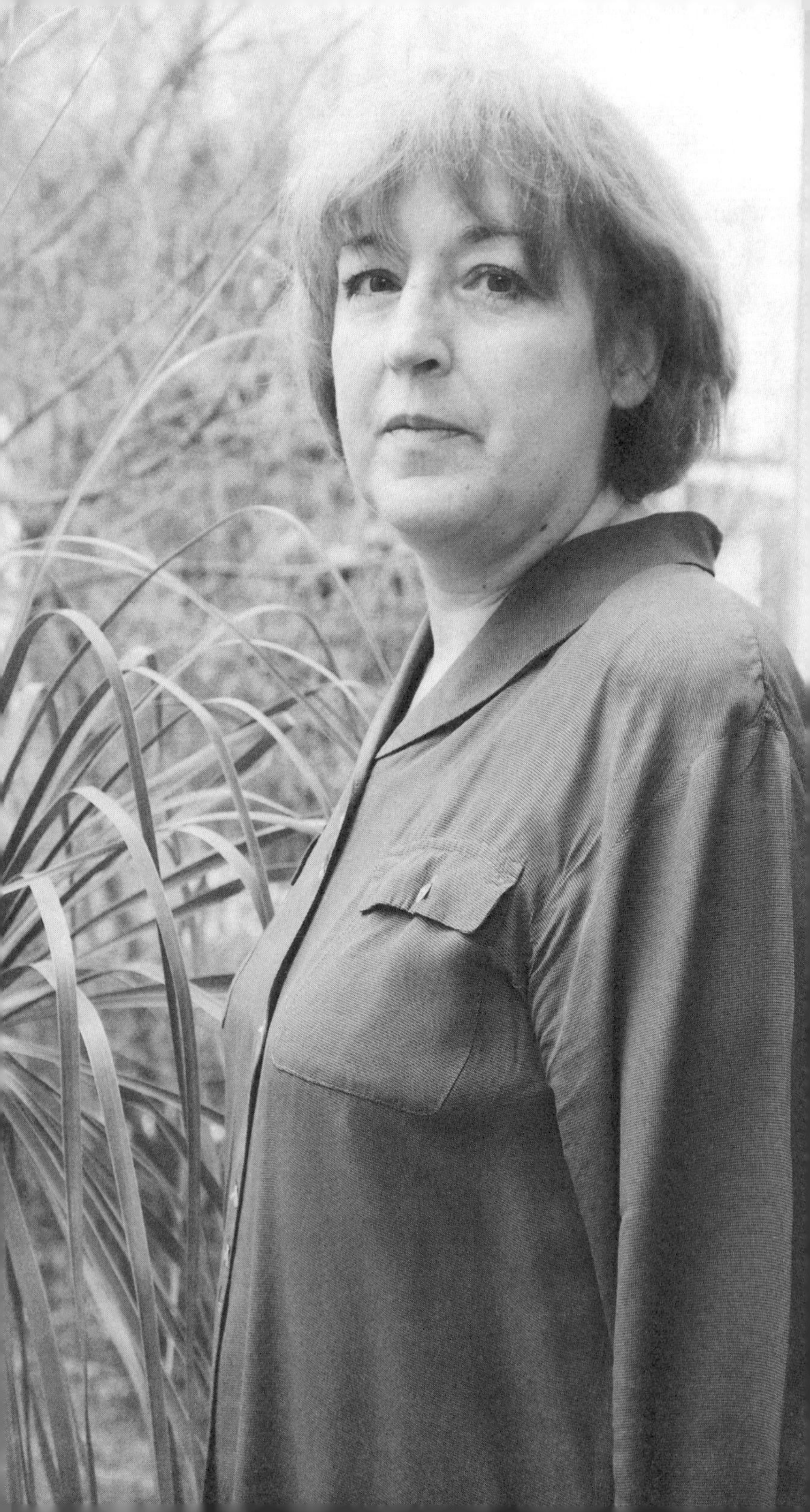

Sigrid Kaulbach, 52 Jahre, Verkäuferin, Brustkrebs, Kleinhirntumor, Knochenmetastasen

Ich war eine begeisterte Tennisspielerin und trainierte regelmäßig. Deshalb hielt ich die Verhärtung an meiner rechten Brust zunächst für Muskelkater. Als ich 1995 die Diagnose Brustkrebs erhielt, war es ein enormer Schock für mich.

Nach der Erziehung unserer Söhne war ich gerade wieder in den Beruf eingestiegen, ich trieb Sport, war sehr aktiv, Krebs paßte da nicht in mein Leben. Bei der Operation wurde mir die rechte Brust amputiert, radikal, wie es in der Medizin heißt. Ich erhielt eine Chemotherapie, die ich recht gut verkraftete. Natürlich fühlte ich mich manchmal unwohl, auch die Haare und Nägel fielen mir aus. Aber zwischen den Zyklen ging ich zur Arbeit, organisierte den Haushalt und die Familie. Unter Menschen zu sein war mir wichtig. Jedem, der sich nach meinem Befinden erkundigte, gab ich die gleiche Antwort: »Seht mich an, es geht mir blendend, alles in Ordnung, und den Krebs gibt es nicht mehr.« Und tatsächlich litt ich psychisch nicht unter der Amputation, ich trug Silikoneinlagen und nahm hundertprozentig am Leben teil.

Doch die Sicherheit war trügerisch. Knapp fünf Jahre später fanden die Ärzte ein Meningiom, einen Tumor am Kleinhirn, leider zu spät. Wahrscheinlich war es eine Folge der ersten Krebserkrankung. Der Tumor war bereits sehr groß und in den Gehörgang eingewachsen. Der Hörnerv war betroffen, und auch nach der Operation blieben Hörprobleme. Doch mit meinem Optimismus meisterte ich auch diesen Tumor – bis zum nächsten Schlag.

Der kam schnell, bereits 2002. Zu einem Rückfall des Brustkrebses kamen nun noch Knochenmetastasen. Bei jeder weiteren Untersuchung fanden die Ärzte neue Metastasen, es war entsetzlich. Auch meine linke Brust wurde nun amputiert. Und nur mit meinem sehr starken Lebenswillen konnte ich auch diese Amputation akzeptieren und die Bestrahlung der Knochen überstehen.

Fachbücher zum Thema Krebs las ich schon lange nicht mehr. Ich ärgerte mich über die häufig propagierte Fünfjahresprognose, mit der die Betroffenen in Sicherheit gewiegt werden. Überstehst du die ersten fünf Jahre nach der Diagnose, dann ist alles gut, wird immer suggeriert. Ich habe daran geglaubt. Aber Krebspatienten sind nach fünf Jahren nicht automatisch geheilt. Natürlich kann es auch wunderbar verlaufen, doch bei mir und vielen anderen ist das nicht der Fall. Während der Rehabilitationskur, nach der ersten Chemotherapie, saß ich an einem sehr netten Vierertisch, alles Krebspatienten. Wir waren alle sicher, es zu schaffen. Von den drei anderen lebt heute keiner mehr. Ich bin die einzige Überlebende.

Seit 2005 ist mein Körper voller Metastasen, sie sitzen in den Knochen, in der Lunge. Im gesamten Skelettbereich habe ich starke Schmerzen. Wenn ich länger stehe, habe ich das Gefühl, die Knochen seien zu kurz, irgendwie zusammengezogen. Nach der letzten Diagnose schwindet mein Optimismus. Alles, was ich mir wünsche, unser schönes Haus zu genießen, die Studienabschlüsse der Kinder oder sogar Enkelkinder zu erleben, erfüllt sich vielleicht nicht mehr. Im Moment habe ich Panik. Nachts liege ich wach, und das Herz schlägt mir bis zum Hals. Ich empfinde überall Schmerzen, bin ängstlich und reagiere auf jede körperliche Veränderung.

Wenn das Ergebnis dieser Chemotherapie der Stillstand des Metastasenwachstums ist, wäre das ein großer Erfolg. Als ich mit meinem Arzt den Therapieplan zusammenstellte, kam ich mir vor wie beim Autokauf mit Sonderwünschen. Ich bat um ein Mittel, das weder Haar- und Nagelausfall noch Übelkeit auslöst. Ansonsten bin ich keine fordernde Patientin, ich vertraue meinem Arzt. Er läßt sich viel Zeit, bindet mich in die

Therapie ein, schiebt mich nicht mit kurzen Erklärungen ab. Von Internetrecherchen über Medikamente oder Literatur über Krebs will ich heute nichts mehr wissen, es interessiert mich nicht mehr.

Es fehlt mir sehr, unter Menschen zu sein, ich sitze nicht gern mit Schmerzen zu Hause auf der Couch. Ich versuche zu kochen, einzukaufen, die Wäsche noch zu erledigen, aber einmal in der Woche brauche ich eine Haushaltshilfe. Mein Mann muß im Haus mit anpacken, seit ich nicht mehr so belastbar bin. Das macht er alles noch neben seinem Beruf. Ich bin froh, daß ich ihn habe, Krebs zerstört viele Ehen, sein Einsatz ist nicht selbstverständlich. Er und meine Söhne kümmern sich wirklich, wenn ich sie brauche. Ich bin ein Familienmensch, mir ist es wichtig, sie alle um mich zu haben. Aber durch den Krebs mußte ich lernen, die Kinder loszulassen.

Psychisch greift mich das mittlerweile doch sehr an, manchmal sitze ich da und heule einfach los. Heute sage ich auch den Freunden und der Familie in offenen Gesprächen, wie es mir tatsächlich geht, keine Schönfärberei mehr. Meine Freunde haben sich nie von mir abgewandt, unsere Spieleabende, das gemeinsame Kaffeetrinken mit den Freundinnen hilft mir sehr. Jeder Rückfall ist deprimierend, aber dieser letzte nun raubt mir die ganze Kraft. Langsam habe ich genug und verstehe nicht, warum es immer wieder mich erwischt. Ich bin aus der Kirche ausgetreten, aber manchmal gehe ich doch noch in ein Gotteshaus und zünde für mich und meine Familie eine Kerze an. Das gibt mir Kraft.

Noch ein paar Jahre zu leben, das wünsche ich mir. Schon ein Stillstand der Krankheit wäre schön.

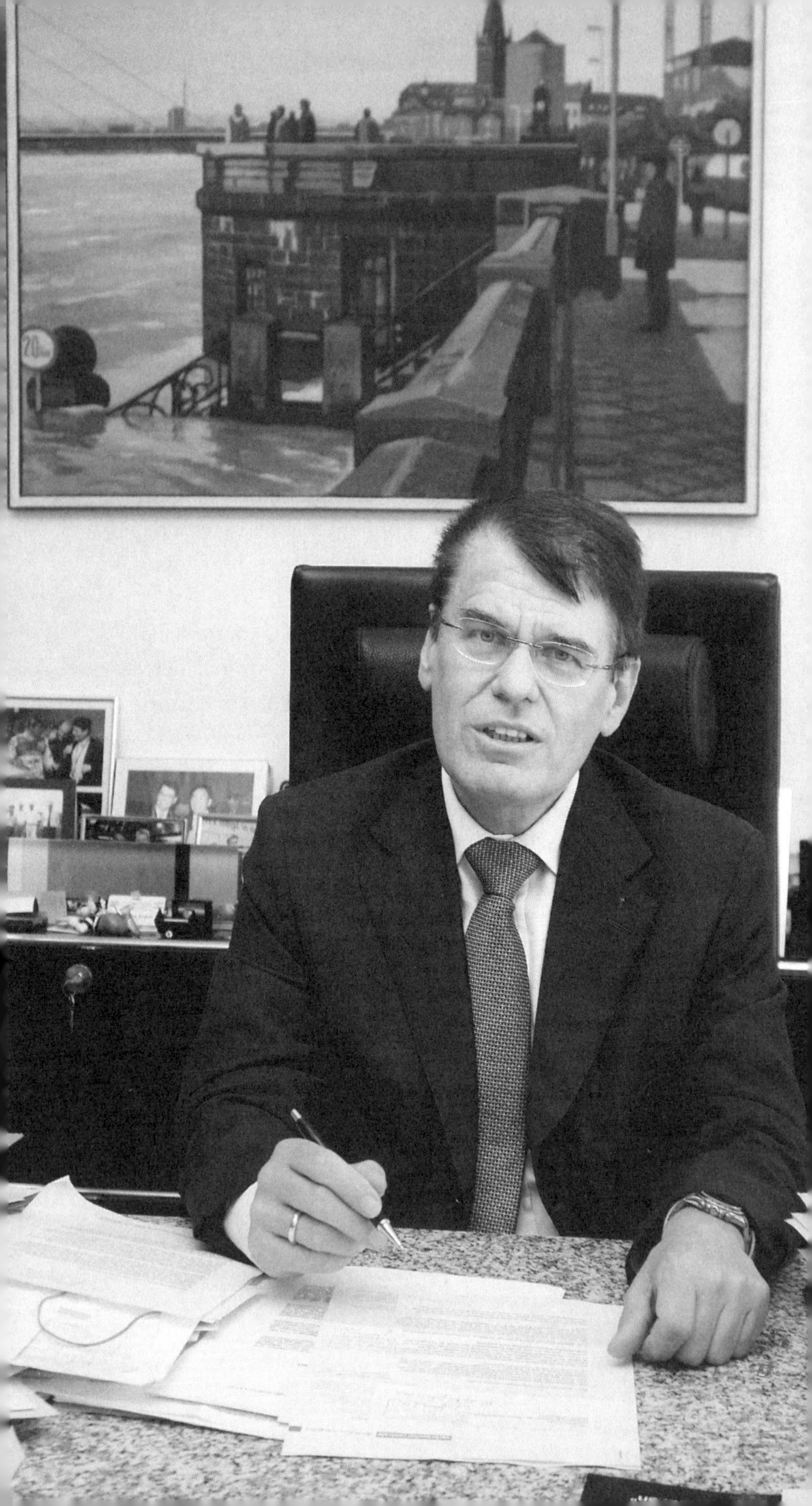

Joachim Erwin, 57 Jahre, Oberbürgermeister von Düsseldorf, Darmkrebs

Im Mai 2003 nahm ich am Düsseldorfer Marathon teil. Kurz zuvor hatte ich hin und wieder undefinierbare Schmerzen, es fühlte sich an wie elektrische Spannungen im Bauch. Ich dachte zunächst, das sei die Nervosität, die Angst vor dem Zweiundvierzig-Kilometer-Lauf. Doch der Lauf ging gut, ich kam nur mit ein paar Seitenstichen ins Ziel.

Nach zwei Tagen, als der Muskelkater vorbei war, verspürte ich wieder diese Schmerzen. Ich ließ eine Magenspiegelung machen – es war alles in Ordnung. Bei der Computertomographie jedoch wurde etwas festgestellt, es sollte operiert werden, um das genau abzuklären. Ich sagte, das ginge nicht, in zwei Stunden würde mein Flugzeug nach Warschau gehen, wo ich im Rahmen einer Städtepartnerschaft Termine hatte.

Als ich wieder zurück in Düsseldorf war, merkte ich nach einem Arbeitsgespräch, daß meine Kräfte am Ende waren, und ließ mich ins Krankenhaus fahren. Ich wollte keine langen Debatten, sondern sofort etwas tun. Zwei Stunden später lag ich auf dem Operationstisch. Für mich war das wie Roulette, die Chancen auf einen guten Ausgang lagen bei fünfzig Prozent. Vom Beginn der Schmerzen bis zum Eingriff waren nur siebzehn Tage vergangen. Als ich auf der Intensivstation aufwachte, erfuhr ich die Diagnose: Darmkrebs.

Bis dahin war ich immer der Überzeugung gewesen, wer nicht zum Arzt geht, wird auch nicht krank. Das war falsch, wie ich heute weiß. Auch daß ich bis zur Untersuchung soviel Zeit verstreichen ließ, war ein Fehler. Darmkrebs ist meist ein stiller, schmerzloser Krebs. Deshalb vermutete ich zuerst, der Magen sei das Problem. An Krebs dachte ich keine Sekunde lang.

Ich wollte schnell wieder auf die Beine kommen, machte frühmorgens in der Klinik Gehversuche, trainierte das Treppensteigen. Über jeden Fortschritt freute ich mich, und drei Tage nach der Operation ließ ich mir schon Akten ins Krankenhaus bringen. Als ich nach acht Tagen entlassen wurde, veranlaßte ich sofort eine Pressekonferenz. Ich wollte Spekulationen vermeiden und klar sagen, was mit mir los ist, damit das Thema dann erledigt war. Ich erfuhr viel Anteilnahme. Schon im Krankenhaus war ich von einem Meer aus Blumen umgeben gewesen, ich kam mir beinahe vor wie aufgebahrt. Viele Menschen schrieben mir Briefe, malten oder bastelten etwas. Ehemalige Krebspatienten gaben mir Ratschläge. Mir hat das sehr geholfen. Man muß keine Sorge haben, nur noch mitleidig angesehen zu werden, der Umgang normalisiert sich nach kurzer Zeit.

Die Chemotherapie machte ich in einer Essener Tumorklinik, erst alle drei Wochen, dann im Zyklus von vier Wochen. Ich arbeitete normal weiter und nahm meine Verpflichtungen wahr. Während des Wahlkampfes im August/September 2004 bemerkte ich dann erneut Bauchschmerzen. Am Morgen nach der gewonnenen Wahl und der Feier im Ratskeller wurde ich noch einmal operiert. Im Januar 2005 fand der letzte Eingriff statt. Um meinen Gesundheitszustand zu stabilisieren, mache ich seither einmal in der Woche eine leichtere Chemotherapie. Davon habe ich etwas weniger Haare, aber immer noch genug. Glücklicherweise brauchte ich keinen künstlichen Darmausgang. Ich bin nach wie vor sehr aktiv, ich liebe meinen Job. Ich bin wiedergewählt worden wegen unseres Programms, und das setze ich auch um. Ich bin viel auf Auslandsreisen unterwegs, allein im letzten Jahr flog ich 360 000 Meilen: Mexiko City, Japan, China, Chicago, Moskau.

Nach der Diagnose 2003 hieß es, meine Lebenserwartung betrage ein bis zwei Jahre. Dieser Prognose habe ich ein Schnippchen geschlagen. Ich fürchte den Tod nicht, aber ich habe einen großen Drang zu leben. Als gläubiger Christ dachte ich manchmal an das alte Sprichwort, in dem es heißt: »Media vita in morte sumus – Inmitten des Lebens sind wir vom Tode umfangen«. Wir wissen alle, daß wir endlich sind und irgendwann sterben werden. Dennoch habe ich nie mit meiner Familie über meinen möglichen Tod gesprochen. Ich habe kein Testament gemacht. Wenn man sich vornimmt, einen Berg zu besteigen, will man ja sehen, was dahinter ist, man geht nicht davon aus, nur bis zur Mittelstation zu kommen. Ich vertraue der Medizin, der ärztlichen Heilkunst, ich sehe darin eine Riesenchance.

Nach einer Krebsdiagnose führt man sich sein Leben noch einmal vor Augen. Ich glaube, daß man nie genau so lebt, wie man es wollte. Es gibt Hochs und Tiefs. Nicht immer läuft alles so, wie man will. Aber ich hatte und habe ein spannendes Leben, ich konnte viel gestalten. Dafür bin ich dankbar.

Meine Familie ist großartig, obwohl ich mich wegen des Jobs manchmal zuwenig um die Kinder gekümmert habe. Im Sommer nach dem Befund saßen wir abends oft zusammen im Garten und aßen gemeinsam. Das hatten wir schon lange nicht mehr gemacht. Mein Sohn und meine Tochter sind jetzt einundzwanzig und dreiundzwanzig Jahre alt. Ich hatte das Bedürfnis, die Zeit mit ihnen intensiver zu nutzen, auch wenn die Routine solche Vorhaben schnell wieder auffrißt.

Jedes weitere Lebensjahr betrachte ich als Geschenk. Ich genieße es mehr denn je, den Frühling zu riechen, einen lauen Herbstabend intensiv wahrzunehmen. Anders als früher gehe ich jetzt auch mal eher nach Hause. Von der Karnevalssession habe ich mich noch vor zwölf Uhr verabschiedet, ich wollte nicht mehr bis tief in die Nacht an der Bar stehen.

Es kommt vor, daß ich Beschwerden überspielen muß, da mache ich mir nichts vor. Anderthalb Stunden zu stehen ist eine große Belastung für mich. Aber Weinerlichkeit liegt mir nicht. Ich gehe immer so schnell wie möglich zur Tagesordnung über. Einen Marathon werde ich jedoch wohl nicht mehr laufen können. Nach jeder Chemotherapie verliert man an

Kondition, man wird kurzatmiger. Bei einem Urlaub mit meinen Kindern in Arizona habe ich Golf gespielt. Es ging, aber ich bin mit dem Golfkart gefahren, nicht gelaufen. Meiner Frau habe ich zum fünfzigsten Geburtstag eine Kreuzfahrt auf der »Queen Mary« geschenkt. Darauf freue ich mich, wie ich überhaupt Freude jetzt intensiver empfinde.

Seit 1999, also schon vor meiner eigenen Erkrankung, bin ich Schirmherr von fünf Selbsthilfegruppen ehemaliger Krebspatienten. Auch damals dachte ich schon, wie wichtig es ist, den Erkrankten etwas Positives zu geben. Inzwischen kann ich aus Erfahrung sprechen, und meine größte Aufgabe sehe ich darin, Hoffnung zu vermitteln, den Menschen zu sagen: Das Leben endet nicht mit der Diagnose. Man muß das Beste daraus machen, das Leben anpacken und nach vorn schauen.

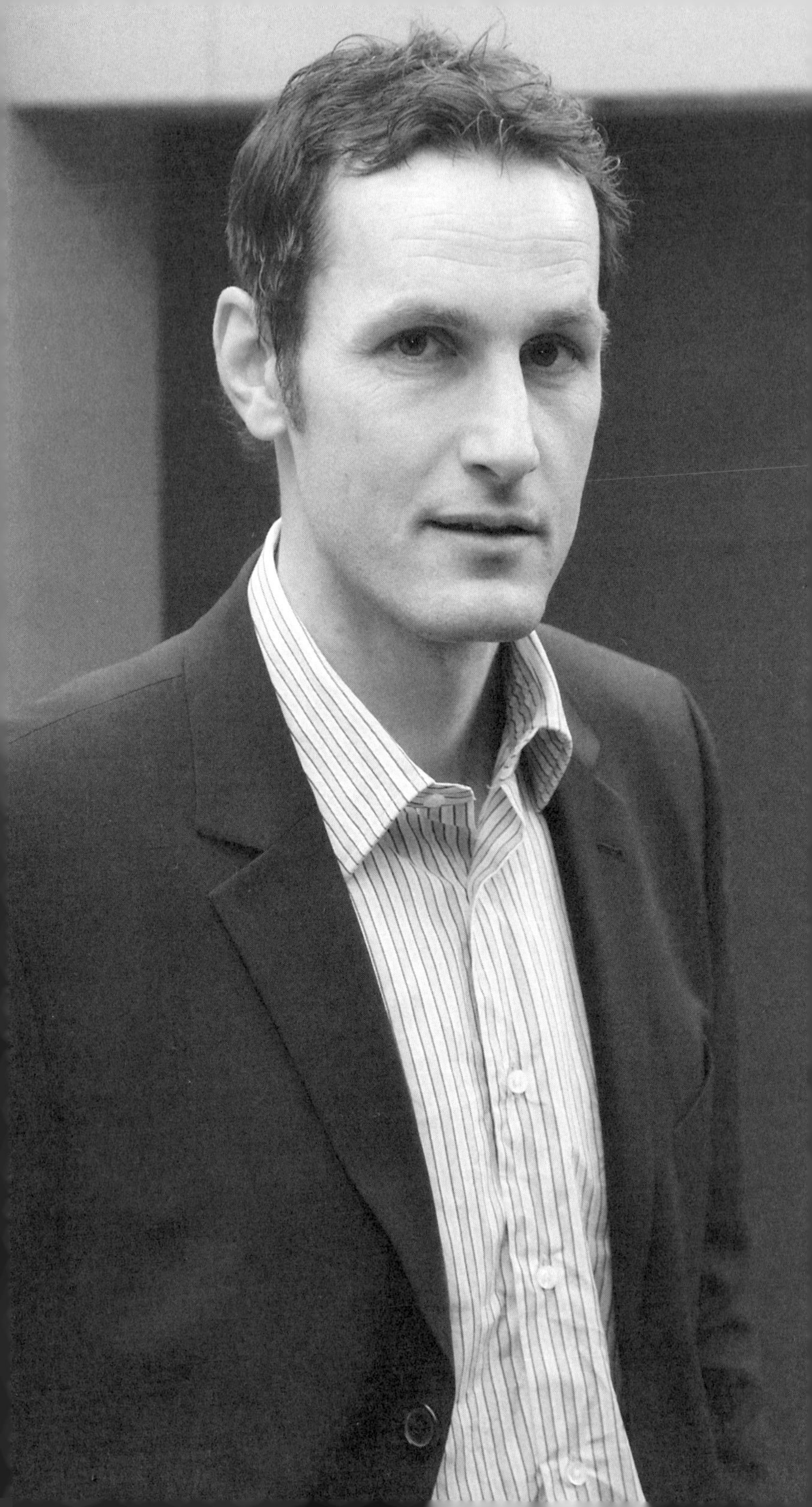

Heiko Herrlich, 34 Jahre, A-Jugend-Fußballtrainer, Hirntumor

Ich war Torschützenkönig und fünffacher Nationalspieler. Alles lief einfach super für mich. Als Leistungssportler war ich in den Monaten September und Oktober 2001 in bester Verfassung. In einem Spiel gegen Kaiserslautern verschoß ich dann plötzlich Bälle. Bälle, die vier Meter vor dem Tor waren. Sichere Punkte für die Mannschaft. Ich sah den Ball doppelt und konnte Entfernungen nicht mehr einschätzen. Sofort ging ich zu verschiedenen Augenärzten und ließ mich untersuchen, doch es wurde 160 Prozent Sehkraft festgestellt.

Auf den Massagebänken, vor einem Spiel gegen Hertha, sah ich meinen Kollegen Stefan Reuter, der rechts von mir lag, ebenfalls doppelt. Ich sagte es ihm, und wir flachsten darüber, wie es unter Fußballspielern so üblich ist. Aber die Sehstörungen blieben. Ich hatte mehr und mehr Probleme, Bälle im Spiel anzunehmen. Auf den Tribünen der Stadien lachte man schon über mich.

Eine Woche vor der Diagnose spielten wir gegen Bayern München. Das 1:0 habe ich noch geschossen, aber in der zweiten Halbzeit ging gar nichts mehr. Ich unterlief die Bälle nur noch, und ich wußte, da stimmt etwas nicht. Der Augenarzt schickte mich zum Neurologen. Es wurde eine Kernspintomographie gemacht, und ich sollte eine Nacht im Krankenhaus bleiben. Es hieß zunächst, man habe entzündetes Gewebe gefunden. Noch am selben Tag wurde eine Rückenmarkbiopsie gemacht.

Nach den Untersuchungen verhielten sich die Ärzte viel distanzierter, jedenfalls anders als zuvor. Als Leistungssportler genießt man ja gerade im fußballverrückten Dortmund eine

Sonderbehandlung. Alle wollten Autogramme, besprachen Taktiken mit mir. Doch plötzlich sahen mir die Ärzte nicht mehr in die Augen. Eine leise Ahnung, daß da etwas Bedrohliches auf mich zukommen würde, stieg in mir auf. Die Diagnose nach all den Untersuchungen lautete: Hirntumor.

Mein erster Gedanke war: Dann muß er entfernt werden, sofort. Sportler haben eine andere Beziehung zu Operationen. Wenn zum Beispiel ein Knie kaputt ist, wird operiert, und damit ist das Thema für uns Spieler erledigt. Aber in meinem Fall sagten die Ärzte, ich solle nach Hause gehen und in drei Monaten wiederkommen. Das war ein Schock für mich. Nichts tun zu können und abwarten zu müssen. Keinerlei weitere Behandlungen. Unser Dortmunder Vereinsarzt kam am nächsten Tag zu uns nach Hause, und ich erfuhr erst von ihm, daß sich der Tumor in einer problematischen Region meines Kopfes befinde, deshalb könne man nicht operieren. Der Tumor wuchs an einer Stelle, an der alle Nervenbahnen zusammenkommen. Hätte man einen Eingriff gewagt, wäre ich aller Wahrscheinlichkeit nach hinterher schwerstbehindert gewesen. Ich wollte wissen, ob ich in Lebensgefahr sei. Der Arzt schaute nur zu Boden und nickte. Von da an ging es für mich nur noch ums Überleben. Alles andere war mir egal, die laufende Saison, der Verein, Fußball, einfach alles.

Die Diagnose kam zu einem Zeitpunkt, als meine Frau und ich sehr glücklich waren. Wir erwarteten unser erstes Kind. Sie war im dritten Monat schwanger, ein sorgenfreies Leben schien vor uns zu liegen. Und plötzlich war alles anders. Alles wurde unwichtig, der Sport, das Geld, der Luxus. Ich dachte nur noch, könnte ich doch mit meiner Frau ein einfaches Leben führen, eine kleine Wohnung haben und mein Kind erleben dürfen. Alle materiellen Werte hergeben, um wieder gesund zu sein. Ich war so hilflos, weil man nichts tun konnte. Die Ärzte sagten, Chemotherapie und Bestrahlung würden auch nicht helfen. Es war sogar egal, ob der Tumor gutartig oder bösartig ist, die Hauptsache war, daß er nicht weiter wuchs.

Ich hatte furchtbare Angst, befürchtete, zuerst meine Sehfähigkeit, dann den Geschmackssinn und das Gehör zu verlieren, hatte Angst, nicht mehr sprechen zu können und nicht mal mehr mitteilen zu können, wenn ich Schmerzen hätte. Meine Gedanken kreisten um den schlimmsten Fall. Was könnte passieren? Zum ersten Mal war ich damit konfrontiert, daß das Leben endlich ist. Früher dachte ich immer, Krebs bekommen nur die anderen, ich nie. Ich habe gesund gelebt, war jung und erfolgreich. Eine solche Krankheit paßte da einfach nicht ins Bild. Die Öffentlichkeit hatten wir zu diesem Zeitpunkt schon informiert, ich wollte keinen Grund für Spekulationen liefern.

Nachdem alles organisiert war, war ich viel allein, ging spazieren, machte Waldläufe. Der Verein wollte mich zunächst ganz aus meinem Umfeld nehmen und bot mir an, ich solle für eine Weile nach Amerika gehen, um meine Ruhe zu haben. Doch das wollte ich nicht. Mein Lebensmittelpunkt ist Dortmund, meine Frau machte gerade ihr Referendariat, wir wollten uns nicht verkriechen

Nach dem ersten Schock versuchte ich mich zu besinnen. Ich bin gläubiger Christ und dachte, bisher stand ich immer auf der Sonnenseite des Lebens. Ich hatte immer Glück, mit meinen Eltern, meinen Brüdern, meiner Frau, ich habe gute Freunde, nicht viele, aber wirklich gute. In diesem Moment erkannte ich, daß ich noch nie wirkliche Probleme gehabt hatte, und dachte, jetzt kommen vielleicht andere Zeiten, und auch wenn es schwer wird, muß ich das annehmen. Ich setzte mich mit dem Gedanken auseinander, vielleicht nur noch wenige Monate zu leben, und wollte aufräumen. Alles, was in der Vergangenheit im zwischenmenschlichen Bereich schiefgelaufen war, wollte ich klären. Es war mir ein großes Anliegen, mit allem im reinen zu sein. Ich erkannte, daß ich einige Menschen nicht genug gewürdigt oder sogar verletzt habe, nicht immer aufmerksam war. Nach der Diagnose dachte ich darüber nach und merkte, daß ich in einigem verbohrt gewesen war, daß sich bei mir kleine Macken und Überheblichkeiten eingeschlichen hatten. Das tat mir sehr leid, und ich rief einige Menschen an, um das zu klären. Das war sehr befreiend. Als ich alles erledigt hatte, war ich ruhiger, ich hatte das Gefühl, nicht mehr so unter Druck zu stehen. Danach ging es mir richtig gut. Es war die schönste Woche meines Lebens. Das verrückte war – und das hat sicher auch mit meinem Glauben zu tun –, ich hatte keine Angst mehr, ich hatte mein Schicksal angenommen.

Als weiter diagnostiziert wurde, stellte sich heraus, daß es sich um einen sehr bösartigen, aber nicht strahlenresistenten Tumor handelte. Das war für mich eine Gnade Gottes. Diese Art Tumor ist der einzige, der bei Bestrahlung schmilzt wie Butter in der Sonne. Das war das Beste, was passieren konnte, es gab also doch eine Waffe gegen meinen Feind.

Die Bestrahlung wurde in Heidelberg vorgenommen, fünf Wochen lang, fünfundzwanzig Einheiten, mit allen Nebenwirkungen. Mir ging es sehr schlecht. Da ich körperlich in bester Verfassung war, hatte ich damit gerechnet, es gut zu vertragen, hatte mir vorgestellt, nach der Bestrahlung einen Mittagsschlaf zu machen und dann wieder fit zu sein. Aber das Gegenteil war der Fall. Ich war völlig fertig, mir war alles zuviel, ich wollte niemanden sehen. Zu allem mußte ich mich zwingen: mal für zehn Minuten spazierenzugehen oder etwas zu essen. Mir war ständig übel, ich schlief fast die ganze Zeit und nahm etwa neun Kilo ab. Andere, die auch zur Bestrahlung in der Klinik waren, haben das viel besser weggesteckt. Daran orientierte ich mich und dachte, ich würde mich hängenlassen. Das wollte ich nicht. Der Professor meinte aber, daß ich die Ruhe brauche und sie mir gönnen solle. Das war nicht leicht für mich.

Meine Frau, meine Angehörigen und Freunde akzeptierten, daß ich allein sein und mit niemandem reden wollte. Mir war damals wirklich alles egal. Es war ein grausamer Zustand, so vor sich hin zu vegetieren. Ich fühlte mich wie ein Junkie, der auf seine schmerzlindernden Infusionen wartet. Ich war depressiv. Keiner konnte mich aus diesem dunklen Loch herausholen. Erst nach fünf Monaten ging es mir besser. Langsam konnte ich mich wieder auf etwas freuen und auch wieder mit Genuß essen.

Ich war damals neunundzwanzig Jahre alt und wußte nicht, ob ich jemals wieder meine bisherige Leistung erbringen könnte. Die Erwartung der Öffentlichkeit an mich war groß. Ich wurde mit dem Radrennfahrer Lance Armstrong verglichen, der nach der Krebsdiagnose mehrfach die Tour de France gewann. Aus diesem Grund setzte ich mich selbst sehr unter Druck.

Nach der Tumorerkrankung habe ich auch wieder Fußball gespielt und sogar ein wichtiges Tor im UEFA-Pokal gegen Kopenhagen geschossen. Im Mai 2002 hatte ich jedoch einen schweren Trainingsunfall und schaffte danach nie mehr richtig den Anschluß. 2004 beendete ich meine aktive Karriere und machte den Trainerschein. Heute bin ich bei Borussia Dortmund als Jugendtrainer tätig, da kann ich wieder Ziele verwirklichen und Erfahrungen weitergeben.

Aber die Krankheit hatte mich auch sonst verändert. Die Angst saß tief. Vor den Nachuntersuchungen war ich regelmäßig in Panik. Bei jedem Zwicken dachte ich sofort, das ist wieder Krebs. Ich war ganz sicher, wieder erkrankt zu sein, und wurde wütend, wenn man mir nicht glaubte. Ich spürte vermeintlich geschwollene Lymphknoten, fing an zu zittern. Ich habe mich und meine Umgebung völlig verrückt gemacht, bin immer wieder zum Arzt gegangen.

Ich las damals den »Spiegel« nur noch von hinten, fing mit den Nachrufen an und schaute, wer wieder an Krebs gestorben war. Ich wurde diesbezüglich fast ein bißchen neurotisch und begann, meine Ängste auch auf meine Tochter zu übertragen. Doch da zeigte meine Frau mir die gelbe Karte. Das war gut so. Ich suchte therapeutische Hilfe, merkte aber schnell, daß ich mich selbst aus der Krise holen mußte. Das war sehr wichtig, und ich habe es auch geschafft. Mit einem Freund, der vor vielen Jahren an Krebs erkrankt war, konnte ich gut über diese

Probleme sprechen und mich austauschen. Für mich war es völlig überraschend, daß ich mich nicht mehr im Griff hatte, zu merken, wie sehr ich den Überblick verloren hatte. So ängstlich kannte ich mich nicht. Ich wollte in das normale Leben zurück, wieder unbekümmert sein. Der Krebs sollte nicht mein Leben beherrschen. Heute habe ich das überwunden, auch die Nachuntersuchungen machen mir keine Angst mehr.

Als bekannter Sportler wurde ich in viele Talkshows eingeladen, um über meine Erfahrungen mit der Krankheit zu sprechen. Ich lehnte ab. Ich bin weder zu Beckmann noch zu Kerner, noch zu Maischberger gegangen. Ich wollte das hinter mir lassen, nicht mehr der Kranke sein. Aber ich bin mir der Verantwortung bewußt, etwas von meinen Erfahrungen zu vermitteln. Mir hat damals das Buch von Lance Armstrong sehr geholfen. Von seinen Erfahrungen zu lesen hat mir Mut gemacht. Deshalb erzähle ich hier meine Geschichte. Ich denke, auch für Angehörige von Krebspatienten ist es wichtig zu erfahren, wie es den Betroffenen geht. So sind sie vielleicht besser darauf vorbereitet, wieviel Verständnis und Geduld sie brauchen werden.

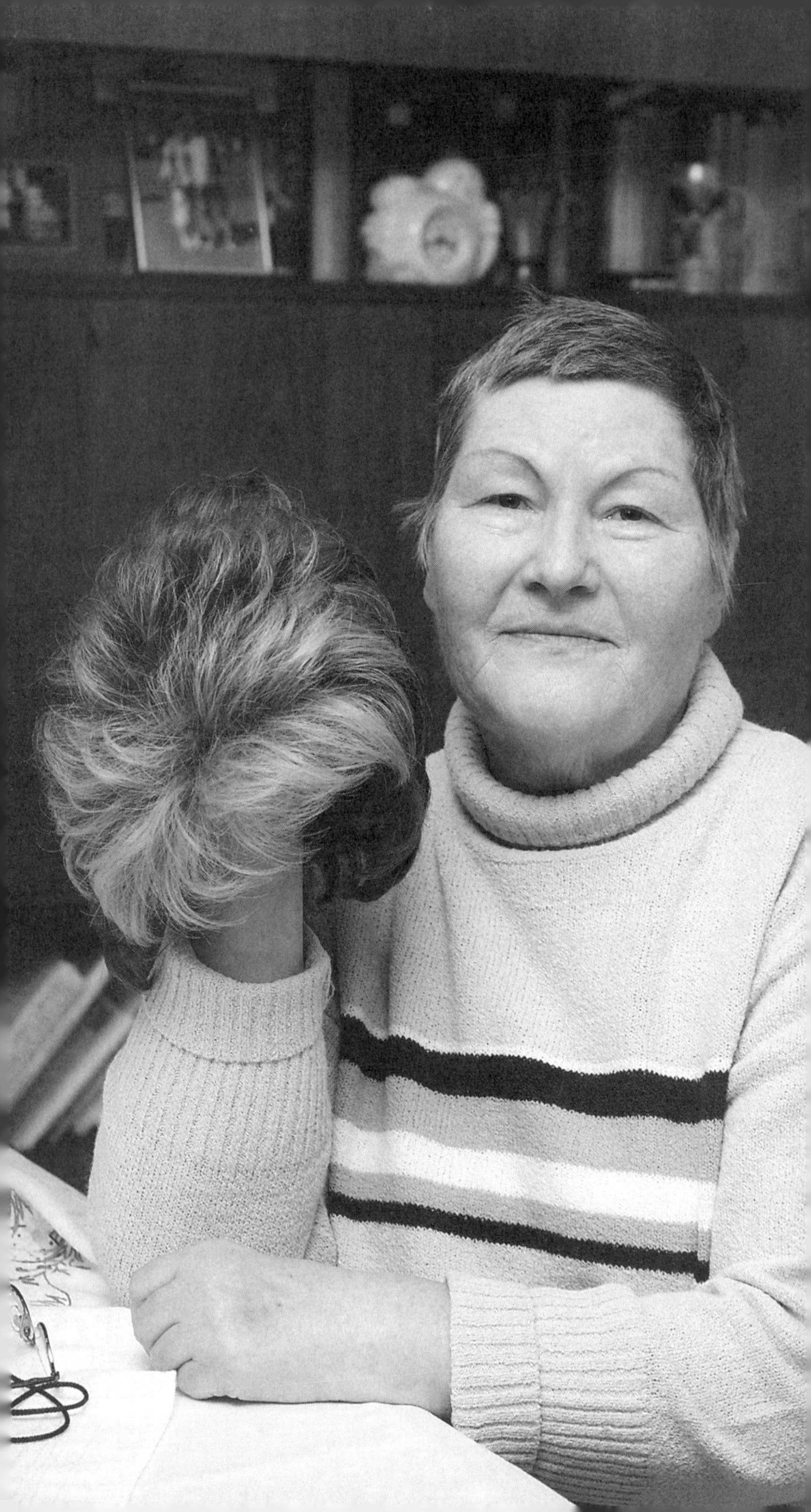

Christel Bock, 64 Jahre, Rentnerin, Non-Hodgkin-Lymphom

Ich saß beim Fernsehen auf der Couch und ertastete einen kleinen Knoten am Hals. Seit Tagen hatte ich eine ungewöhnliche Müdigkeit verspürt und mich über die vielen blauen Flecken an meinem Körper geärgert. Ein leichter Stoß an die Tischkante genügte, und über Wochen blieb ein riesiges Hämatom, das nicht mehr verblaßte. Das wurde mir langsam unheimlich, und ich ließ mir Blut abnehmen, denn ich wollte Klarheit.

Morgens war ich beim Arzt gewesen, noch am selben Abend rief er mich an und bestellte mich sofort ins Krankenhaus. Die Werte meiner Thrombozythen waren stark gesunken, das erklärte die blauen Flecken. Das Blut gerann nicht mehr, es lief einfach unter die Haut. Ich wurde punktiert, und im September 2003 erhielt ich die Diagnose: Krebs. Der Arzt kam in mein Zimmer und knallte mir die Nachricht einfach so vor den Kopf, ohne Vorbereitung. Ich empfand sein Verhalten als sehr unsensibel und war wütend. Weinend lag ich in meinem Bett und war wirklich verzweifelt.

Zum Glück gibt es die sogenannten »Grünen Damen« auf den Krebsstationen, ehrenamtliche Helferinnen, die Gespräche mit den Patienten führen, von ihnen wurde ich psychologisch aufgefangen. Sie vermittelten mir, daß die Diagnose nicht das Ende bedeutet und daß man bei einem guten Verlauf durchaus noch ein langes Leben haben kann.

Mein Mann drehte aus Sorge um mich beinahe durch. Ich mußte ihn trösten, nicht umgekehrt. Mehrmals stand er mitten in der Nacht vor der Tür meines Krankenzimmers. Ich war angespannt, sagte ihm, er solle zu Hause bleiben. Ohne Besuch kam ich in der Klinik viel besser zurecht.

Eine Woche später wurde mir der Knoten am Hals entfernt. Das Ergebnis war: ein Non-Hodgkin-Lymphom, das noch nicht gestreut hatte. Nur ein einziger Lymphknoten mußte herausoperiert werden. Ich erhielt keine Chemotherapie, sondern wurde mit Cortison-Tabletten behandelt, von denen man leider stark aufschwemmt. Trotzdem war ich glücklich, ich durfte wieder nach Hause. Der Krebs ist besiegt, so dachte ich im November 2003.

Genau ein Jahr später spürte ich wieder einen kleinen Knoten direkt an der Operationsnarbe am Hals. Die Computertomographie ergab, daß es ein Rückfall war. Ich ignorierte das Ergebnis, schob es in die hinterste Ecke, ich wollte mich nicht damit auseinandersetzen. Ich neige dazu, Probleme zu verdrängen. Diese Taktik beherrschte ich schon im Berufsleben gut. Beim Krebs wandte ich sie wieder an. Doch schlußendlich ließ es sich nicht verleugnen, überall im Körper waren Knoten.

Im Februar 2005 wurde ich erneut operiert. Anschließend machte ich eine ambulante Chemotherapie. Das war anstrengend, ich litt ständig unter Übelkeit und konnte kaum etwas essen. Pro Tag verlor ich ein Kilo, ich zitterte und schwitzte, die Haut an den Beinen lag in Falten, und meine Ärztin machte sich bereits Sorgen über den starken Gewichtsverlust. Trotzdem war es mir wichtig, selbständig mit dem Zug ins Krankenhaus zu den Infusionen zu fahren. Zwischen den Zyklen wollte ich das Leben spüren. Offene Gespräche mit Freunden, Besuche empfangen, aufmunternde Telefonate führen. Das alles gab mir Lebensmut.

Dennoch war ich nur wenig belastbar und schlief sehr viel. Und fast noch schlimmer als die Diagnose war für mich der Haarausfall. Als meine Friseurin zu mir ins Haus kam und mir den Kopf rasierte, war ich in Tränen aufgelöst. Mit der Glatze oder Kopftüchern wollte ich nicht aus dem Haus. Ich besorgte mir eine Perücke, mit der ich aussah wie die Queen. Ich kam mir fremd vor, aber tausend Euro für eine Echthaarperücke konnte ich nicht bezahlen. Zu Hause trug ich die Perücke nicht, draußen war sie mein Schutz. Mit ihr fühlte ich mich nicht so nackt und verletzbar, auch wenn mich die Nachbarn im Supermarkt kaum erkannten.

Nach acht Zyklen war die Chemotherapie endlich überstanden. Ich sehnte mich nach Normalität und nahm wieder zu. Meine Haut straffte sich, meine Kleidung paßt mir wieder. Mein Körper besitzt jetzt Reserven für einen möglichen Rückfall. Trotzdem sind Pläne, jede noch so kurze Reise, heute von meinem Blutbild abhängig. Die Leichtigkeit in meinem Leben ist weg, es bleibt eine stete Bedrohung.

Inzwischen haben die Ärzte bei einer Vorsorgeuntersuchung neue Knoten entdeckt. Auch wenn sie zur Zeit nicht wachsen, ist jede Untersuchung jetzt mit Angst verbunden. Ab und zu gerate ich in ein Tief, dann klappt es mit dem Verdrängen nicht mehr, und mich quält die Frage, warum es gerade mich getroffen hat. Schließlich war ich immer ein sportlicher, dynamischer Mensch und komme aus einer Familie ohne Krebserkrankungen. Wie gern hätte ich mein altes, unabhängiges Leben zurück. Aber ich muß da durch und kann mich nur auf mich selbst verlassen. Das Leben geht weiter.

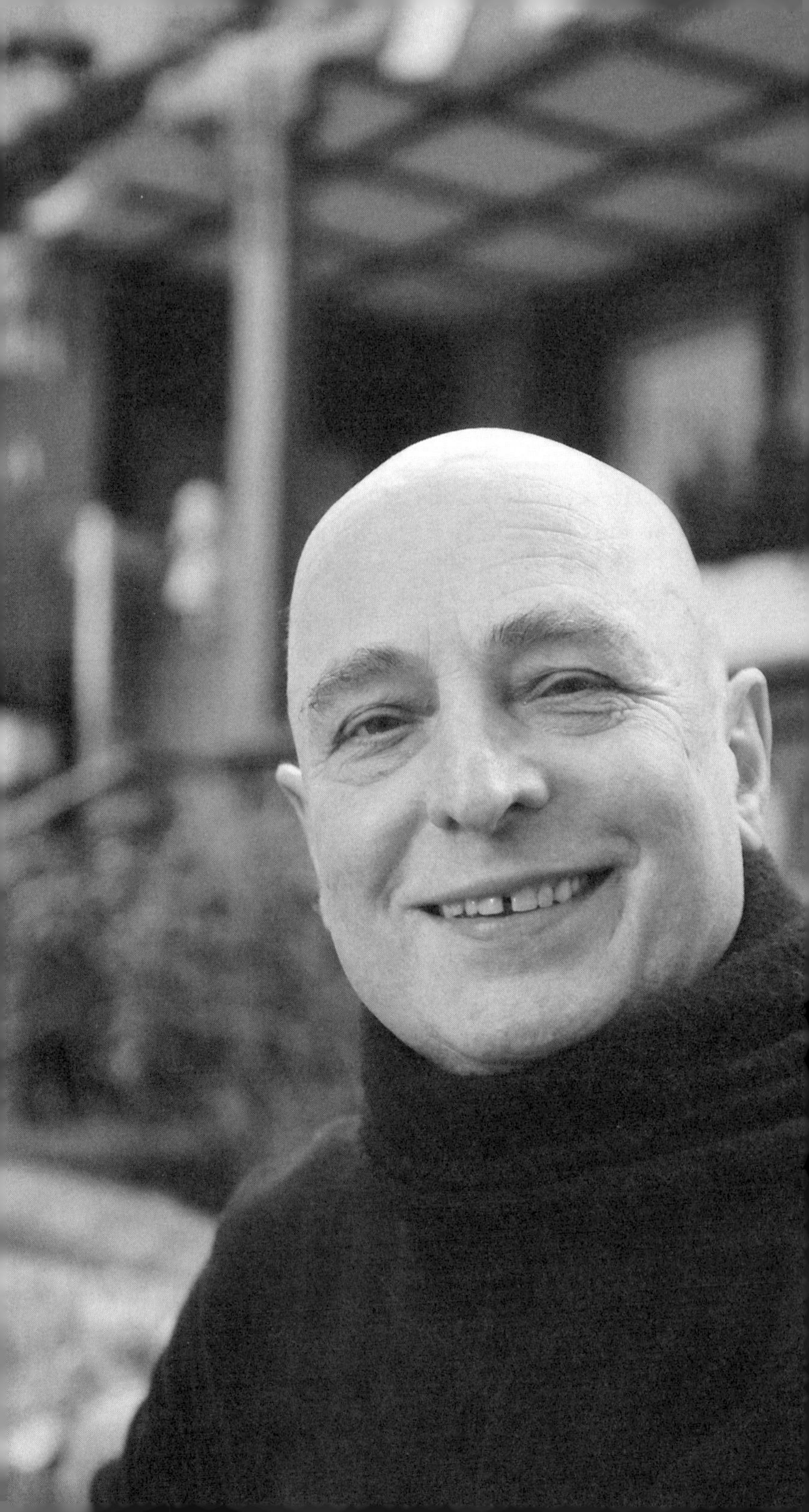

Konrad F. Strecke, 65 Jahre, Pensionär, Leukämie

1999 starb meine Frau ganz überraschend, innerhalb von zehn Minuten, an Hirnblutungen. Ich beschloß, das, was wir uns gemeinsam für unseren Ruhestand vorgenommen hatten: reisen und Geselligkeit pflegen, sofort umzusetzen. Der plötzliche Tod meiner Frau machte mir deutlich, daß das Leben zu kurz ist, um etwas aufzuschieben. Ich ging sechs Jahre früher in den Ruhestand. Sehr bald war ich viel unterwegs, Mexiko, Dubai, Nepal, Australien, Neuseeland. Dort bekam ich eine Einladung zu einer Weltumsegelung. Ich sagte zu, machte meinen Segelschein, und es ging zurück nach Auckland.

Nach fünf Monaten auf dem Schiff – immer noch bei Vorbereitungen, Modifizierungen und Wartungsarbeiten – bekam ich eine Entzündung am Bein. Als die Stelle bereits handtellergroß war, nahm mich eine dort im Hafen ankernde Seglerin, eine in der Unfallklinik in Auckland praktizierende amerikanische Ärztin, mit in die Klinik. Die Bluntersuchung ergab, daß ich fast keine weißen Blutkörperchen mehr hatte, meine Abwehrkräfte waren gleich null. Die Knochenmarkprobe am nächsten Tag ergab, daß ich Leukämie hatte.

Ich dachte, das ist das Schlimmste, was mir passieren kann. Mit einem amputierten Arm oder Bein kann man weiterleben, aber Leukämie fand ich sehr bedrohlich. Als ich meinen Söhnen per E-Mail mitteilte, daß ich, ihr sonst so gesunder Vater, ernsthaft krank sei, kamen mir die Tränen. Man begann noch in Neuseeland mit der Therapie, ein Aufschub war nicht möglich. Da nach einigen Wochen mein Auslandskrankenschutz endete, sorgte der ADAC für den Heimtransport. Eine neuseeländische Krankenschwester begleitete mich, führte im Flugzeug die Chemotherapie weiter und lieferte mich in der Kölner Uniklinik ab.

Wenn ich im Krankenhaus Besuch bekam, saß ich meist im Schneidersitz mit dem Laptop auf den Knien im Bett. Ich war braungebrannt und fühlte mich überhaupt nicht krank. Acht Monate verbrachte ich in der Klinik. Ich wußte nicht, ob ich da jemals wieder rauskommen würde. Erst später habe ich auf Fotos gesehen, wie schlecht ich damals aussah. Nach meiner Entlassung mußte ich alle fünf Wochen wieder zur ambulanten Chemotherapie in die Klinik, bis ich schließlich mit zehn Spritzen, die ich mir selbst alle zwölf Stunden setzen mußte, wieder nach Hause konnte.

Nach dem Krankenhausaufenthalt war meine Kondition gleich null. Die Haut hing mir wie ein Fell über den Knochen. Mit viel Bewegung wollte ich schnell wieder fit werden. In Amerika hatte ich einmal ein Plakat gesehen, auf dem stand: »Mache stets zwei Liegestütze mehr als dein Sohn.« Daran wollte ich mich halten.

Ich bekam das Angebot, ein Segelboot von der Ostsee rund um Dänemark nach England und dann nach Portugal mit zu überführen. Eigentlich hatte mir die Klinik nur vier Wochen Regenerationszeit zugestanden. Ich brauchte aber acht Wochen, um diesen Segeltörn zu machen. Ich argumentierte, daß ich mich dabei besser erholen würde, und der Oberarzt, selbst ein begeisterter Segler, ließ sich darauf ein. Ich mußte mich allerdings verpflichten, mich bei jedem Landgang in eine Klinik zu begeben, um die Blutwerte überprüfen zu lassen. Anhand der Ergebnisse sollte ich selbst entscheiden, was zu tun sei. Für einen möglichen Notfall hatte ich für jedes Land ein Rückflugticket im Gepäck.

Die meisten Freunde, die mich vorher sahen, glaubten nicht, daß ich diese Reise durchhalten würde. Aber ich schaffte es, hatte ich doch nie daran gezweifelt. Braungebrannt kam ich zurück und fühlte mich kerngesund. Nach nur einer Woche Chemotherapie jedoch hatte sich mein Zustand wieder verschlechtert. Die Zeit im Krankenhaus war für mich immer schlimm. Ich konnte die weißen Wände, die weißen Kittel und die grauen Gesichter nicht mehr sehen. Wenn es irgend möglich war, ging ich raus an die Luft und spazierte durch den Park. Die schlimmste Nebenwirkung der Chemotherapie war die Müdigkeit. Ich schlief nachts zwölf Stunden und mußte mich nachmittags wieder hinlegen.

Zwischen den Therapien machte ich immer wieder Reisen. Ich fuhr mit dem Motorrad nach Galizien, wo ich zwei Wochen lang als Herbergsvater in einer spanischen Pilgerherberge arbeitete, bis ich für die nächste Chemotherapie wieder nach Deutschland flog. Mit zehn Spritzen im Gepäck ging es zurück nach Bilbao, und ich setzte meine Motorradtour fort. Insgesamt 6200 Kilometer: Andorra, Côte d'Azur, Monaco, Riviera, schließlich nach München zu einem Familientreffen und dann pünktlich zur nächsten Chemo zurück nach Köln.

Vor meiner Erkrankung pilgerte ich 2000 Kilometer nach Santiago de Compostela. Eigentlich bin ich kein strenggläubiger Katholik, aber ich mag die Geselligkeit auf dem Jakobsweg und sah darin eine sportliche Herausforderung. Schon in unserem Familienwappen steht: »Nimmer zagen – immer wagen!« Das paßt zu mir.

Im vergangenen Jahr sollte ich nach drei Monaten ambulanter Chemotherapie wieder in die Klinik, weil sich der Allgemeinzustand erfahrungsgemäß zu dieser Zeit sehr verschlechtert. Ich lehnte ab, sah Schulterzucken und vernahm so etwas wie: »Unverbesserlich!« Ausgerüstet mit zehn neuen Spritzen ging ich nach Hause, und fünf Tage später machte ich mich auf den rheinischen Jakobsweg von Wuppertal nach Luxemburg. In zwölf Tagen wanderte ich vierhundert Kilometer. Mein Herz jubelte. Ich kam zurück, und meine Blutwerte waren gut wie nie zuvor.

Drei Marathonläufe stehen noch auf meiner Wunschliste, in Neuseeland, Japan und Hawaii, den letzten in Verbindung mit dem Triathlon. Meinen ersten Marathon lief ich 1990 in New

York – mit persönlicher Bestzeit. Ich muß mich einfach immer bewegen, lenke mich natürlich dadurch ab und werde mich auch durch die Chemotherapie von nichts abhalten lassen. Ich war sicher nie ein typischer Kranker.

Heute helfe ich gern anderen, spreche mit ihnen über Krebs, versuche sie aufzubauen. Schon während der Krankenhauszeit legten die Ärzte schwere Fälle häufig zu mir aufs Zimmer, damit ich ihnen Mut machte – leider nicht immer mit Erfolg. Stets habe ich auf der Sonnenseite gelebt und alles tun können, was ich wollte. Bei all meinen Aktivitäten bin ich dankbar dafür und halte es nicht für selbstverständlich. Ich habe meinen Tatendrang nach der Krebsdiagnose nicht verloren und werde wohl immer ein Globetrotter bleiben. Die Welt hat noch soviel Schönes zu bieten.

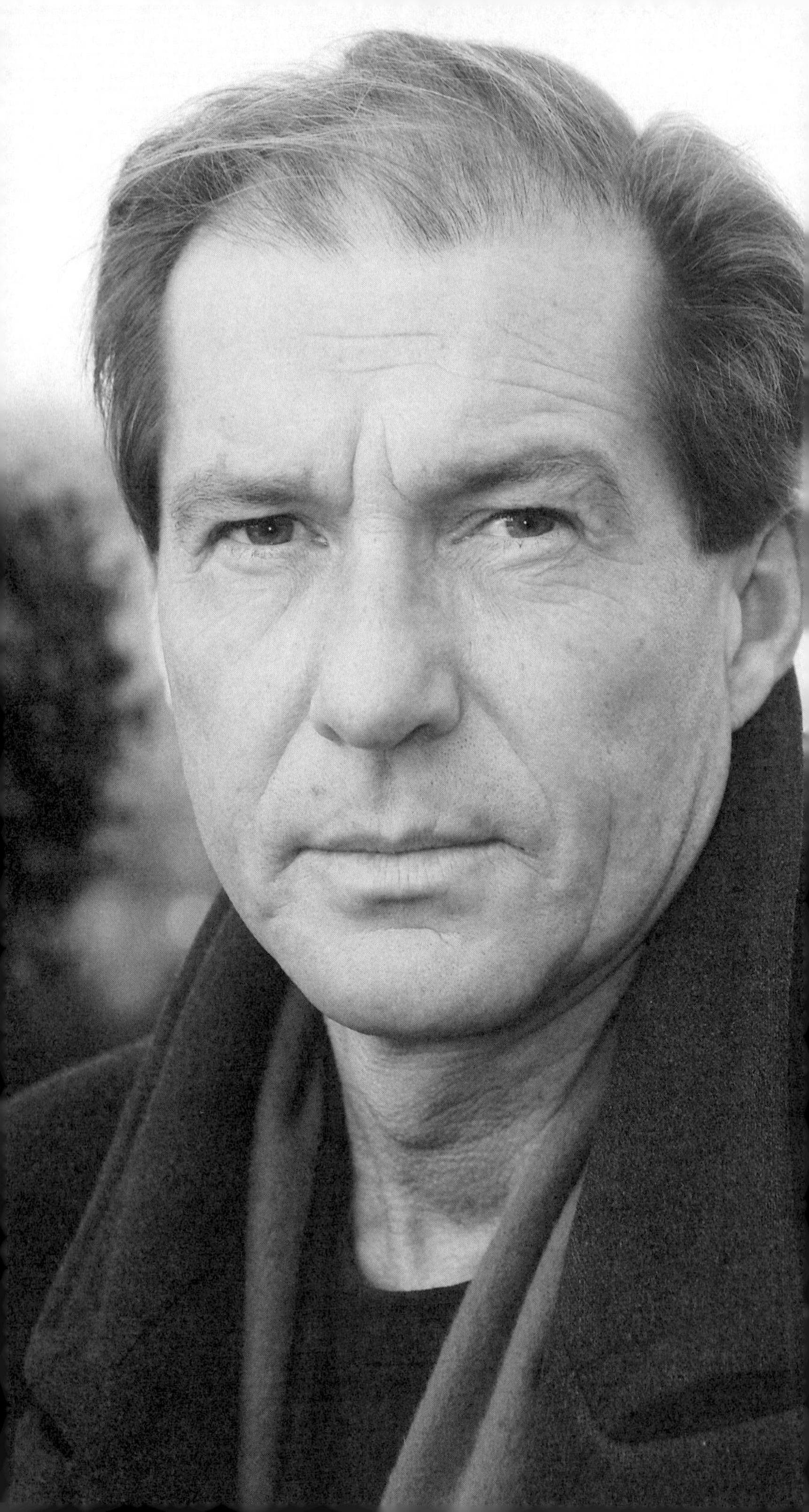

Michael Lesch, 50 Jahre, Schauspieler, Morbus Hodgkin

Während der Dreharbeiten für die Fernsehserie »Der Fahnder« bekam ich Schüttelfrost im Wechsel mit Fieberschüben bis zu vierzig Grad. Schließlich brach ich zusammen und wurde mit Verdacht auf einen Herzinfarkt in die Klinik eingeliefert. Man quartierte mich, wie ich später erfuhr, im Sterbezimmer meines ehemaligen Schauspielkollegen Willy Millowitsch ein. Kein gutes Omen, so schien es mir.

Ich hatte zum damaligen Zeitpunkt bereits eine gewisse Popularität, aber mich erschreckte doch die Vielzahl der Weißkittel bei der Visite am nächsten Morgen. Der Leiter der Inneren Abteilung sagte, es handele sich um eine verschleppte Lungenentzündung, und verbot mir strikt weitere Dreharbeiten. Auf dem Röntgenbild wurden außerdem Lymphknoten in einer Vielzahl und Größe entdeckt, die da nicht hingehörten. Es war Morbus Hodgkin, eine Lymphknotenerkrankung, auch Lymphknotenkrebs genannt.

Die Ungewißheit darüber, ob die Tumore bösartig waren, quälte mich sehr. Ich mußte aber erst die Lungenentzündung auskurieren, und anschließend wurde mir in einer Spezialklinik Tumorgewebe entnommen, um Genaues zu erfahren. So wartete ich während der nächsten Dreharbeiten noch einmal vierzehn Tage auf das Ergebnis der Untersuchung. Ausgerechnet in jener »Fahnder«-Folge mußte ich meinen eigenen Tod spielen, die Situation war absurd. Das Ergebnis der Gewebeentnahme war nicht gut. Der Tumor hatte schon in meinem Schulter-, Brust- und Bauchraum gestreut. Die inneren Organe waren zwar zum Glück noch nicht befallen, dafür war das Tumorstadium bereits sehr hoch. Das heimtückische am

Morbus Hodgkin ist ja, daß die ersten Symptome, wie Nachtschweiß und starker Gewichtsverlust, erst auftreten, wenn die Organe bereits betroffen sind. Dann ist es oft zu spät.

Als mir der Arzt, mit dem ich auch befreundet war, nach der langen Wartezeit diese Nachricht persönlich überbrachte, weinten wir zusammen. Dennoch sagte er mir, daß die Chancen nicht schlecht stünden. Ich mußte mich also zunächst von zwei Dingen trennen, meiner Gesundheit und meiner Serienrolle als »Fahnder«. Todesangst verspürte ich nicht, im Gegenteil, bei Katastrophen werde ich ganz ruhig, ich neige nicht dazu, panisch zu reagieren. Es ist enorm wichtig, Lebenspartner an seiner Seite zu haben, die von Beginn an bereit sind, den Kampf mit dem Patienten gemeinsam zu führen. Meine damalige Freundin und heutige Frau hat mich unglaublich motiviert und dafür gesorgt, daß ich nicht aus den Fugen gerate.

Im Dezember waren alle Vorsorgeuntersuchungen, wie die Entnahme der Rückenmarkprobe und die Leberpunktion, abgeschlossen. Ich meldete mich bei einem Mitarbeiter des weltweit führenden Morbus-Hodgkin-Experten zum Beginn meiner achtfachen Chemobehandlung. Er sprach Klartext und nannte mir gleich die Nebenwirkungen, die mich im Laufe der Behandlung erwarten würden: Gedächtnisprobleme, Haarausfall, Unfruchtbarkeit, vielleicht sogar psychische Veränderungen oder Zusammenbrüche. Dies alles in Kauf zu nehmen war der Preis für die Überlebenschance. Es gibt eben Krankheiten, die kann man nicht mit Brennesseltee behandeln. Lieber das volle schulmedizinische Programm, Kampf mit modernsten Mitteln. Zwei Tage vor Weihnachten erhielt ich meine erste Chemotherapie, es war ein Wettlauf mit der Zeit. Der Tumor konnte jeden Augenblick meine inneren Organe befallen.

Die Presse, insbesondere die »Bild«-Zeitung, hatte mittlerweile von meiner Erkrankung erfahren. Ich wollte mich nicht verstecken und verabredete ein Interview. Seit fünfzehn Jahren machte ich Fernsehunterhaltung, doch auf die Seite eins der »Bild« schaffte ich es erst mit Krebs. Viele Schauspielerkollegen äußern sich nicht öffentlich zu ihren Erkrankungen, aus Angst, nicht mehr engagiert zu werden. In meiner Branche gilt Krebs als Tabu und kommt beinahe einem Todesurteil gleich. Nach diesem Interview kam die Medienlawine ins Rollen. Wir hätten täglich eine Pressekonferenz abhalten können. Der »Stern« wollte eine Exklusivstory, inklusive Begleitung in die Klinik. Wir entschieden uns, mit einem befreundeten Journalisten und Fotografen zusammenzuarbeiten. Dadurch hatten meine Frau und ich alles unter Kontrolle. Trotzdem konnten wir die schrecklichen Paparazzi-Attacken nicht verhindern. In ihren schwarzen Jeeps saßen sie vor dem Haus und der Klinik, um mich »abzuschießen«, wie es in ihrem Jargon heißt.

Nach der zweiten Chemotherapie ging ich noch zu Johannes B. Kerner, ich wollte weiterarbeiten, auch ohne Haare. Die hatte mir der Dorffriseur abrasiert, damit fand ich mich sogar ganz gut. Mit dem Fernsehauftritt wollte ich demonstrieren, daß man das schaffen kann. Ich wollte anderen Betroffenen Mut machen. Nach der Sendung bekam ich auch ein Rollenangebot – die Figur eines Killers.

Die ersten beiden Therapien vertrug ich noch gut. An schwerer Übelkeit litt ich nur nach der ersten. Abends brachte mir meine Frau hausgemachte Hühnersuppe in die Klinik, ich hörte Santana und trank auch mal ein Bier. Wir versuchten einfach unsere Lebensfreude und den Humor nicht ganz zu verlieren. Ich empfing nur wenige Freunde, trotzdem erhielt ich wunderbaren Zuspruch, auch meine Stieftochter besuchte mich und las mir aus ihren Harry-Potter-Büchern vor. Das habe ich sehr genossen. Auch mein Kollege Bernd Herzsprung, den ich noch aus der TV-Serie »Freunde fürs Leben« kannte, motivierte mich immer wieder, durchzuhalten. Ansonsten ist die Branche ein Haifischbecken, es gibt nur wenig wahre Freundschaften.

Von Infusion zu Infusion wurde mein Körper schwächer. Es gab Phasen, da konnte ich keinen Stift mehr halten, um die

Fanpost zu beantworten. Die Anzahl der Krebszellen verminderte sich, aber alles andere wurde auch vernichtet. Fernsehauftritte, Golfen, dazu war ich nach der dritten Behandlung nicht mehr in der Lage. Ich erlitt einen Darmverschluß mit Schmerzen, als würde man mir ein Messer im Magen umdrehen. Durch die Chemotherapie war mein Darm porös geworden, ich hatte kaum noch Abwehrkräfte, mein Leben hing an einem seidenen Faden. Als ich nach der Notoperation mit einem künstlichen Darmausgang aufwachte, stürzte ich in meine größte persönliche Krise.

Bis dahin hatte ich mich in den Pausen zwischen den Chemoblöcken noch als Mensch bewegen können, spazierengehen, Golf spielen oder in der Sauna sitzen. Doch dies war nun vorbei, ebenso wie die Möglichkeit, noch als Schauspieler arbeiten zu können. Da es sich um einen Dünndarmausgang handelte, war alles, was ich aß, kaum fünfzehn Minuten später wieder draußen. Ich magerte auf zweiundfünfzig Kilo ab. Aus Michael Lesch wurde ein mickriges Hampelmännchen. Mein Gesicht sah aus wie ein Totenschädel. Mindestens fünfundzwanzigmal pro Tag mußte ich den Beutel entleeren und verzweifelte beinahe daran. Mein Leben war auf diesen Beutel reduziert. Ich hatte ständig das Gefühl, zum Himmel zu stinken. Ich verlor jegliches Interesse. Ich war des Kampfes gegen die Krankheit müde. Eine Rückverlegung des Darms wurde mir erst nach Ende der Therapie in Aussicht gestellt, alles andere wäre lebensgefährlich gewesen.

Fünf Monate lang verließ ich kaum noch das Haus. Jeder Arztbesuch wurde zur Weltreise, mehr als zwei Schritte konnte ich nicht allein gehen. Ich war immer in Panik, daß der Beutel platzt, wenn ich zusammenbrechen würde. Dennoch: Die Ergebnisse der Chemotherapie wurden besser. Nach der vierten Behandlung waren die Tumore bereits wie Butter in der Sonne geschmolzen. Nach der fünften Behandlung jedoch landete ich mit einer Vergiftung auf der Isolierstation. Die Ärzte hatten bei der Dosierung mein niedriges Gewicht nicht richtig bemessen. Meine Zunge war nur noch rohes Fleisch, ich wurde künstlich ernährt, das Personal konnte mein Krankenzimmer nur in Schutzanzügen betreten. Es war für mich der Vorhof zur Hölle.

Als Befürworter der aktiven Sterbehilfe hatten meine Frau und ich vorher auch über meine Beerdigung und alle Formalitäten gesprochen. Ich wollte nicht an Schläuchen vegetieren, lieber Hilfe für einen schmerzlosen Tod. Aber es gibt ja auch immer noch das berühmte Quentchen Glück. Nach der achten Infusion war der Krebs besiegt. Ich habe überlebt.

Mit der anschließenden Strahlenbehandlung sollten mögliche Tumorreste abgetötet werden. Die Nebenwirkungen der Tortur, wie Juckreiz, Rötungen und Schluckbeschwerden, ertrug ich nur, um sichergehen zu können, daß alles eliminiert wurde. Anschließend forderte ich vom Professor sein Versprechen ein, mir den künstlichen Darmausgang wieder zurückzuverlegen. Nur ohne ihn konnte ich endlich wieder Mensch sein. Die Operation verlief gut, alles funktioniert wieder normal.

In der Rehaklinik eines Freundes in Bad Griesbach päppelte ich mich wieder auf, um langsam wieder zu Kräften zu kommen. Ich verbrachte Stunden auf den Fitneßgeräten. Wieder zu drehen, zu golfen und der Krankenkasse nicht mehr auf der Tasche zu liegen, das war mein Ziel. Sechs Wochen lang vollzog ich dieses körperliche Training, um wieder fit zu werden. Schließlich fordert ein zweistündiges Bühnenprogramm einem Schauspieler viel ab. Ich habe nichts anderes gelernt, als auf der Bühne zu stehen, und ein finanzielles Polster, um mich entspannt zurückzulehnen, besitze ich nicht. Anschließend machte ich noch einen Golfurlaub in Agadir und fühlte mich fast wie früher. Genau ein Jahr nach der Diagnose war ich wieder gesundgeschrieben und belegte den zweiten Platz in einem Golfturnier. Das war wie ein Traum.

Ohne starkes Umfeld hätte ich diesen Kampf kaum führen können, ich wäre ich in vielen Momenten zu depressiv gewesen. Christina, meine Frau, war mein Fels in der Brandung. Sie war die Hoffnungsträgerin und die Verbindung zur Außenwelt. Wir verarbeiteten die Erfahrung meiner Krebstherapie gemeinsam in meinem Buch »Ein Jahr in der Hölle«. Kein Betroffenheitsbericht, sondern schonungsloser Klartext. Während des Schreibens durchlebten wir noch einmal gemeinsam die Schmerzen. Wie stark meine Frau wirklich ist, hat sie in der gesamten Zeit bewiesen. Sie hat meine kühnsten Hoffnungen übertroffen.

Überleben wollen und sich nicht dem Schicksal ergeben, das ist für mich jetzt wichtig. Weitere, neue Dimensionen nach der Krankheit sind meine Tätigkeiten als Schirmherr der Golfturniere zugunsten der Deutschen Krebshilfe. Zwar bin ich beruflich heute noch nicht wieder da, wo ich hin will, aber der Produzent Helmut Ringelmann hat Wort gehalten und mich wieder engagiert. Heute spiele ich auch spannendere Charaktere, nicht mehr nur den lieben Jungen. Durch den Krebs habe ich neue emotionale Erfahrungen für solche Rollen gesammelt, ich fühle mich als Schauspieler gereift. Als Mensch bin ich demütiger und dankbarer gegenüber dem Leben geworden, weniger ungeduldig. Ich muß meiner Frau und mir nichts mehr beweisen. Innere Zufriedenheit und Gesundheit sind wichtiger als jede Filmgala. Als Krebspatient muß man kämpfen und übermenschliche Kräfte mobilisieren, denn die Alternative ist der Tod. 400000 Menschen erkranken jährlich an Krebs, es trifft nicht immer nur die anderen.

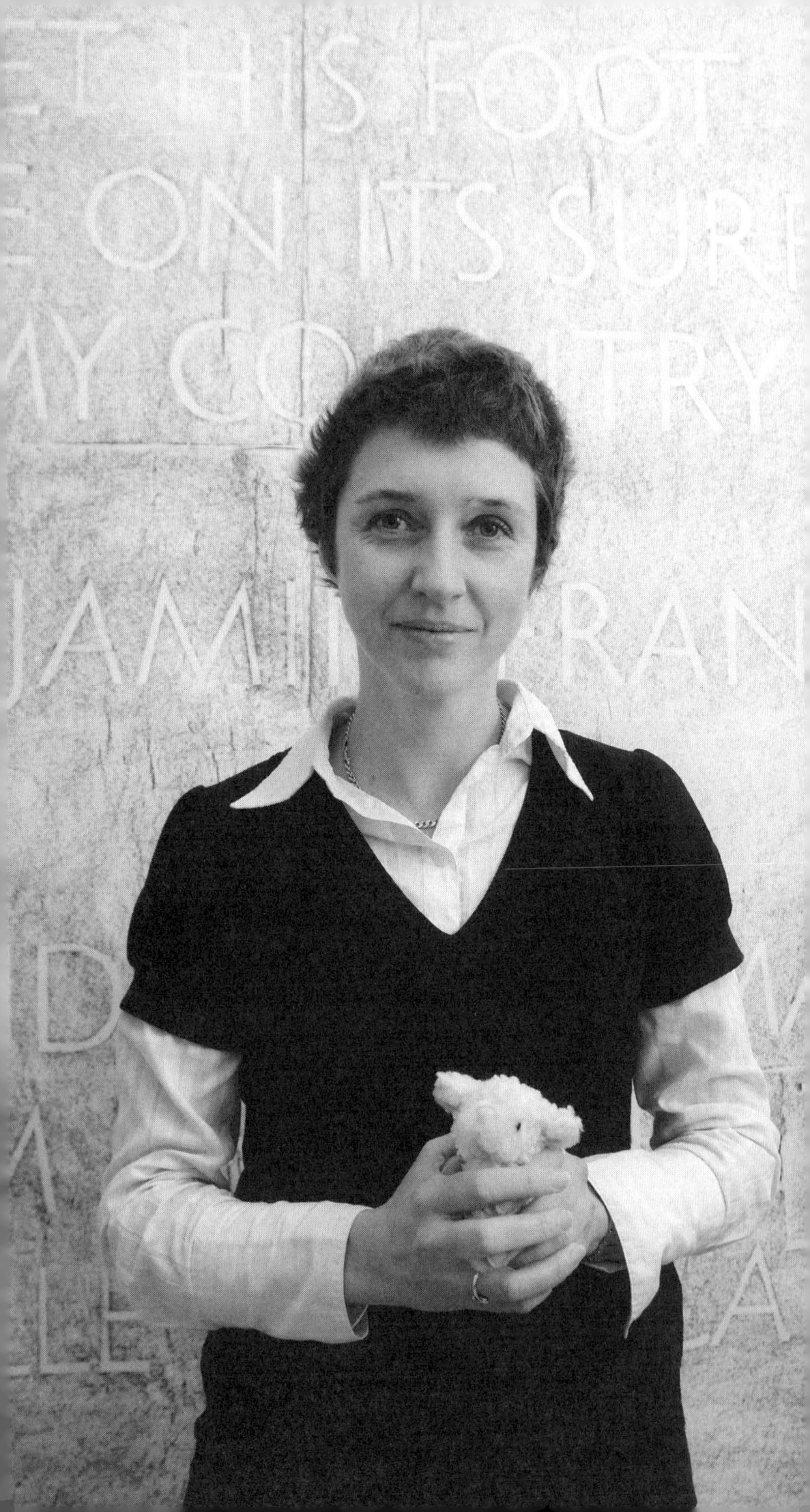

Annette Weisser, 37 Jahre, Künstlerin, Brustkrebs

Eine Freundin meiner Mitbewohnerin bekam im Jahr 2004 völlig überraschend die Diagnose Brustkrebs. Beide Brüste waren von unterschiedlichen Tumoren befallen. Für eine ganze Reihe von Freundinnen, auch für mich, war das der Anlaß, zur Untersuchung zu gehen. Ich war in diesem Punkt bis dahin sehr schlampig gewesen, es war meine erste Vorsorgeuntersuchung. Prompt ertastete die Frauenärztin einen Knoten, machte eine Ultraschalluntersuchung und überwies mich sofort zur Biopsie. Das war Ende 2004, der Termin für die Biopsie war der 7. Januar 2005. Zwischen Verdacht und Diagnose lagen also die Feiertage, da war viel Trubel, und ich habe kaum daran gedacht oder darüber gesprochen.

Den Krankenhaustermin für die Biopsie empfand ich zunächst als lästig. Ich war ungeduldig, dachte, das sei nur Zeitverschwendung. Dann las ich im Wartezimmer alle möglichen Broschüren zum Thema Krebs und wurde unruhig. Ich merkte, das hat doch eine andere Dimension als ein Besuch beim Zahnarzt. Plötzlich überkam mich die Ahnung, es könne etwas Bösartiges sein. Mit dem Verdacht, Krebs zu haben, ertastete ich den Knoten plötzlich auch selbst. Wäre ich aufmerksamer gewesen, hätte ich es sehr viel früher merken können.

Eine Freundin begleitete mich ins Krankenhaus, das war gut, denn nach der endgültigen Diagnose stand ich unter Schock. Der Befund lautete: ein bösartiger Tumor in der rechten Brust, bereits relativ groß, ungefähr zwei Zentimeter in der größten Ausdehnung. Die Ärztin machte sofort alle nötigen Termine für weitere Untersuchungen, die noch am selben Tag stattfanden. Von 9.30 Uhr bis 16.30 Uhr war ich in der Klinik.

Lungenröntgen, Knochensyntigramm, Oberbauchsonographie. Als ich da rauskam, fühlte ich mich wie ausgespien aus der Gesundheitsfabrik. Laut Befund gab es noch keine Metastasen. Am Abend wußte ich also, ich habe zwar Krebs, aber es hätte schlimmer kommen können.

Zum Glück war ich nicht allein. Ich wohne mit einer Freundin zusammen, und abends kamen noch andere Freundinnen. Ich erinnere mich, daß wir ein Festessen gemacht haben, Wiener Schnitzel und Wein. Mit meinem Umfeld habe ich auch in der Folgezeit sehr gute Erfahrungen gemacht. Im Grunde hat mich die Brustkrebsdiagnose jener Bekannten gerettet. Mit ihr konnte ich mich auch später gut austauschen, sie war ja mit der ganzen Behandlung einen Schritt voraus.

Meinen Eltern, die im Schwarzwald leben, verschwieg ich die Krebsdiagnose zunächst. Ich wußte, daß das schlimm für sie würde, und mußte erst selbst meine Fassung wiedergewinnen. Erst zwei Wochen später sagte ich es ihnen. Mein Vater erzählte wie unter Schock, er habe auch Grippe, Bauchschmerzen, Rückenprobleme. Es war grotesk, aber ich fand es rührend, er wollte mir damit helfen. Meine Mutter wollte sofort zu mir nach Berlin kommen, doch das wollte ich nicht. Auch meine jüngere Schwester hatte große Angst, mich zu verlieren. Ich hatte ein bißchen den Eindruck, als würde meine Familie die Krebserkrankung auch als Folge meines »bohemistischen« Lebensstils interpretieren, und dagegen war ich von Anfang an extrem allergisch.

Bei meinen Freundinnen und vor allem meinem Ex-Freund, der mich während allen sechs Chemozyklen begleitete, konnte ich mich fallen lassen. Sie waren immer für mich da. Wie selbstverständlich machten sie den Abwasch, gingen einkaufen oder saßen in den ersten zwei Tagen nach den jeweiligen Infusionen an meinem Bett. Wir haben Rituale entwickelt, wie einen kurzen Spaziergang mit meiner Mitbewohnerin am jeweils dritten Tag, auf wackligen Beinen, oder der Teller Flädlesuppe nach drei Tagen Übelkeit und Erbrechen.

Die Zeit der Chemotherapie war sehr extrem, nicht nur im negativen Sinn. Nach den Infusionen brauchte ich immer ungefähr eine Woche, bis ich wieder richtig fit war. In den darauffolgenden zwei Wochen, bis zur nächsten Runde, war ich sehr klarsichtig und voller Kraft. Ich habe meine Arbeit fortgesetzt und hatte eine intensive Affäre. Nach der ersten gemeinsamen Nacht standen wir im Bad vor dem Spiegel. Ich mit Glatze, ohne Wimpern und Augenbrauen, mit frischer Operationsnarbe und dem Port unter meiner Haut und dachte, was für ein irres Bild! Ich fand mich gar nicht häßlich, im Gegenteil. Mein Körper fühlte sich leicht an, wie von unnötigem Ballast befreit.

Bevor mir die Haare ausfielen, hatte ich mir eine Irokesenfrisur machen lassen. Wenn sie sowieso ausfallen, dachte ich, kann ich ja experimentieren. Als die Haare dann eines Morgens in der Duschwanne lagen, weinte ich natürlich doch. Nicht weil ich um meine Weiblichkeit und Attraktivität fürchtete, sondern weil es mir deutlich machte, daß etwas sehr Bedrohliches mit meinem Körper passierte. Doch eine Perücke kam für mich nie in Frage.

Meine Abwehrstrategie gegen den Krebs war vom ersten Tag an, gründlich zu recherchieren. Ich mußte ja gleich zu Beginn jede Menge Entscheidungen treffen, und ich muß sagen, ich hatte großes Glück mit meinen Ärztinnen, von denen ich mich immer ernst genommen und umfassend informiert fühlte. Krebspatienten saugen die Krankengeschichten von anderen Betroffenen förmlich auf, besonders die mit gutem Ausgang. Deshalb ist es so wichtig, offen darüber zu sprechen.

Als ich etwa zwei Wochen nach der ersten Operation erfuhr, ich hätte entgegen der ursprünglichen Diagnose Mikrometastasen in zwei Lymphknoten, verlor ich zum ersten Mal richtig die Fassung. Ich mußte noch einmal ins Krankenhaus, achtzehn Lymphknoten wurden entfernt. Beim ersten Mal war ich dort die Freude der Belegschaft gewesen, weil ich so optimistisch war und anderen Patientinnen Mut machen konnte. Jetzt war ich selbst mutlos. Das Warten auf den Befund war die

Hölle, denn inzwischen wußte ich ja, wieviel davon abhängt. Zum meinem großen Glück waren alle entfernten Lymphknoten »sauber«. Das war ein Vorgeschmack auf die Ups and Downs, die mein Leben seit der Diagnose begleiten: Manchmal denke ich wochenlang kaum an meine Krankheit und fühle mich unbesiegbar; dann genügt ein Knirschen im Kniegelenk, und ich verfalle in lähmende Panik.

Unmittelbar nach der Operation war es eine Überwindung für mich gewesen, in den Spiegel zu schauen. Aber die Chirurgin hat einen guten Job gemacht: Die Narbe verläuft in einem eleganten S-förmigen Schnitt entlang der Rundung der Brust. Die rechte Brustwarze ist leicht nach außen gedreht, ansonsten sieht man kaum etwas. Obwohl ich inzwischen wieder ein paar Kilo zugenommen habe, ist dieses positive Körpergefühl geblieben. Ich fühle mich wie ein Konzentrat meines früheren Selbst, körperlich und psychisch. Ich habe das letzte Jahr ein bißchen wie eine zweite Geburt erlebt. Man kann ja an allem möglichen wachsen, bei mir ist es eben der Krebs, das kann man sich nicht aussuchen. Ich habe viele Ängste abgelegt, ich bin fokussierter. Ich bin näher an meinen Emotionen, an Trauer und Glück. Da ist etwas freigelegt worden, das vielleicht auch Einfluß auf meine künstlerische Arbeit hat.

Ich bin straighter geworden, auch ungeduldiger. Ich hasse es jetzt zum Beispiel, Schlange zu stehen, zu warten. Ich gehe nicht mehr so gerne shoppen und sehe kaum fern. Das empfinde ich inzwischen als Zeitverschwendung. Ich will Dinge nicht mehr aufschieben, habe großes Fernweh, will Reisen machen. Nur ein Kind werde ich vermutlich nicht mehr bekommen können. Obwohl meine Ärztin die Therapie darauf abgestimmt hat und die Hormontherapie vorgezogen hat, um die Eierstöcke vor den Chemogiften zu schützen, ist es doch sehr riskant. Außerdem bekomme ich jetzt zusätzlich noch Herceptin, und dazu gibt es noch keine Langzeitergebnisse.

Für eine freiberufliche Künstlerin wie mich ist Krebs eine existentielle Bedrohung. Ich habe keinerlei Anspruch auf Unterstützung, auch mein Antrag bei der Deutschen Krebshilfe wurde abgelehnt, weil ich über der Bemessungsgrenze lag. Ohne die finanzielle Unterstützung meiner Eltern hätte ich das letzte Jahr nicht so gut überstanden. Im Herbst gehe ich für ein Jahr nach Los Angeles, ich habe ein Stipendium bekommen, überhaupt geht es mit meiner Arbeit zur Zeit ganz gut voran. Die ersten großen Nachsorgeuntersuchungen sind gut verlaufen, trotzdem habe ich natürlich Angst, daß es zu einem Rückfall kommen könnte, der meine Pläne über den Haufen wirft.

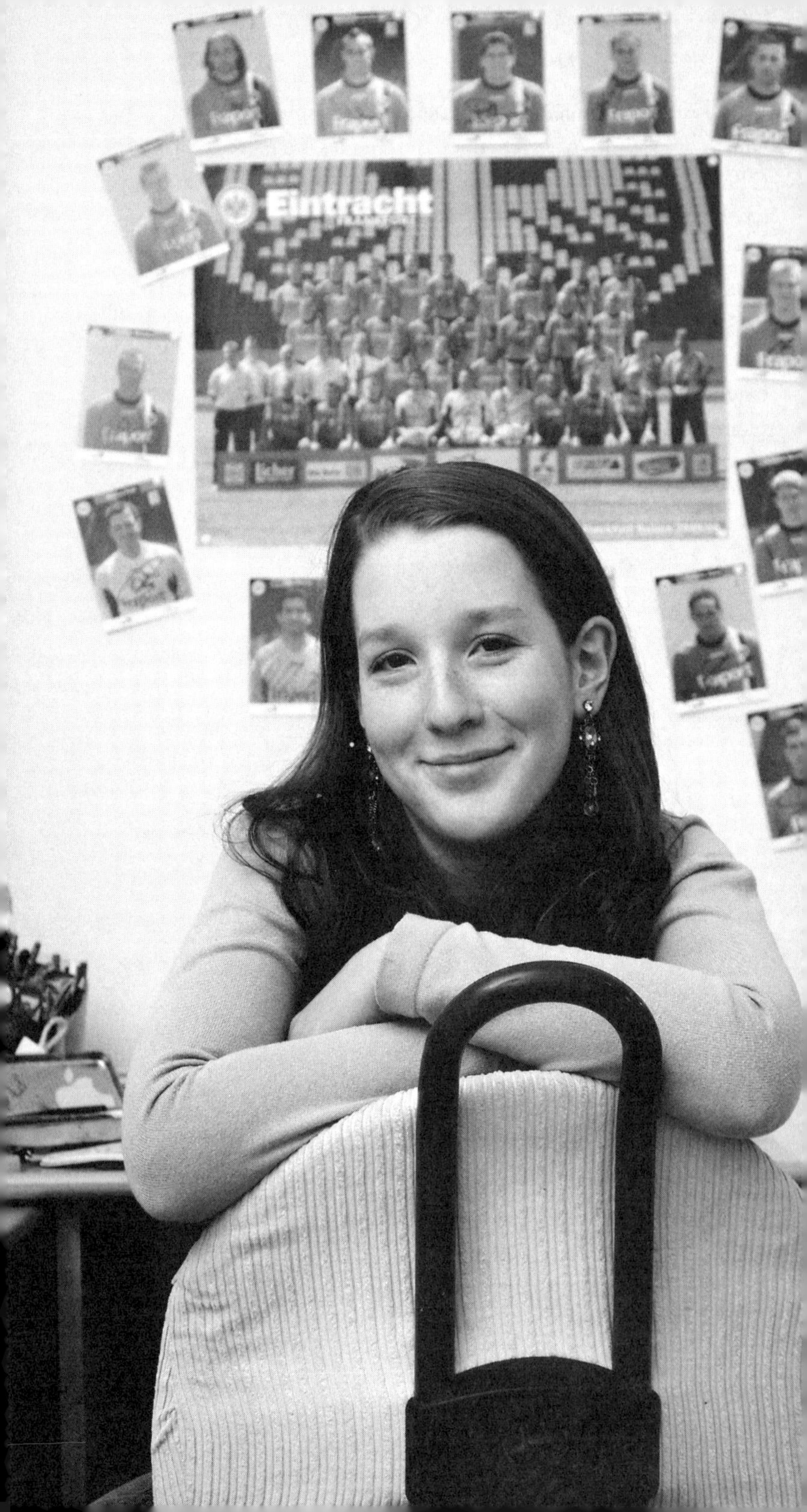
Eintracht

Saskia Praetorius, 15 Jahre, Schülerin, Leukämie

Im Juli 2001, kurz vor meinem elften Geburtstag, war ich mit meinen Großeltern und meiner Schwester im Urlaub an der Nordsee. Mir ging es sehr schlecht, ich war ganz schwach, hatte hohes Fieber, Schmerzen in den Beinen und konnte kaum laufen. Mein Kreislauf war instabil, und ich bekam Ohnmachtsanfälle. Meine Großeltern brachten mich in ein kleines Krankenhaus, um die Symptome abklären zu lassen. Doch die Ärzte dort konnten nicht herausfinden, was mit mir los war. Also wurde ich in die Klinik nach Bremen transportiert. Meine Mutter kam ebenfalls sofort dorthin, und man teilte uns mit, daß Verdacht auf Leukämie bestand. Ich weinte die ganze Nacht durch, fragte mich, wie es jetzt weiterginge, was wohl mit mir passieren würde. Ich wußte, daß diese Krankheit zum Tod führen kann. Die Mutter eines Freundes war an Krebs gestorben.

Zu einer genaueren Untersuchung sollte ich zurück in meine Heimatstadt Frankfurt, um eine Knochenmarkuntersuchung machen zu lassen. Mir ging es so schlecht, daß ich das alles gar nicht mehr richtig wahrgenommen habe. Ich war wie gelähmt. Die Diagnose Leukämie wurde bestätigt, und man begann sofort mit einer Chemotherapie. Mir fielen die Haare aus. Das war nicht schön, denn für Mädchen sind Haare ja etwas sehr Wichtiges. Aber in diesem Moment wurde das völlig nebensächlich. Ich war ja auch auf der Kinderkrebsstation, dort hatten alle eine Glatze. Deshalb fiel ich gar nicht weiter auf.

Weil junge Körper das Gift noch besser verarbeiten können, werden Kindern bei der Chemotherapie hochdosierte Infusionen verabreicht. Ich hatte allerdings starke Nebenwirkungen.

Meine Mundschleimhaut löste sich auf, ich konnte nichts mehr essen, nicht mehr schlucken und wurde künstlich ernährt. Ich mußte mich oft übergeben und nahm in dieser Zeit sehr ab.

Von Juli 2001 bis Weihnachten war ich auf der Kinderkrebsstation. Meine Mutter war die ganze Zeit bei mir. Auch mein Vater hat mich oft abends in der Klinik besucht und lustige Geschichten erzählt, mich aufgeheitert und zum Lachen gebracht. Es hat mir immer gefallen, etwas aus dem alltäglichen Leben zu hören. Ich fühlte mich nach einer Weile auch wohl und sicher auf der Station. Es gab Erzieher, die mit uns Kindern spielten und bastelten. Ich lag viel im Bett und sah fern. Und ich mußte für die Schule lernen. Meine Großmutter ging in dieser Zeit für mich in den Unterricht und schrieb alles für mich mit. Es war ihre Idee, in meine Klasse zu gehen, so konnte ich alles mitverfolgen und mußte das Schuljahr nicht wiederholen.

Weil die Ansteckungsgefahr zu groß ist, durfte ich keinen Besuch von Freunden bekommen. Unter Vierzehnjährige dürfen gar nicht auf die Station, es ist zu gefährlich für die krebskranken Kinder während der Chemotherapie. Das war natürlich schade, aber ich bekam sehr viel Post. Freunde, Schulkameraden und auch Verwandte, die ich gar nicht persönlich kannte, schrieben mir. Dieser Zuspruch hat mir sehr geholfen. Die Ordner mit all den Briefen habe ich heute noch und sehe sie mir immer wieder mal an. Mit einigen Freunden telefonierte ich auch während der Krankenhauszeit. So hatte ich wenigstens etwas Kontakt zur Außenwelt. Das hat mich etwas abgelenkt, denn manchmal war es auf der Station sehr bedrückend, zum Beispiel wenn eines der Kinder starb. Trotzdem haben wir jungen Patienten kaum über den Tod gesprochen. Ein Mädchen, das auch Saskia hieß und mit der ich mich gut verstanden habe, hat nicht überlebt. Ich erfuhr es erst, als ich wieder zu Hause war, es machte mich sehr traurig.

Meine Erkrankung war für die ganze Familie sehr belastend, aber wir rückten in dieser Situation auch näher zusammen. Für meine Schwester war die Zeit sicher besonders schlimm, denn unsere Mutter war ja immer bei mir, und unser Vater mußte arbeiten gehen. Sie kam viel zu kurz und war oft allein. Aber es ging ja nicht anders. Streit gibt es in unserer Familie seitdem eigentlich gar nicht mehr. Probleme, die andere haben, kennen wir nicht. Rebellion in der Pubertät gab es bei mir auch nicht. Ich bin da vielleicht ruhiger als Gleichaltrige, weil mich die Krankheit ernster, nachdenklicher und erwachsener gemacht hat.

Auch der Rest meiner Familie hat sich natürlich durch diese Erfahrung verändert, und ich glaube, daß wir heute alle bewußter leben als vorher. Noch heute kocht meine Mutter einmal im Monat auf der Kinderkrebsstation. Ich denke, sie möchte damit etwas zurückgeben.

Als ich aus dem Krankenhaus kam, brauchte ich eine Weile, bis ich mich wieder an den Alltag gewöhnte. Ich war ziemlich schwach und mußte noch einen Mundschutz tragen, um mich nicht anzustecken. Doch jetzt bin ich froh, daß alles wieder normal ist. Nach dem Krebs fragte ich mich oft, wie man sich über Kleinigkeiten aufregen kann, da mir eben sehr bewußt war, daß es Schlimmeres gibt. Ich hatte einen großen Abstand zu solchen Banalitäten. Das ist heute wieder anders.

Ich habe Glück gehabt. Aufgrund der Thrombosegefahr soll ich die Pille nicht nehmen und nicht rauchen. Trotzdem habe ich heute keine Ängste mehr und will anderen Mut machen, ich will zeigen, daß man Krebs überleben kann.

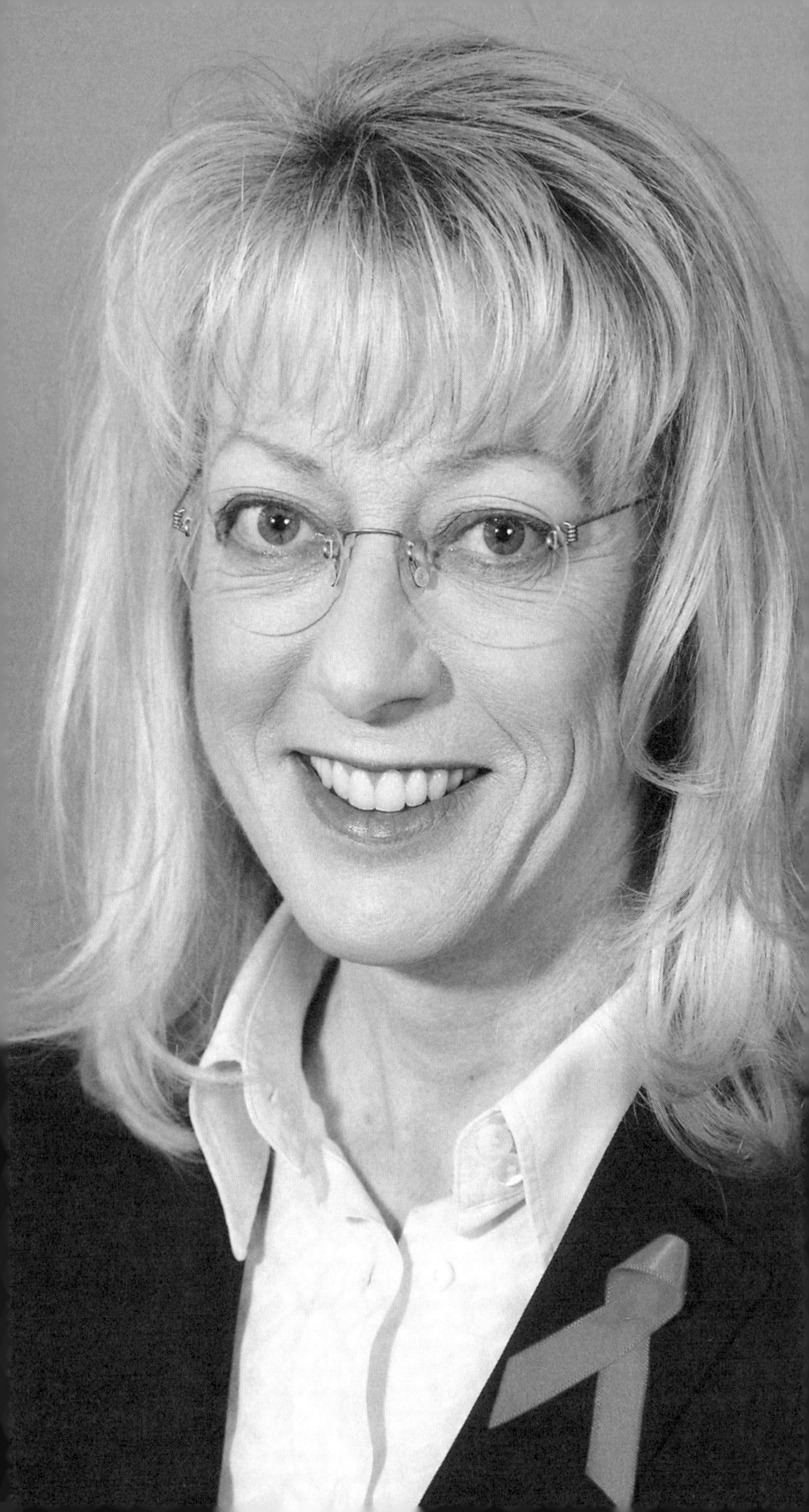

Elfi Scho-Antwerpes, 55 Jahre, Bürgermeisterin der Stadt Köln, Darmkrebs

An jedem Sonntagmorgen jogge ich mit einer Freundin elf Kilometer durch den Wald. Nach einem solchen Lauf, im Februar 2001, verspürte ich Schmerzen am Anus, die schlimmer waren als bei den Geburten meiner Kinder. Ich rief einen befreundeten Gynäkologen an und beschrieb ihm die Symptome. Er war besorgt, vermutete zunächst Hämorrhoiden und empfahl mir dringend eine Untersuchung.

Zum damaligen Zeitpunkt gingen meine beiden Kinder noch zur Schule, ich arbeitete ehrenamtlich in zahlreichen Mutter-Kind-Gruppen und leistete als Gründungsmitglied und Teil des Vorstands der Kölner Aidshilfe zudem noch Präventionsarbeit und Patientenbetreuung. Bis zum Termin der Darmspiegelung mußte ich mir mit Medikamenten über die Schmerzen hinweghelfen.

Die Untersuchung des Gastroenterologen ergab schließlich, daß ich eine große Geschwulst am Darm hatte und Verdacht auf eine Krebserkrankung bestand. Ich verließ die Praxis und saß erst einmal eine Zeitlang weinend im Auto.

Obwohl das Untersuchungsergebnis noch ausstand, wußte ich, daß es Krebs war. In meinen vielen Ehrenämtern habe ich stets anderen Mut gemacht, aber als ich mich nun selbst mit diesem Problem konfrontiert sah, fiel es mir schwer, mich zu motivieren und wieder Mut zu fassen. Dennoch funktionierte ich an diesem Tag im Beruf und in der Familie weiter. So sind Frauen ja häufig: Die anderen schützen sie, und für sich selbst versuchen sie schlechte Nachrichten zu verdrängen.

Am nächsten Morgen wurde ich aus meinem Mutter-Kind-Kurs gerufen. Mein Arzt war am Telefon und teilte mir die niederschmetternde Diagnose mit: Krebs im Enddarm. Eine sofortige Operation sei notwendig. Ich brach zusammen, war nicht mehr arbeitsfähig und weiß bis heute nicht, wie ich an diesem Tag nach Hause kam.

Von da an begann mein Kampf gegen den Krebs. Bereits vor der Operation wurde ich darüber aufgeklärt, daß ich einen künstlichen Darmausgang bekommen würde. Der Tumor lag so tief, daß ich das Stoma bis zum Ende meines Lebens tragen muß, es gibt keine Chance auf eine Rückverlegung. Der Professor zeichnete mir alles sorgfältig auf. Erst später verstand ich, was das wirklich für den Alltag bedeutet. Bis zu meiner Diagnose kannte ich niemanden mit Darmkrebs, diese Krankheitsform war mir nur diffus bekannt. Darmkrebs ist ein Tabuthema. Es gab damals kaum Informationen, Darmkrebspatienten sprechen kaum über ihre Krankheit. Deshalb ist Aufklärung so immens wichtig. Besser noch sind natürlich präventive Maßnahmen zur Früherkennung.

Als ich nach der Operation aufwachte, hörte ich einen Arzt sagen: »Der Rest ihres Lebens ist Schicksal.« Meine beiden Kinder waren da, und mir wurde schnell klar, daß ich für sie kämpfen mußte, für sie wollte ich leben. Fünf Wochen lang lag ich im Krankenhaus, bei einer Größe von einhundertsiebzig Zentimetern wog ich nur noch neunundvierzig Kilo. Noch bevor ich das Krankenhaus verlassen konnte, trennte ich mich von meinem Mann.

Die anschließende Chemotherapie und Strahlenbehandlung absolvierte ich ambulant. Aufenthalte im Krankenhaus waren für mich gleichbedeutend mit Selbstaufgabe. Ich ging täglich spazieren, erst bis zum nächsten Baum, dann bis zur Hausecke, Schritt für Schritt zurück ins Leben. Ich wollte meinen Kindern ein Stück Normalität sichern und bereitete den beiden jeden Morgen ihr Frühstück zu. Anschließend ging ich zu Fuß zur Chemotherapie und zur Bestrahlung.

In dieser schweren Zeit wurde ich von der Liebe meiner Kinder und meiner engsten Freunde gestützt. Ein Freund wie

Alfred Biolek hat trotz vollem Terminkalender oft bei mir am Bett gesessen und meine Hand gehalten. Viele Bürger schrieben mir, ihr Zuspruch tat mir sehr gut. Allen bin ich noch heute sehr dankbar.

Ich hatte viel mit Nebenwirkungen zu kämpfen, vor allem mit häufiger Übelkeit. Meine Haare gingen kaputt, auch wenn ich sie nicht ganz verlor. Die Haut wurde trocken. Bei der Bestrahlung wurde ich im Genitalbereich fürchterlich verbrannt, alles war blutig und wund. Der Moderator Jean Pütz gab mir zum Glück den Tip, die Haut mit Aloe-Vera-Gel zu betupfen. Heute ist die Haut wieder gesund und ohne Narben.

Durch die Krankheit und eine private Trennung hatte ich zunächst große finanzielle Probleme. Ich lieh mir Geld und buchte einen Urlaub mit meinen Kindern. Ich ging mit Freunden essen, hörte viel Musik und übte Qigong. Ich wollte einfach das Leben wieder spüren. Zum ersten Mal war ich egoistisch und kümmerte mich vor allem um mich selbst.

Ich konzentrierte meine Kräfte auf die Genesung und lernte unter anderem, mich bei der Ernährung umzustellen. Als Stomaträgerin sollte man auf scharfes Essen, Ingwer, Paprika, Müsli und Rohkost verzichten. Trotz aller Vorsicht litt ich immer wieder an starkem Durchfall, war extrem geschwächt und immer in Sorge, daß der Beutel in der Öffentlichkeit platzen könnte. Das passierte mir jedoch nur einmal. Um so etwas zu verhindern, habe ich stets ein Medikament gegen Durchfall in der Tasche.

Ein künstlicher Darmausgang bedeutet Disziplin bei der Ernährung und in der Hygiene. Zwei polnische Krankenschwestern hatten mir wenige Tage nach der Operation im Krankenhaus beigebracht, das Stoma psychisch anzunehmen. Es geht nur über die Akzeptanz, ansonsten schafft man es kaum, mit dieser Einschränkung wieder Lebensfreude zu empfinden. Ich mußte meinen gesamten Zeitplan umstellen, er richtet sich vollständig nach dem Ablauf des Darms. Morgens brauche ich zwei Stunden zur Vorbereitung und Darmentleerung, bevor ich das Haus mit einem sicheren Gefühl verlassen kann.

Dennoch versuche ich mein Leben nicht von der Krankheit bestimmen zu lassen. Ich war gerade beruflich für eine Woche in Nicaragua. Dreißig Grad, keine guten hygienischen Bedingungen, ein vierundzwanzigstündiger Flug, die Zeitverschiebung, das war natürlich sehr schwer. Trotzdem habe ich es geschafft.

Mir ist es wichtig, mich nicht zu Hause zu verkriechen, sondern mitten im Leben zu stehen und es zu meistern. Vielleicht kann ich auch anderen Betroffenen so Mut machen. Schließlich lebe ich heute mit der beruflichen Herausforderung eines Bürgermeisteramtes in einer Millionenstadt. Wer hätte das gedacht?

Manchmal frage ich mich selbst, woher ich diese Kraft nehme. Ich habe meine wunderbaren Kinder und liebe das Leben, bin gern unter Menschen und habe die Kultur wieder für mich entdeckt. Aber ich habe auch gelernt, meine Energie gut einzuteilen. Man muß Grenzen setzen, öfter mal nein sagen. Der Krebs hat mich und mein Leben verändert. Und das ist auch gut so.

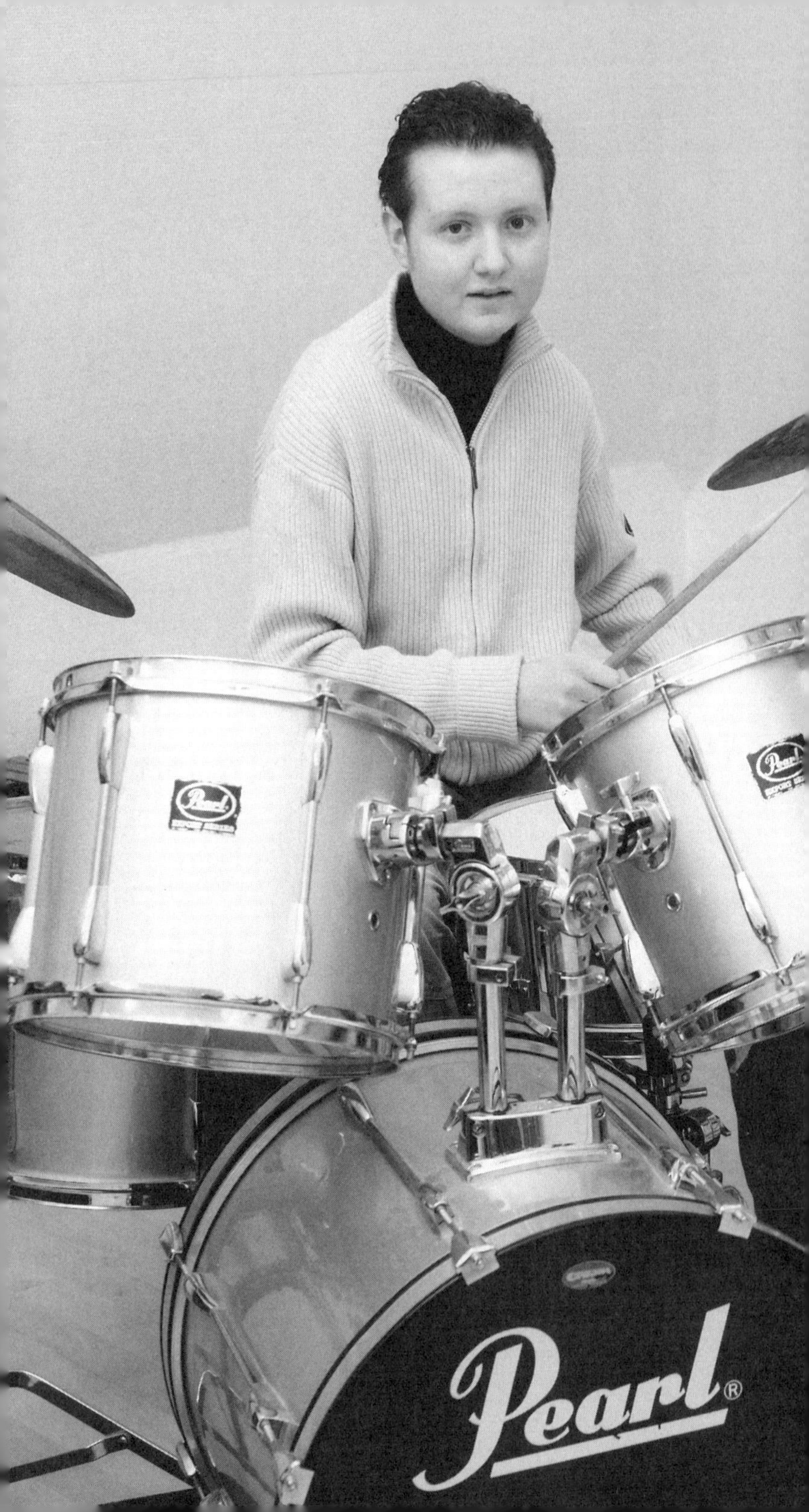
Pearl

Felix, 15 Jahre, Schüler, Leukämie, Hirntumor

1999 ging ich in die dritte Klasse und freute mich auf die großen Sommerferien mit meiner Familie in Italien. Wir fuhren die weite Strecke mit dem Auto. Bei der Ankunft im Hotel hatte ich am ganzen Körper blaue Flecken vom Sicherheitsgurt und starkes Nasenbluten. Noch in Italien gingen wir zum Arzt. Nach den Untersuchungen machten die Ärzte ernste Gesichter, sprachen aber weder deutsch noch englisch mit uns. Meine Eltern kehrten mit mir zurück nach Frankfurt, wo wir direkt ins Krankenhaus gingen.

Die Bluttests ergaben, daß ich an einer Standardleukämie litt und zur mittleren Risikogruppe gehörte. Unsicherheit spürte ich nur in der Zeit vor der Therapie, als ich nicht genau wußte, was da auf mich zukommt. Als die Behandlung lief, empfand ich Zuversicht, und die Angst ging weg.

Ich erhielt eine Therapie mit insgesamt sechs Chemoblökken. Je eine Woche pro Chemoblock davon lag ich stationär in der Klinik. Müdigkeit und Übelkeit waren die kleineren Nebenwirkungen in dieser Zeit. Nur einmal gab es eine schwere Komplikation: ein schwerer Krampfanfall mit kurzem Atemstillstand. Meine damals hochschwangere Mutter raste mit mir in die Klinik und übergab mich auf der Intensivstation den Ärzten.

Das Gefühl, nicht frei, allein und von den Freunden, von der Klasse getrennt zu sein, war für mich das schlimmste in der Behandlungszeit. Kinder unter vierzehn Jahren dürfen wegen der Ansteckungsgefahr ja nicht auf die Krebsstation. Die Klassenkameraden schrieben mir Briefe und wünschten mir gute Besserung. Aber Briefe sind eben kein Ersatz für Besuche. Nach langen Krankenhausaufenthalten hatte ich immer Schwierigkeiten, wenn ich meinen Freunden wieder begegnete. Ich fragte mich, was sie wohl über mich dachten, ob sie mich eklig, ansteckend fanden. Das waren meine Ängste. Die Vorstellung, sie würden mich nicht mehr respektieren, weil ich krank bin, verunsicherte mich. Doch alle Mitschüler waren sehr nett zu mir. Meine Angst vor dem Zusammentreffen mit ihnen war unbegründet.

Ein Tag in der Klinik kann lang und öde sein, außer Wecken, Wiegen, Visite und Bettenwechsel passiert da nicht viel. Manchmal vertrieb ich mir die Zeit mit DVDs und Videos, und wir hatten auch Erzieherinnen dort, die uns unterrichteten, den Stoff führte ich dann zwischen den Chemoblöcken zu Hause mit einer Hauslehrerin weiter, die mir von der Schule zur Verfügung gestellt wurde.

Nur acht Monate nach der ersten Chemotherapie, im Herbst 2000, plagten mich wieder Übelkeit, Kopfschmerzen und extreme Lichtempfindlichkeit. Am liebsten hätte ich den ganzen Tag nur im Bett gelegen. Es waren Symptome eines Rückfalls. Leukämiezellen waren ins Hirnwasser gewandert. Wieder erhielt ich eine Chemotherapie. Zur Unterstützung und Besserung der Therapie wurden mir eigene Stammzellen transplantiert. Die neue Erkrankung war eine Belastungsprobe für meine Freundschaften. Nach den Behandlungen gab es plötzlich Schüchternheit und Scheu, aufeinander zuzugehen.

Im März 2005, ich stand kurz vor einer Deutschklausur, bemerkte ich, daß meine Hand beim Schreiben immer langsamer und schwächer wurde. Ich bin Linkshänder, hatte an den Tagen zuvor viel Tennis gespielt und dachte, es sei vielleicht Überanstrengung. Deshalb verschwieg ich meiner Mutter zunächst die immer schwächer werdende Hand, obwohl ich in der Schule nicht mehr schnell mitschreiben konnte. Doch plötzlich machte auch das linke Bein nicht mehr mit. Der Verlauf der Symptome ging vom Gesicht über die Hand runter zum Bein, also in der gesamten linken Körperhälfte.

In der Klinik entdeckten die Ärzte bei einer Magnetresonanztomographie etwas im Kopf, wußten aber zunächst nicht, worum es sich handelte. Meine Vermutung war ein verschleppter Schnupfen, eine Entzündung der Nasennebenhöhlen, die in mein Hirn wanderte. Aber ehrlich gesagt, drehte während der Wartezeit bis zur Diagnose beinahe meine Phantasie durch, was es sein könne.

Schließlich stellte sich heraus, daß es ein Astrozytom, Grad III, ein Hirntumor, war. Der Tumor war nicht operabel. Für ein besonderes Bestrahlungsverfahren, bei dem kein Gewebe im Hirn geschädigt wird, fuhren wir nun täglich hundert Kilometer nach Heidelberg. Von diesen Apparaten gibt es nur ganz wenige in Deutschland.

Drei Chemotherapien hatte ich zwischen meinem neunten und fünfzehnten Lebensjahr. Jeden Tag die stundenlange Fahrerei für zehn Minuten Bestrahlung. Manchmal war das Gerät defekt, oder ich mußte zwei Stunden warten. Das war zwar alles ärgerlich, aber wichtiger war, daß der Tumor im Kopf nach der Bestrahlung kleiner wurde. Ich muß jetzt alle drei Monate zur Kontrolle, es kann Jahre dauern, bis er schrumpft. Nur größer darf er nicht werden, dann verschlimmern sich die Symptome.

In der Zwischenzeit übe ich mit einem Physiotherapeuten, um meinen Arm und das Bein wieder benutzen zu können. Den Arm kann ich weder zügig noch exakt bewegen, er ist spastisch. Oft halte ich meine linke Hand fest, denn sie krampft zusammen, und das Strecken der Finger empfinde ich als angenehmer. Oft ist sie kälter als die rechte, dann wärme ich sie mit der Berührung. Ich sollte jetzt soviel wie möglich trainieren, nur dann entsteht eine spürbare Verbesserung. Da nicht der ganze Arm taub ist und ich Berührungen spüre, haben die Ärzte Hoffnung auf Besserung. Meine Eltern, Tante und Opa, wirklich jeder sagt jetzt dauernd: »Du mußt trainieren, Felix«, das nervt manchmal ganz schön.

Schnell laufen kann ich noch nicht, das linke Bein schlägt

zurück, es fehlt der Halt. Es ist so, als hätte mein Gehirn die linke Hälfte meines Körpers vergessen. Irgendwie habe ich immer die Hoffnung, wenn ich erwachsen bin, regelt sich das alles wieder. Seit ein paar Tagen gehe ich aber wieder selbst mit Freunden in die Schule und lasse mich nicht mehr fahren. Beim Treppensteigen muß ich mich bei jedem Schritt sehr konzentrieren, um nicht zu fallen. Um Hilfe bitte ich die Kumpels allerdings nie, sie fragen auch selten, wie es mir geht. Krankheiten und Therapie sind kein Thema bei uns. Sie kopieren mir netterweise ihre Mitschriften aus der Schule, denn ich muß jetzt mit rechts schreiben, das geht für mich als Linkshänder nicht so schnell. Manchmal sind mir unsere Treffen fast zu locker, aber ich will ja auch stark wirken, als normaler Junge dastehen. Mädchen spielen noch nicht so eine große Rolle in meinem Leben. Ich kann ja momentan nicht alles mitmachen. Tanzschule zum Beispiel, da präsentieren sie in der Pause alle ihre neuesten Schrittkombinationen, und ich kann mich nicht beteiligen.

Ich denke, ich bin durch meine Krankheit viel realitätsnäher als viele Mitschüler. Ihre Probleme, zum Beispiel der Leistungsdruck vor einer Klausur, erscheint mir im Vergleich zu meinen klein. Einige von ihnen sind in der Pubertät ein richtiger Totalausfall. Rennen nur noch in Schwarz herum oder wechseln alle zwei Wochen die Freundin, das liegt mir alles fern, ich bin viel ernster.

Mir ist es wichtig, den normalen Alltag zu erleben, nicht immer wieder herausgerissen zu werden. Seit acht Jahren werde ich durch den Krebs ständig von den Freunden getrennt, davon habe ich genug.

Während der Therapien und insbesondere dann, wenn es mir schlecht ging, hatte ich Angst davor, nicht wieder gesund zu werden, und ab und zu dachte ich auch ans Sterben oder daran, wie sich der Tod anfühlt. Eine gute Ablenkung bei solchen Gedanken und schlechten Nachrichten sind unsere großen Familienfeiern. Da blödeln wir herum und sind unbeschwert. Vor allem die Späße mit meinem Patenonkel helfen mir sehr, meine Situation zu meistern. Manchmal bringt er mir auch persönliche Autogramme von Stars mit, die mir gute Besserung wünschen, obwohl ich sie gar nicht kenne. Über den Verein Herzenswünsche e.V. habe ich Otto Waalkes getroffen, der mich mit seinen Witzen und einem Ottifanten zum Lachen brachte. Eigentlich hätte ich gerne Michael Schumacher getroffen, aber es hieß, daß sein Management dies leider nicht ermöglichen könne.

Viele sind an meiner Seite, meine Eltern haben mich nie im Stich gelassen. Sie sind über sich hinausgewachsen. Meine Mutter übernachtete während meiner Chemotherapie in Heidelberg oft im Gästehaus. Sie war immer in der Nähe, und das war wichtig für mich. Wenn ich die Ängste meiner Eltern spüre, versuche ich aufzumuntern und sage: »Macht euch keinen Kopf!«

Im März 2006 wurde bei Felix erneut ein Hirntumor festgestellt. Bestrahlung und eine Chemotherapie in Tablettenform bestimmen wieder seinen Alltag. Seit Mitte Mai 2006 geht Felix aber wieder zur Schule.

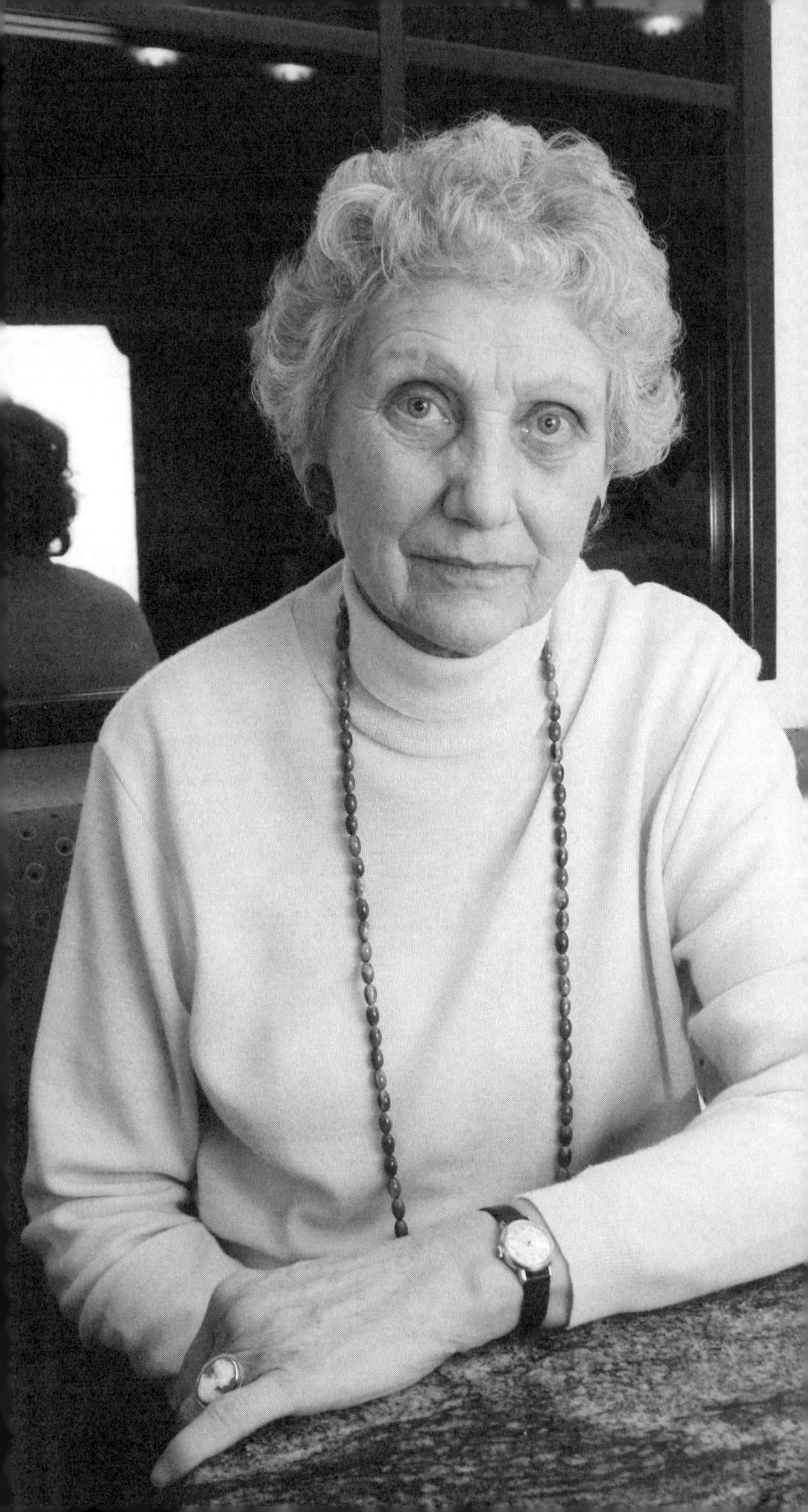

Helga Senger, 78 Jahre, Rentnerin, Eierstockkrebs

Seit zehn Jahren habe ich Krebs, aber ich lebe immer noch. Damals wurde Eierstockkrebs diagnostiziert. Meine Mutter ist 1983 auch an dieser Krebsart gestorben, ich vermute, meine Erkrankung ist genetisch bedingt. Meine Urgroßmutter starb Ende des 19. Jahrhunderts an Bauchwassersucht, wahrscheinlich war es auch Eierstockkrebs. Trotz der familiären Vorgeschichte war ich überrascht, daß es mich erwischt hat. Mein erster Gedanke war, zum Glück erlebt mein Vater das nicht mehr. Er war ein paar Jahre vor meiner Krebsdiagnose gestorben.

Unmittelbar nach dem Befund wurde ich in der Frauenklinik operiert, fünf Stunden lang. Man entfernte die Eierstöcke, und ich ließ auch die Gebärmutter gleich mit herausnehmen. Das hätte ich mit vierzig sicher anders entschieden, denn es beeinflußt die Weiblichkeit und Sexualität. Aber mit achtundsechzig Jahren spielte das für mich keine Rolle mehr. Ich bin glücklich geschieden und lebe ohne Partner.

Ich war immer optimistisch. Doch als ich von einer Statistik hörte, die bei Eierstockkrebs eine Lebenserwartung von dreizehn Monaten voraussagt, erschrak ich schon sehr. Daran hatte ich ein paar Wochen zu knabbern, aber ich wurde wieder zuversichtlich, denn ich merkte, es ging wieder aufwärts.

Das schlimmste war die Chemotherapie danach, alle vier Wochen erhielt ich eine sehr starke Dosis. Damals wurde gerade ein neues Mittel zugelassen, Taxol. Vermutlich hat es mir geholfen, so lange zu überleben. Nach jeder Infusion lag ich ein paar Tage im Bett, dann ging es wieder. Ich erholte mich schnell von der Chemotherapie, weil mein Körper in einer guten Konstitution ist. Ein Vierteljahr später war ich wieder in der Lage, Auto zu fahren. Nach zwei Jahren fühlte ich mich wieder fit, nach fünf Jahren wurde ich aus der Nachsorge entlassen. Ich bin von der ersten Operation an von meinem anthroposophischen Hausarzt begleitend mit Mistel behandelt worden. Mistel verhindert natürlich keinen Krebs, aber es macht die Nebenwirkungen erträglicher.

Sechseinhalb Jahre nach der ersten Diagnose bekam ich Magenschmerzen und ging zum Arzt. Die Magenspiegelung war ohne Befund, es wurde eine Computertomographie gemacht. Anschließend hieß es wieder: Frauenklinik, zweite Operation. Dieser zweite Eingriff war schlimmer als der erste. Die Milz und dreißig Zentimeter des Dickdarms wurden entfernt. Der Tumor hatte sich um den Darm gewickelt.

Dann begann wieder die Chemotherapie. Meine Tochter und meine Enkelkinder hielten mich aufrecht. In der Familie hat man ja immer kleine Aufgaben, das half. Sobald es mir wieder gut ging, packte ich meinen Hund in den Wagen und verreiste. Ich machte sehr schöne Reisen, ich wollte das genießen, solange es mir gut ging.

Zur Rehabilitation war ich in einer anthroposophischen Klinik bei Paderborn. Die Klinik liegt sehr schön, mitten in der Natur. Es wurde nicht nur mit Medikamenten behandelt, sondern auch mit Öl- und Wärmebädern, und es gab das Angebot einer Kunsttherapie. Das war sehr schön, so bin ich auf andere Gedanken gekommen. Es gab Lesungen und Musik, kein Fernsehen. Heileurythmie war gut für die Seele. Die Ernährung war biologisch dynamisch, kein Fleisch, kein Fisch, keine Kartoffeln. Das war für mich ungewöhnlich, aber ich kam gut damit zurecht. Die vier Wochen habe ich sehr genossen.

In der Rehabilitationsklinik stellte man fest, daß einige Lymphknoten vergrößert waren. Das bedeutete wieder Chemotherapie. Diesmal wurde es ambulant gemacht, danach lag ich ein oder zwei Tage zu Hause im Bett, dann ging es wieder.

Nach jeder Infusion waren die Beschwerden anders. Einmal

hatte ich tagelang Knochen- und Gelenkschmerzen. Bei der nächsten Infusion hatte ich mich auf diese Nebenwirkungen eingestellt, aber es kam ganz anders. Man weiß nie, wo die Infusion angreift.

Bei jeder Chemotherapie, also insgesamt dreimal, verlor ich meine Haare. Aber das machte mir nichts aus, es gibt ja wunderbare Perücken, und schon vier Wochen nach der Chemotherapie wachsen die ersten Stoppeln wieder. Nur im Sommer war die Perücke unangenehm.

Jetzt bin ich fünfzehn Monate frei von Metastasen. Die Lymphknoten sind immer noch vergrößert. Sie sitzen hinten an der Aorta, in der Nähe des Rückgrats, dort ist eine Operation zu gefährlich. In einem Monat werden die Tumormarker wieder überprüft, noch eine Computertomographie gemacht. Ich sehe der Sache fatalistisch entgegen. Was soll ich sonst machen?

Nach der ersten Diagnose 1995 war ich sofort aktiv geworden. Ich habe erledigt, was zu tun war, die Überweisung für das Krankenhaus besorgt und vieles mehr. Nach drei Tagen lag ich auf dem Operationstisch und dachte nur: »Da mußt du jetzt durch.« Mit dieser Einstellung lebe ich heute noch. Trübe Gedanken kommen manchmal schon, aber wenn man älter ist, beschäftigt man sich ohnehin häufiger mit dem Tod: Wie wird er mich ereilen? Wo wird man mich finden? Aber dann gehe ich spazieren, in der Natur, die ich liebe, und versuche das nicht hochkommen zu lassen.

Vor vielen Jahren, 1972, nach meiner Scheidung, habe ich eine Psychotherapie gemacht, das hat mir sehr geholfen, und auch die Krankheit konnte ich so besser bewältigen. Ich bin selbstbewußter geworden, mit Dingen, die mir unter die Haut gehen, die mich belasten, kann ich viel besser umgehen. Seit meiner Krebserkrankung bin ich sachlicher geworden, sehe vieles pragmatisch. Ich bin ein sehr beweglicher, mitunter sogar hektischer Mensch. Bei mir muß alles sofort passieren. Ich habe versucht, das abzubauen, das ist mir nicht ganz geglückt.

Ich bin sogar noch nervöser geworden, denn die Chemotherapie greift die Nerven an.

Ich hänge mich nicht gern an jemanden. Mit anderen mitzuleiden habe ich mir völlig abgewöhnt. Deshalb bin ich auch nicht in eine Selbsthilfegruppe gegangen, ich wollte nicht unter Leidensgenossinnen sein. Das hätte mich doppelt belastet. Meine Freundinnen merken, daß ich introvertierter geworden bin. Wenn sie kamen und nicht wußten, wie sie mir helfen sollten, war mir das zuviel. Ich bin ungeduldiger geworden. Wenn andere sich wegen Kleinigkeiten aufregten, dachte ich nur, Kinder, was soll das, es gibt doch Schlimmeres, das kann man doch wegstecken. Ich war vielleicht manchmal auch ungerecht.

Das beste ist, so normal wie möglich behandelt zu werden. Niemand, der diese Erfahrung nicht gemacht hat, kann nachempfinden, wie es einem geht. Andere müssen einfach Verständnis haben. Eine Freundin, die selbst Krebs hatte, konnte am besten nachfühlen, wenn ich mal nicht so konnte.

Ich wünsche mir, daß mein Gesundheitszustand stabil bleibt, daß ich die kleinen Freuden des Lebens noch wahrnehmen kann. Ängste lasse ich nicht zu. Da bin ich ganz eisern. Wenn mal am Abend ein dunkler Moment kommt, schalte ich den Fernseher ein. Nachts weinen oder schlaflos im Bett liegen, das kenne ich nicht. Ich nehme mir dann lieber ein gutes Buch oder stehe auf, mache mir einen Tee, löse Kreuzworträtsel – bis ich wieder müde bin. Ich habe einfach einen großen Lebenswillen. Ich habe mir immer gesagt, Ohren anlegen und durch.

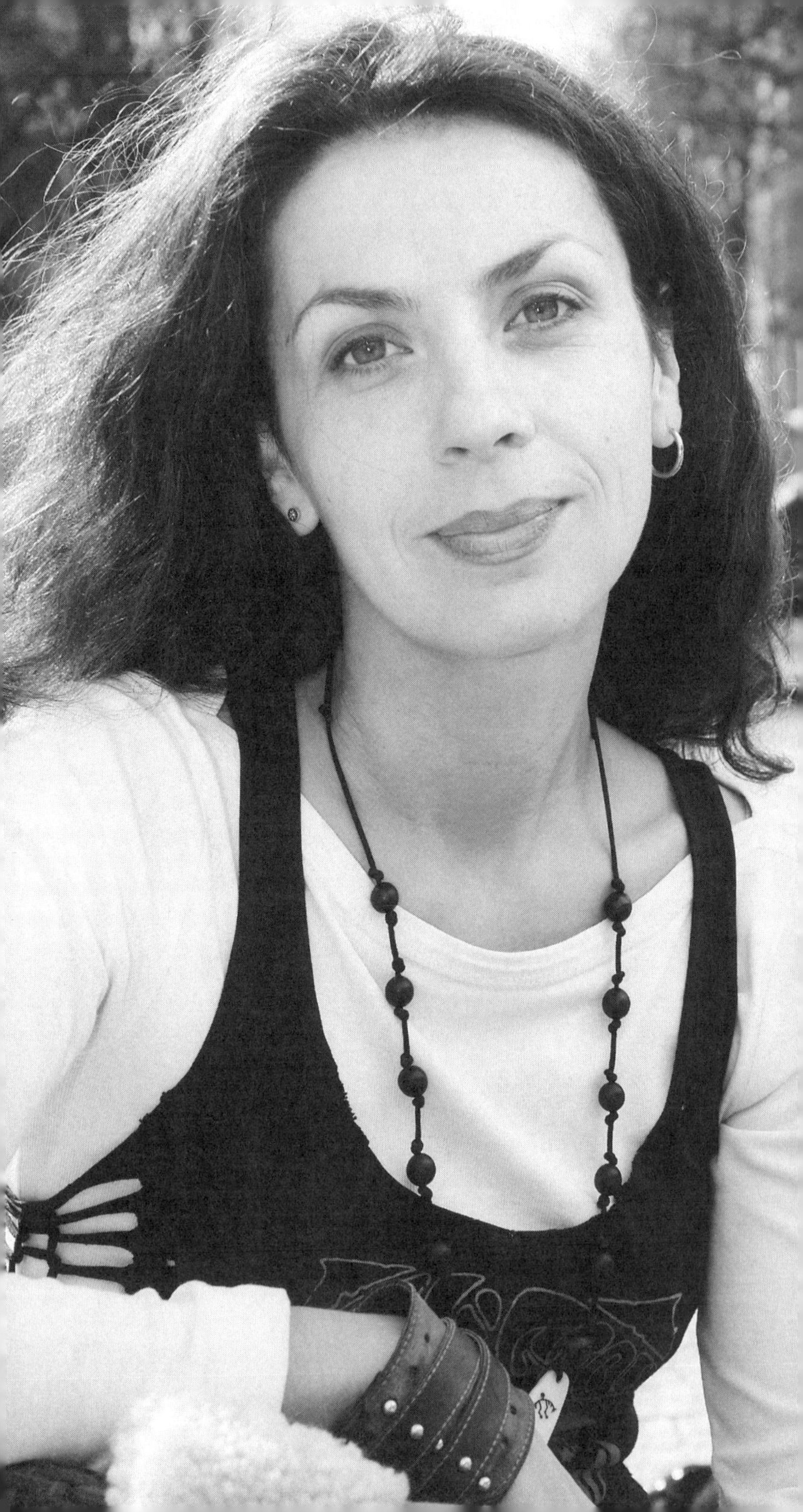

Susanne Evers, 36 Jahre, Schauspielerin, Brustkrebs

An einem schönen Sommertag im September 2001, ich war kurz vor meiner Haustür, klingelte mein Handy. Die Ärztin, die einen Tag vorher eine Stanzbiopsie an meiner rechten Brust gemacht hatte, fragte mich, ob ich das Ergebnis wirklich am Telefon mitgeteilt haben wolle – worum ich sie nach der Untersuchung gebeten hatte – oder ob sie es nicht doch an meine Frauenärztin weiterleiten solle. Da ich noch immer von einem positiven Ergebnis ausging, bejahte ich. Sie sagte mir, daß der Befund leider positiv sei. Im ersten Moment hörte ich nur »positiv« und wertete diese Aussage auch so, bis mich ihr Ton und das »leider« davor stutzig machten. Erst allmählich erschloß sich mir der Sinn, ich hatte Krebs. In mein Bewußtsein allerdings drang diese Tatsache zu diesem Zeitpunkt noch nicht.

Nachdem das Gespräch beendet war, rannte ich atemlos und fast beschwingt, so als würde ich eine Sensation vor mir hertragen, die vier Stockwerke zu meiner Wohnung hinauf. Dann wurde mir schwindelig.

Ich hatte schon etwa drei Jahre zuvor einen Knoten in meiner Brust ertastet, den meine damalige Frauenärztin immer als Zyste diagnostizierte. Erst als diese einmal krank war und ich deshalb zu ihrer Kollegin ging, riet diese mir zu weiteren Untersuchungen. Es wurde eine Mammographie gemacht, deren Ergebnis aber unbefriedigend ausfiel, weil aufgrund meines dichten Gewebes nichts zu erkennen war. Um Gewißheit zu bekommen, riet man mir zur Biopsie.

Schon vier Tage nach der Diagnose ging ich ins Krankenhaus. Ich hatte unglaubliche Angst. Allerdings war meine

Angst vor der Narkose und dem damit einhergehenden Kontrollverlust größer als die Angst vor dem Krebs. Krebs betrachtete ich als »normale« Krankheit, die es eben zu behandeln galt und deren Verlauf ich beeinflussen konnte. Operation und Narkose aber bedeuteten für mich, sämtliche Verantwortung in fremde Hände zu legen. Ich hatte Panik, nie wieder aufzuwachen. Noch kurz vor dem Eingriff spielte ich mit dem Gedanken, einfach abzuhauen. Was mich daran hinderte, war die Möglichkeit, daß durch die Biopsie die Krebszellen begonnen haben könnten, zu streuen. So hatte ich es jedenfalls verstanden, und das hielt mich in der Klinik. Dazu muß ich sagen, daß ich eine großartige Chirurgin hatte, die sich viel Zeit nahm, mir alles zu erklären, und darüber hinaus meinen Galgenhumor, der für mich lebensnotwendig war, teilte. Das entspannte mich ein wenig.

Der Eingriff wurde nach einem neuen Verfahren vorgenommen, bei dem neben dem Tumor nur wenige Lymphknoten in der Region entfernt werden. Diese sogenannten Wächterknoten waren zum Glück nicht befallen, wie ich nach der Operation erfuhr, und auch die Brust war noch da, was ich, nachdem ich aufwachte, erleichtert registrierte. Nach der Operation mußte ich einige Wochen bestrahlt werden, was ich sehr gut vertrug.

Aufgrund neuer Leitlinien, die besagten, daß alle Frauen unter fünfunddreißig Jahren, die an Brustkrebs erkranken, eine Chemotherapie machen sollen, wurde sie auch mir vorgeschlagen. Da dieser Vorschlag sich nicht an meinem Befund orientierte, lehnte ich ab. Allerdings begann ich eine Hormontherapie mit Zoladex und Tamoxifen, die fünf Jahre dauern sollte. Doch schon nach etwa einem dreiviertel Jahr hörte ich damit auf, weil ich der Meinung war, daß die Wirkung in keinerlei Verhältnis zu den Nebenwirkungen stand. Ich hatte extreme Hitzewallungen und starke Knochenschmerzen im Rücken und in den Beinen. Was mich aber in erster Linie dazu bewog, die Therapie abzubrechen, war meine schlechte psychische

Verfassung, die ich damit in Verbindung brachte. Ich war extrem deprimiert, genervt und häufig sehr schnell in Tränen aufgelöst. Zwar war ich zwischendurch auch mal heiter, aber insgesamt vollkommen unausgeglichen und insofern weder ein Vergnügen für mich noch für meine Umwelt. Wäre der Grad meiner Krebserkrankung schlimmer gewesen, hätte ich vielleicht anders gehandelt. So aber galt ich, statistisch gesehen, nach der Operation zu siebzig Prozent als geheilt, alle anderen Therapien zusammen hätten die Heilungschancen nur unwesentlich erhöht.

Schon etwa eine Woche nach der Operation stand ich wieder für die ARD-Serie »Lindenstraße« vor der Kamera. Obwohl mir seitens der Geissendörfer-Filmproduktion, die diese Serie produziert, angeboten wurde, meine Drehtage zu verschieben, wollte ich so schnell wie möglich wieder arbeiten und nicht besonders behandelt werden. Ich fühlte mich ja nicht krank und hatte, bis auf die Tatsache, daß ich den Arm noch nicht wieder richtig bewegen konnte und die Narbe ein bißchen weh tat, keine Schmerzen. Es wäre mir merkwürdig vorgekommen, fast unberechtigt, eine Auszeit in Anspruch zu nehmen für eine Krankheit, die ich gar nicht wirklich merkte. Seltsamerweise hatte ich auch, wenn ich Leuten von meiner Krankheit erzählte, das Gefühl, als würde ich etwas behaupten, was gar nicht stimmt. Vielleicht sprach ich deshalb kaum darüber.

Mag sein, daß das eine Art Verdrängung war, ich weiß es nicht. Ich glaube, die Krankheit war mir sogar ein wenig peinlich, weil ich sofort alle Klischees im Kopf hatte, die damit einhergehen: Wenn jemand Krebs bekommt, dann muß es einen Grund geben, dann stimmt etwas mit der Psyche nicht, dann hat man irgendwas falsch gemacht, heißt es oft. Dieser vermeintliche Rückschluß von der Krankheit auf das Seelenleben eines Menschen ist ebenso falsch wie stigmatisierend. Auch deshalb scheuen sich meiner Meinung nach viele Erkrankte, darüber zu reden. Ich persönlich kenne einige Menschen, gerade unter Prominenten, die mit dieser Krankheit leben und den öffentlichen Umgang damit vermeiden. Der unberechenbare Verlauf des Krebses, die große Unwissenheit der Ärzte, die zum Teil noch immer vorherrscht, machen für viele daraus etwas Unheimliches, das es abzulehnen gilt, solange man nicht selbst betroffen ist. Wenn man dessen vermeintliche Ursachen der Person, die die Krankheit hat, zuschreiben kann, fühlt man sich selbst davor geschützt. Für mich ist das anders, ich glaube an Zufälligkeiten. Ich kann morgen an einer Erkältung sterben oder am Krebs. So wie jeder andere auch. Oder auch noch eine Weile leben.

Neben der Schauspielerei begann ich mein Abitur nachzuholen. Ich wollte Medizin studieren und mehr über die Krankheit wissen, um sie für mich berechenbarer zu machen. Die Regelmäßigkeit der Schule, des Lernens, des Gehaltenseins in einem System tat mir gut, Berechenbarkeit als Ausgleich für das Unberechenbare: Krebs.

Ich wechselte zu einer Gynäkologin, die selbst an Brustkrebs erkrankt war und zusammen mit meiner Operationsärztin, der Radiologin und einigen anderen Ärztinnen in der Initiative »Ärztinnen gegen Brustkrebs« organisiert war, was den Vorteil hatte, daß diese sich untereinander austauschten und ich in diesem Zusammenhang sehr gut betreut war.

Dennoch fühlte ich mich ein bißchen wie aus der Welt hinausgeschubst, wobei ich nicht weiß, ob das an der Krankheit oder an den Therapien lag. Für meine Familie und vor allem für meine Beziehung war ich in dieser Zeit sehr anstrengend. Das war mir auch bewußt, aber irgendwie wollte ich rücksichtslos sein. Ich war ein bißchen wie ein Kind, das testet, wie weit es gehen kann, und dann schaut, ob es immer noch geliebt wird. Andererseits entwickelte ich ein sehr genaues Sensorium, ich empfand die Oberflächlichkeiten des Lebens, die ja eigentlich oft sehr vergnüglich sein können, plötzlich als scheußlich. In Unterhaltungen achtete ich sehr genau darauf, ob man wirklich miteinander sprach oder nur jeder für sich. Dieses Jeder-für-Sich machte mich ungeduldig und ablehnend. Vielleicht brauchte ich das Gefühl, wirklich gesehen zu werden, um die Bestätigung zu bekommen, daß ich noch da war. Das Bewußtsein der Unzerstörbarkeit, das ich vorher hatte, war verlorengegangen, und ich erwartete von den anderen, daß sie mir etwas davon wiedergaben. Das konnte leider niemand für mich tun, aber mit der Zeit und mühsamen Schrittes ging ich wieder ins Leben hinein und stehe jetzt ganz freudig in seiner Mitte. Das Gefühl der Unvergänglichkeit werde ich nie wieder haben, und manchmal finde ich es schade, daß der Zeitpunkt, an dem ich begriff, daß das Leben endlich ist, nicht etwas später kam.

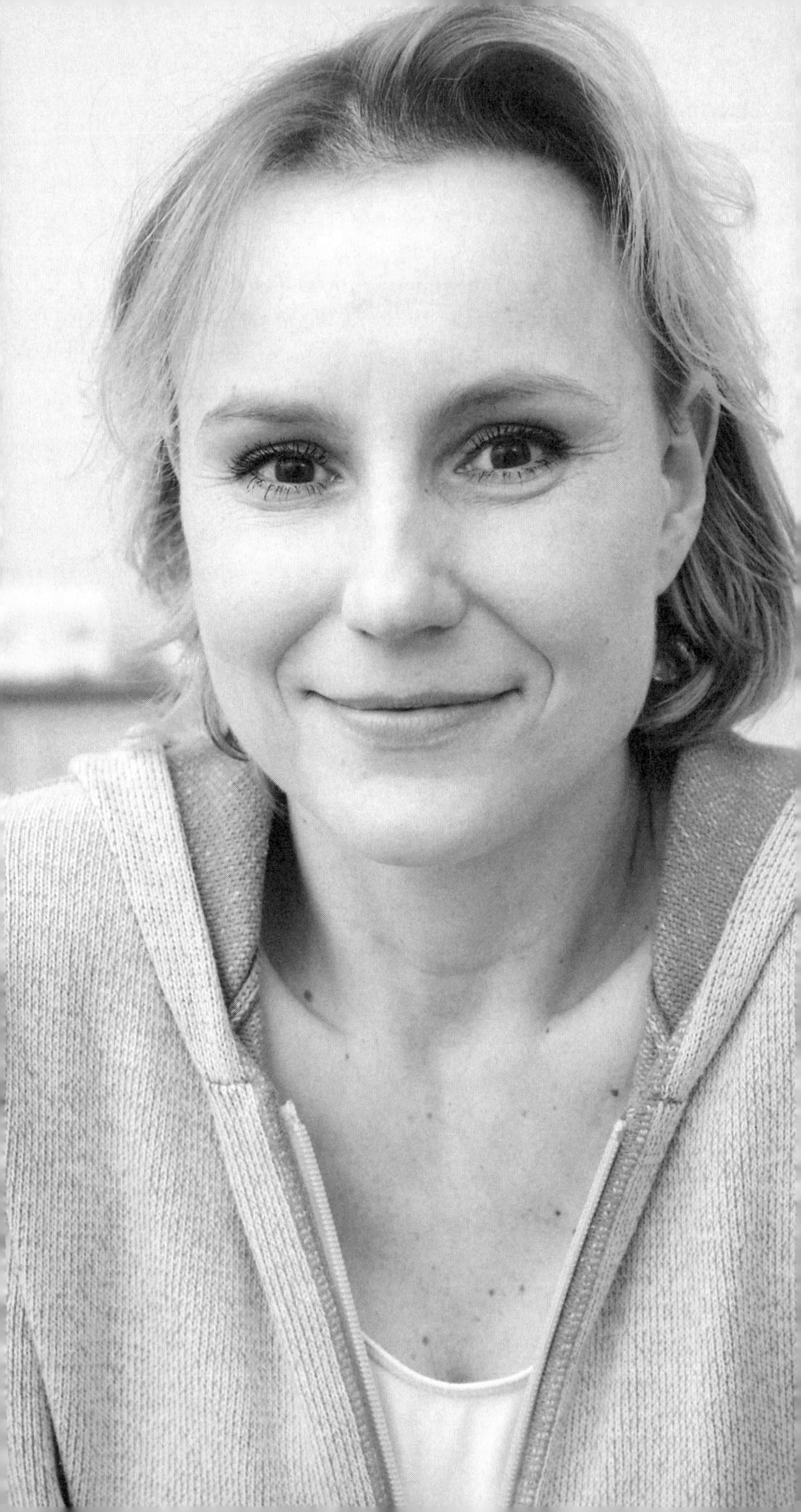

Angela Weber, 32 Jahre, Medizinische Fußpflegerin, Non-Hodgkin-B-Zell-Lymphom

Als ich Krebs bekam, arbeitete ich selbständig in einem eigenen, sehr gut laufenden Beautysalon. Dreißig Termine pro Tag waren für mich normal. Doch plötzlich kam ich morgens nicht mehr aus dem Bett, brauchte sechzehn Stunden Schlaf. Innerhalb von vier Wochen verlor ich jeglichen Antrieb, wurde lust- und freudlos. Ganz entgegen meiner Disziplin sagte ich Buchungen für den frühen Morgen ab und überließ Mitarbeiterinnen die Kundschaft. Ich schob es auf das Wetter und die dunkle Jahreszeit, bis im November 2001 mein Mann eine Schwellung an meinem Hals entdeckte.

Meine Hausärztin schickte mich zum Ultraschall. Im Kernspincenter saßen drei Ärzte ratlos vor meinen Ergebnissen der Weichteil- und Knochenuntersuchungen. Ihre Diagnosen reichten von einer Entzündung bis zu einer Autoimmunerkrankung der Schilddrüse. Ohne klares Ergebnis verließ ich die Praxis und hatte das Gefühl, kein Mensch könne mir helfen. Ich beriet mich mit einem Spezialisten für Hormone und entschied selbst, daß die Schilddrüse entfernt wird. Irgend etwas mußte geschehen, die schnelle Entscheidung war reine Intuition.

Kurz vor Weihnachten wurden mir die Schilddrüse und einige Lymphknoten entfernt, der Schnellschnitt zeigte keinen Krebs in der Schilddrüse an. Ich fuhr also mit einem guten Befund nach Hause. Meine Angst war wie weggeblasen, Sorge bereitete mir nur der volle Terminkalender ab Januar 2002. Deshalb sagte ich einen ursprünglich geplanten Urlaub ab, ich wollte mich über die Feiertage von dem Eingriff erholen. Mein Mann, meine Schwester und ihr Freund fuhren ohne mich.

Am zweiten Weihnachtstag klingelte mein Telefon, der Oberarzt sagte, er habe keine guten Nachrichten, ich solle sofort in die Klinik kommen, am besten mit einem Angehörigen, und keinesfalls allein Auto fahren. Beim pathologischen Befund der Lymphknoten war der Krebs entdeckt worden.

Als ich nach dem halbstündigen Gespräch wieder zu Hause auf der Couch saß, mußte ich an die Worte des Oberarztes denken: »Durch eine klitzekleine Chemotherapie schmelzen die Lymphknoten weg. Machen Sie sich keine Sorgen, Frau Weber.« Ich war mutterseelenallein in der Wohnung und heulte Rotz und Wasser, ich dachte, mein letztes Stündlein hätte geschlagen. Mein Vater, den wir sieben Jahre lang gepflegt hatten, war kurz zuvor nach langer Krankheit gestorben, und in meiner Todesangst sah ich mich schon neben ihm liegen. So sentimental war ich aber nur an diesem ersten Tag der Diagnose. Durch die lange Krankheit meines Vaters konnten meine Mutter und ich sofort auf schlechte Nachrichten reagieren. Meine Mutter übernahm die Termine im Beautysalon, meinen Mann und meine Schwester informierte ich telefonisch und bat sie, ihren Urlaub nicht abzubrechen.

Kurz nach Neujahr begann meine Therapie. Die Organe wurden mit Cortison auf die Behandlung vorbereitet und der Port für die Infusionen gelegt. Als Teilnehmerin einer Studie hatte ich keinen Einfluß auf die Dosierung der Chemotherapie und wurde in die Gruppe der hochdosierten Patienten eingeteilt. Sieben Tage nach der ersten Chemotherapie hatte ich einen kompletten Zusammenbruch. Meine Leukozyten waren durch die Behandlung zerstört worden. Ein gesunder Mensch hat ungefähr zehntausend Leukozyten (weiße Blutkörperchen), ich hatte nur noch einhundertzwanzig. Mein Immunsystem brach vollkommen zusammen, ich war besinnungslos und konnte mich nicht mehr mitteilen.

Eine Freundin brachte mich in die Klinik, wo ich sofort auf die Isolierstation kam. Wenn mich der liebe Gott an diesem Tag zu sich geholt hätte, es wäre mir recht gewesen. Ich dachte, wenn diese Schmerzen während der gesamten Dauer der Chemotherapie anhalten, das halte ich nicht aus. Eine so starke Dosis haben die Ärzte nie wieder angewandt, das hätte ich wohl auch nicht überlebt.

Mein Mann und ich waren zu diesem Zeitpunkt seit acht Jahren verheiratet, wir verstanden uns blind. Sein Kampfgeist und seine Motivationskraft taten mir gut. Gemeinsam standen wir die Chemozyklen durch. Fünf Tage lag ich im Krankenhaus und ging dann nach Hause, drei Wochen später folgte ein neuer Zyklus. Acht Monate lang fuhr mich mein Mann, bevor er zur Arbeit ging, zu meiner Hausärztin bzw. in die Klinik zur Blutabnahme. Nachts, wenn ich auf der Station lag und andere Krebspatienten neben mir starben, rief ich ihn an. Er war sofort zur Stelle und holte mich nach Hause. Alle meine Zimmergenossen starben im Verlauf meiner Chemotherapie.

Aufgrund der aggressiven Dosierung fielen mir die Haare sehr früh und auf einen Schlag aus. Ohne Haare, Wimpern, Augenbrauen, Fuß- und Fingernägel fühlt man sich sehr nackt. Doch die vorbestellte Perücke trug ich nicht ein einziges Mal, und mein Mann rasierte sich aus Solidarität auch eine Glatze. Aber noch schlimmer als den Haarverlust empfand ich die Nebenwirkungen des Cortisons. Ich sah aus wie »Marshmallowman«, im Gesicht und an den Fingern aufgedunsen. Keiner der Ärzte hatte mich über die starken Nebenwirkungen aufgeklärt. Knochenschmerzen, ein Magendurchbruch und eine Gürtelrose waren weitere Begleiterscheinungen der Chemotherapie. Ich brauchte Blutinfusionen, gegen die ich mich aus Angst vor HIV lange wehrte, aber meine Hämoglobinwerte waren zu stark gesunken und riefen Magenblutungen hervor. In diesem Zeitraum war ich förmlich abhängig von Schmerzmitteln, die mich in einen relaxten Dauerzustand versetzten.

Insgesamt sechs Monate lang lag ich im Bett. Danach mußte ich das Gehen neu lernen, denn die Muskeln waren erschlafft, und die Achillessehne hatte sich verkürzt. Mein Mann mußte mich die Treppen in den dritten Stock hinauftragen, ich hatte kaum noch Sauerstoff im Blut. Jeder Luftzug bedeutete Infektionsgefahr. In der Wohnung trugen wir immer Mundschutz und schliefen in getrennten Zimmern. Ich wagte mich kaum noch vor die Tür, denn durch meine Arbeit kannte mich die gesamte Nachbarschaft, die vielen Begegnungen, die Fragen wären eine zu große Belastung für mich gewesen. Nur meine engste Familie und zwei Freundinnen durften mich so aufgeschwemmt sehen. Nachts, wenn niemand auf der Straße war, verließ ich kurz das Haus, um frische Luft zu schnappen. Dabei war ich so schwach, daß ich mich an den Hauswänden abstützen mußte.

Nach der Chemotherapie fuhr ich in unser Ferienhaus nach Kroatien, dort ließ ich mir die Haare wachsen und setzte mich ohne Rücksprache mit meinem Arzt auf einen kalten Entzug meines Schmerzmittels. Gleichzeitig begann ich mit der verordneten Hormontherapie, die mich in einen Zustand der künstlichen Wechseljahre versetzte und aus mir einen anderen Menschen machte. Ich wurde aggressiv, provozierend und war für meine Familie kaum noch zu ertragen. Sie hatten alles Menschenmögliche für mich getan, und ich verletzte sie dennoch bewußt. Meine Schwester hatte Angst vor mir. Meine Mutter wurde der Prellbock für alles. Ich suchte einen Schuldigen, wollte Dampf ablassen, die Menschen, die mir am nächsten waren, mußten dafür herhalten. Am Muttertag ging ich mit der Familie zum Kaffeetrinken. Ich schwitzte so stark, daß der Schweiß mir in die Augen tropfte und weiter bis zum Mund lief. Alle erwarteten gute Laune von mir. Ich hingegen rastete ein weiteres Mal aus. Danach setzte ich das Hormonpräparat ohne Rücksprache mit dem Arzt ab.

Obwohl dies eine wirklich schwere Zeit war, hat sich meine Sicht auf die Welt nach der Krebserkrankung nicht verändert. Die Bäume sind für mich nicht grüner und das Leben nicht schöner. Ich brauchte den Krebs nicht als Lebensschule, etwas, was man sonst ja häufig hört. Im Gegenteil, ich bin heute psychisch weniger belastbar, ängstlicher, traue mir weniger zu.

Wenn ich nur einen Arztkittel sehe, fange ich an zu weinen. An den Fingerkuppen und Zehen ist ein pelziges Gefühl geblieben, wegen des Kalziumverlustes mußte ich mein gesamtes Gebiß erneuern lassen. Die Krebsdiagnose hat mich aus meinem bisherigen Leben gerissen. Es verunsichert mich, daß alles endlich ist. Mir fehlt die Sicherheit, die mir früher nur mein Vater geben konnte. Nachdem er starb, so schien es mir, ging plötzlich alles schief.

Mein Mann wurde unmittelbar nach meiner Chemotherapie arbeitslos, ich hatte den Kosmetiksalon in der Zwischenzeit verkauft, und unsere Beziehung war einer großen Belastung ausgesetzt. Vierundzwanzig Stunden, Tag und Nacht, zusammen zu sein, das hält niemand aus. Ich brauchte eine räumliche Veränderung und buchte einen dreimonatigen Sprachkurs in Kanada. Mein Mann machte sich in dieser Zeit selbständig, und als ich ein Vierteljahr später sehr optimistisch wieder zurückkam, begannen wir mit der Familienplanung.

Die Ärzte schätzten unsere Chance auf Nachwuchs gering ein, denn meine Periode war durch die Hormonbehandlung noch immer durcheinander. Auch war klar, daß ich bei einem Rückfall eine Knochenmarkspende bräuchte, denn die Chemotherapie würde nicht ausreichen. Als ich dann schwanger war, konnte ich zunächst gar nicht glauben, daß wir wirklich Eltern würden. Inzwischen ist unser Sohn ein Jahr alt. Glück, Zufriedenheit und ein Kind habe ich, Gesundheit wünsche ich mir und all meinen Lieben.

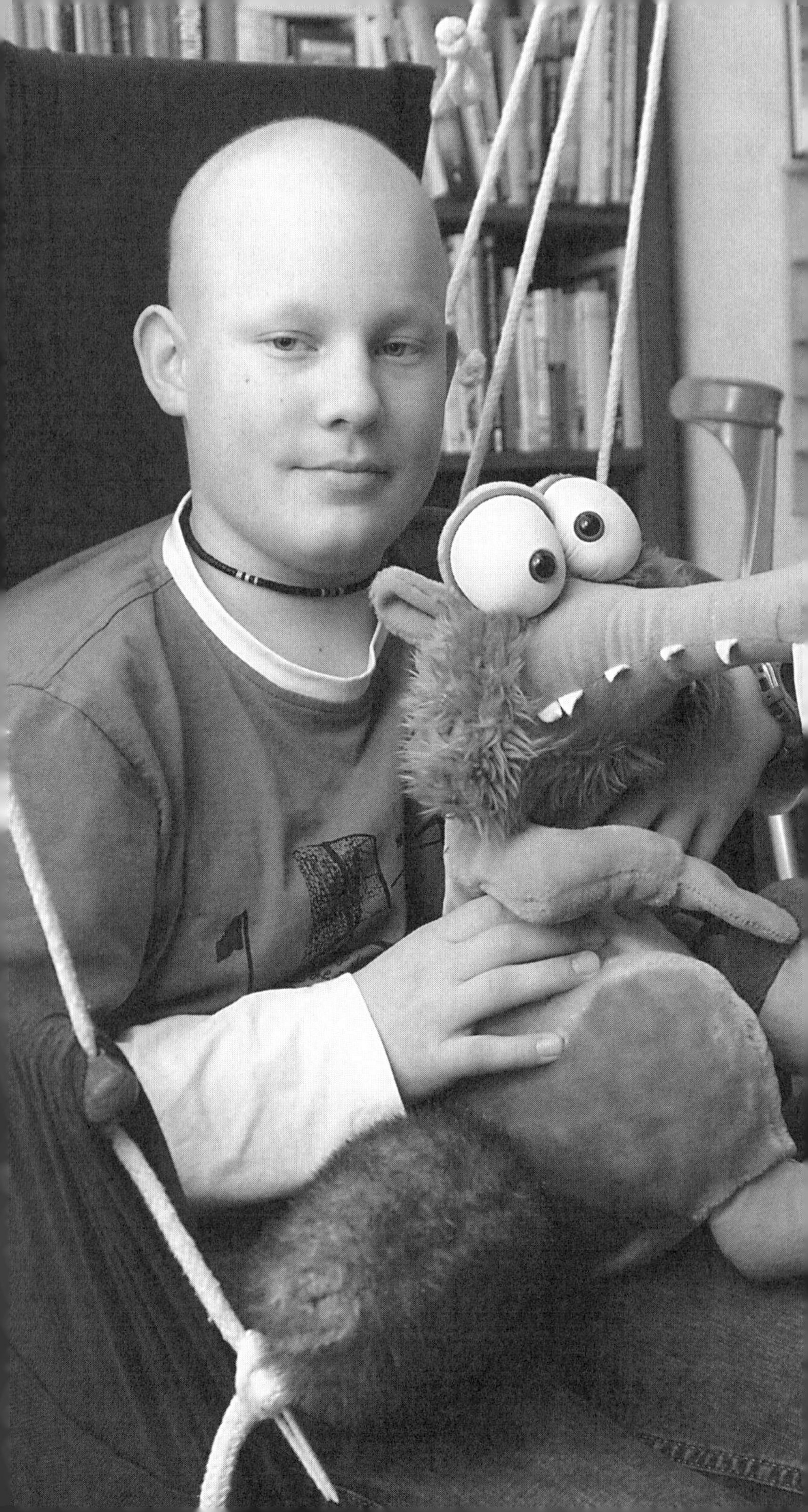

Benedikt, 13 Jahre, Schüler, Knochenkrebs

Ob ich jemals wieder in ein Schwimmbad gehe, weiß ich noch nicht. Ich habe an beiden Unterschenkeln lange Narben. Am rechten Unterschenkel hatte ich einen Tumor, dort wurde ein Stück des anderen Beins eingesetzt. Es wird mit Schrauben und Platten gehalten. In der Rehabilitation ging ich zwar schwimmen, aber da waren ja auch andere Betroffene. Wie das unter »Normalen« sein wird, weiß ich noch nicht.

Die Krebsdiagnose erhielt ich 2004. Ich hatte eine Schwellung am Bein, die ich meinen Eltern zeigte. Das Ergebnis beim Arzt lautete: bösartiger Tumor, Knochenkrebs.

Im ersten Moment war ich vollkommen geschockt. Ich hatte Angst vor Einschränkungen, keinen Sport mehr treiben zu können. Ich war ein leidenschaftlicher Fußball- und Tennisspieler. Mit dem Krebs verband ich die Vorstellung von einer schlimmen Krankheit, an der man sterben kann. Man sagte mir aber, daß er in meinem Falle heilbar sei, deshalb hatte ich keine Angst vor dem Tod.

Ich hatte zwar kaum das Bedürfnis, über meine Krankheit zu sprechen, denn ich rede generell wenig über Probleme. Trotzdem war ich froh, wenn ich Besuch bekam und nicht so allein war. Freunde aus dem Dorf und aus dem Fußballverein kamen, auch mein Trainer war einige Male da. Das war schon sehr wichtig. Besonders meine Familie, meine Eltern, meine Schwester und meine Oma, waren für mich da. Sie haben mich abgelenkt, Ausflüge mit mir gemacht und Spiele gespielt. Dann mußte ich nicht so viel darüber nachdenken, daß ich jetzt nicht mehr Fußball spielen konnte. Ich war nie allein, es war immer jemand zum Trösten da. Man kann das auch gar nicht allein bewältigen, man braucht Hilfe. In so einer Situation merkt man, wie wichtig die Familie ist. Sonst denkt man darüber nicht so nach.

Unterstützung bekam ich auch von meinen Lehrern, einige kamen regelmäßig nachmittags in ihrer Freizeit, um mir Hausunterricht zu geben. Das hat mir sehr viel bedeutet, und deshalb muß ich die Klasse auch nicht wiederholen. Letzte Woche war ich zum ersten Mal wieder in der Schule. Davor hatte ich ein bißchen Angst, ich dachte, ich würde jetzt nicht mehr Teil der Gemeinschaft sein und die Mitschüler würden sich irgendwie komisch verhalten, weil ich ja ein Jahr lang weg gewesen bin. Aber dem war nicht so. Alle haben mit mir geredet. Ich wollte unbedingt in dieser Klasse bleiben, weil ich dort alle kenne und damit es keine Mißverständnisse gibt. Keiner sollte denken, er dürfte sich mir nicht nähern, weil Krebs ansteckend sei. Ich will einfach Benedikt sein, nichts erklären müssen und auch nicht nach der Krankheit gefragt werden.

Überhaupt hatte ich mir das mit dem Krebs und was damit zusammenhängt anstrengender vorgestellt. Am Anfang war ich schon traurig und dachte, wieso ich? Aber das ist ja Quatsch. Besonders schlimm war es für meine Eltern. Die erste große Operation dauerte von morgens neun bis abends zehn Uhr, dreizehn Stunden lang. Danach hatte ich zwei Wochen immer wieder Schmerzen. Von der Chemotherapie wurde mir übel, und ich bekam starke Schleimhautentzündungen im Mund. Daß mir die Haare ausfielen, hat mich nicht so sehr gestört. Eines Tages fuhr ich mir mit den Fingern über den Kopf und hatte ein ganzes Haarbüschel in der Hand. Wenn ich rausgehe, trage ich Tücher oder eine Mütze. Und die Haare wachsen ja auch langsam wieder.

Geholfen hat es mir, meine zwei Kuscheltiere zu haben, einen Hasen und eine Art Eichhörnchen. Hasi hatte ich schon lange, den habe ich zur Taufe von einer Freundin meiner Mutter bekommen. Leider habe ich ihn in der Klinik verloren. Es war ein türkisfarbener Hase, circa dreißig Zentimeter lang und voller Anhänger, eine Art Glücksbringer. Es war schlimm für mich, als er weg war, darüber bin ich immer noch traurig. Es ist schön, so ein Kuscheltier zu haben, man hat das Gefühl, daß immer jemand da ist.

Ich will das alles jetzt abschließen. So etwas kann zwar immer wieder passieren, aber ich gehe nicht davon aus. Von einigem muß ich mich jetzt verabschieden, Fußballspielen zum Beispiel – das geht nicht mehr so gut. Das ist schade, aber mit Spezialschuhen, die eine Abrollhilfe haben, funktioniert es einigermaßen. Das Sprunggelenk bleibt versteift. Eigentlich gibt es nicht viel, was ich überhaupt nicht mehr kann. Und vielleicht gehe ich irgendwann auch wieder ins Schwimmbad.

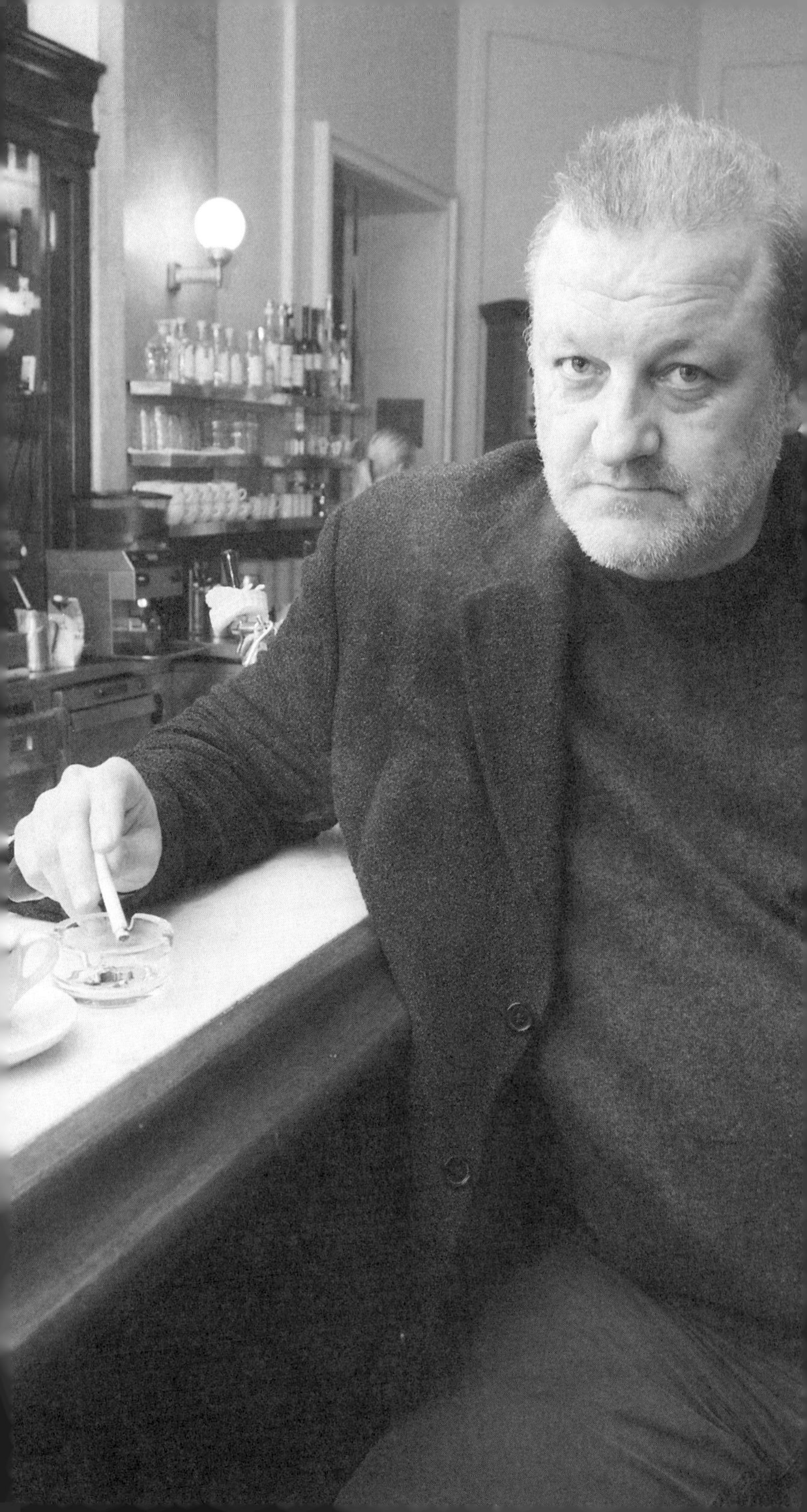

Leonard Lansink, 50 Jahre, Schauspieler, Lymphknotenkrebs

Das erste, was mir Kollegen nach meiner Krebsdiagnose sagten, war, daß der Regisseur Siggi Rothemund auch Krebs habe und jetzt schon wieder drehe. Das war sehr beruhigend zu hören. Bei Krebs denkt man ja zuerst immer gleich an den Tod.

Es begann mit einer Verdickung unter der Haut am Hals, die nach vierzehn Tagen auf Taubeneigröße angewachsen war. Natürlich war ich beunruhigt wegen dieses schnell wuchernden »Dings«, meine Assoziation war aber nicht gleich Krebs, sondern eher eine Verdickung des Lymphknotens. Bei Dreharbeiten sprachen mich Kollegen auf diesen »Knubbel am Hals« an und meinten, ich solle mal zum Arzt gehen. Ich bin nicht der Typ, der Vorsorgeuntersuchungen macht. Darin bin ich sicher ein schlechtes Vorbild, es ist meine persönliche Nachlässigkeit, wie es auch meine persönliche Nachlässigkeit ist, zuviel Wodka zu trinken.

Ich ging also zu einem HNO-Arzt, der einen abnormen Prozeß in der Nähe der Stimmbänder feststellte. Mein erster Gedanke war, das ist aber bitter, schließlich bin ich Schauspieler und kein Pantomime. Aber von Krebs war auch da noch nicht die Rede. Für so eine Verdickung im Hals kann es ja auch eine ganz einfache Erklärung geben, zum Beispiel eine harmlose Zyste, raus damit und vergessen. Weihnachten 1997 wurde operiert. Nachdem der Pathologe das Gewebe untersucht hatte, war klar, es ist doch Krebs – Non-Hodgkin, malignes Lymphom.

Ich vertraute mich als erstes meiner Agentin an. Ihr damaliger Mann war Pharmakologe und sagte: »Krebs hat mit Sterben erst mal nichts zu tun.« Das beruhigte mich natürlich. Es gibt Statistiken bei Non-Hodgkin, eins zu vier bei Lymphproblemen, oder zwanzig zu achtzig.

Angst hatte ich nicht, ich dachte eher, zum Glück ist es kein Lungenkrebs, denn auch damals rauchte ich schon sehr viel. Als Pragmatiker reagierte ich nicht sehr emotional auf meine Diagnose. Nach dem ersten Arztbesuch hatte ich ja vier Wochen Zeit gehabt, mich mit der Möglichkeit vertraut zu machen, daß es doch bösartig sein könnte. Deshalb war ich nicht besonders betroffen. Ich sehe es eher so, man hat mehrere Türchen im Adventskalender und macht halt die falsche auf. Ich habe mir nie die Frage gestellt, warum ausgerechnet ich, ich sehe das eher mathematisch. Jeder denkt: Wieso ich? Aber Mathematiker würden fragen: Wer denn sonst? Die Frage, die ich mir gestellt habe, war: Habe ich genug gelebt? Das ist jetzt acht Jahre her, da war ich zweiundvierzig und konnte diese Frage klar mit nein beantworten.

Deswegen bin ich da einfach so durchmarschiert. Das bedeutete nach der OP erst mal Chemotherapie – sechs Durchgänge. Das war wirklich bitter, aber ich mußte da durch. Beim sechsten Mal stand ich vor der Tür des Internisten und wollte da nicht rein, so entsetzlich schlecht fühlte ich mich. Man fühlt sich durch und durch hölzern, vom Oberschenkel an aufwärts. Ich konnte zwar die Arme und Beine bewegen und auch den Kopf gebrauchen, aber es ist alles so tot. So hat es sich für mich angefühlt. Ich hatte das Gefühl, ich rieche schlecht, als würde die rote Flüssigkeit alles wegätzen. Schrecklich. Vom Cortison war mein Gesicht völlig aufgedunsen – Haare hatte ich natürlich auch keine mehr.

Kurz vor dem Krebsbefund hatte ich mich von meiner Freundin getrennt, mit der ich bis dahin in London lebte. Ich war ihretwegen dort hingezogen. Nun mußte ich mir etwas Neues suchen. Aber wenn man im Krankhaus liegt, ist ein Umzug nicht so leicht zu organisieren. Vor Beginn der Chemo zog ich deshalb zu meinem Freund, dem Schauspieler Klaus J. Behrendt, der mit seiner Lebensgefährtin eine relativ große

Wohnung hatte. Er schenkte mir gleich so eine Kappe mit einer Haarwuchsmittelreklame, und die habe ich auch brav getragen. Wenn sie mal länger Besuch hatten, zog ich zu einer anderen guten Freundin, Andrea Sawatzki. Diese WG-Situationen waren das beste für mich während der Chemotherapie. Meine Freunde waren rührend um mich besorgt, und ich fühlte mich gut aufgehoben. Sie waren eine Art Ersatzfamilie, denn ich habe keine eigene Familie. Meine Mutter hat mich gleich nach der Geburt zur Adoption freigegeben, und meinen Vater kenne ich nicht. Inzwischen bin ich meiner Mutter ein paarmal begegnet, aber das ist natürlich keine enge Beziehung.

Es gab einige Menschen, die in dieser Zeit nett zu mir waren. Meine Cousine kümmerte sich zum Beispiel sehr um mich. Sie war damals noch sehr jung, und ich fand ihre Sorge rührend. Sie war ängstlicher als ich selbst. Oft ist es ja so, daß man die anderen trösten muß und ihnen sagen, sie sollten es nicht so tragisch nehmen.

Auch Til Schweiger war nett. Wir hatten vor der Diagnose »Knockin' on Heavens Door« gedreht. Bei der Premierenfeier, die in Essen stattfand, hatte ich schon keine Haare mehr. Die Kollegen vermuteten erst, ich hätte mir den Kopf für eine Filmrolle rasiert, aber als ich sagte, daß ich eine Chemotherapie mache, wurden sie ganz blaß und schwiegen. Keiner fragte nach, ob das auch wirklich stimme, sie wollten einfach nicht mehr wissen. Es gibt große Berührungsängste, und Krebs wird oft mit einer ansteckenden Krankheit verwechselt. Til Schweiger hat mir dann aber ein paar Tage später einen sehr rührenden Brief geschrieben und mir Hilfe angeboten, hat nachgefragt, ob ich Ärzte oder Geld brauchen würde. Aber ich war ja gut versorgt.

Schon während der Chemo begann ich auch wieder zu drehen – eine weitere Folge von »Ein starkes Team« –, und das tat mir enorm gut. »Ach, Leonard, Haare oder nicht, Käppi auf den Kopf und weiterspielen«, motivierten mich die Kollegen dort. Ich fiel in ein Netz, von dem ich sicher war, daß es hält.

Man kümmerte sich um mich, aber auch nicht zuviel. Das hätte ich nicht ertragen. Mitleid wollte ich nicht. Ich laufe immer eher mit angezogener Handbremse durchs Leben. Ich bin einfach kein Mensch, der sich gern gehenläßt.

Ich war glücklich darüber, daß den Kollegen von Regie, Produktion und Redaktion mein Äußeres egal war, daß es einfach weiterging. Es war zwar kein Spaß für mich zu drehen, weil ich mich sehr schlecht fühlte, so seifig irgendwie, und sich meine Aufmerksamkeit zu diesem Zeitpunkt vor allem auf meinen Zustand richtete. Trotzdem hat es mir sehr geholfen, zu arbeiten und einen normalen Alltag zu haben. Ich war abgelenkt und hing nicht mehr nur meinen Gedanken nach. Man ist dann einfach wieder normal, es klebt einem nicht immer das Etikett Chemo oder Lymphknotenkrebs auf der Stirn. Für manches aber hatte ich auch nicht genug Kraft, zu Filmpartys oder ähnlichem bin ich nicht mehr gegangen.

Nach der Chemotherapie wurde ich bestrahlt. Die Haare wuchsen wieder, und wir haben den ersten »Wilsberg« gedreht. Beruflich hatte ich so kaum einen Einschnitt. Ein halbes Jahr konnte ich nicht viel tun, aber dann ging es wieder los. Und das war auch sehr gut so. Mitleid wollte ich ja auf keinen Fall. Es gab Leute, die mir stumm die Hand auf den Oberarm legten und die Augen niederschlugen, als wäre das der letzte Abschied, furchtbar. Da werde ich lieber in Ruhe gelassen.

Insgesamt glaube ich, daß Krebs immer noch ein Tabuthema ist. Es gab einige Kollegen, sehr viel berühmtere als ich, die meinten: »Leonard, ich auch, aber sag es keinem.« Ich verstehe das gut, weil man gerade in diesem Gewerbe schnell als verbrannt gilt, oder man wird mit solch einer Diagnose durch die Yellow Press gezerrt. Da ist man lieber still und wird nicht auf seine Krankheit reduziert.

Das ist auch der Grund, warum ich an diesem Buchprojekt teilnehme, obwohl ich eigentlich nicht besonders mitteilsam bin. Aber zu vermitteln, daß Krebs nicht tödlich verlaufen muß, finde ich wichtig. Es ist für Betroffene sicher gut zu wissen, daß es Hoffnung gibt, vielleicht denken sie, wenn der Lansink das kann, dann schaffe ich das auch.

Als ich in Münster »Wilsberg« drehte, fragte mich die Krebsberatungsstelle dort, ob ich bereit sei, mich für sie zu engagieren. Komischerweise wußten die gar nicht, daß ich auch betroffen war, hatten aber genau den Richtigen erwischt. Ich sagte ja. Die Krebsberatung Münster hat sehr wenig Geld und kann jede Unterstützung gut brauchen. Die Arbeit dafür nehme ich sehr ernst, bin dann sicher zwei Wochen da und mache zum Beispiel Veranstaltungen in Schulen. Ich tue das gern, weil ich noch genau weiß, wie wichtig es für mich war, solche Leuchttürme in der Ferne zu haben, daß ich damals glücklich war, von anderen zu hören, die überlebt haben, daß sie weiter arbeiten konnten. Wenn ich da mit Menschen spreche, sehe ich immer wieder, daß es für viele sehr wichtig ist, so einen Anlaufpunkt zu haben. Wenn man beim Internisten mit der Krebsdiagnose rausgeht, ist man allein. Der psychosoziale Bereich endet meist an der Tür des Kassenarztes. Und wenn man sich eine Mutter mit drei Kindern vorstellt, die erfährt, daß sie Brustkrebs hat, kann es schon passieren, daß die Familie auch nicht unbedingt ein Halt ist. Diese Frau braucht dann Hilfe, und die Familie ist oft überfordert. Da leisten die Leute von der Krebsberatung großartige Arbeit, sie kümmern sich blendend, denn viele brauchen die Unterstützung, um aufgefangen zu werden.

Mir hat geholfen, daß sich nach der Chemotherapie ein junges Mädchen in mich verliebte. Liebe zu empfinden, wenn man so verletzt ist, tut sehr gut. Die Beziehung zu meinem Körper war während der Chemotherapie nicht gut, man mag sich dann einfach nicht. Für die Bestrahlung hatte ich eine Art Zielscheibe auf die Brust gemalt bekommen, aber das hat sie nicht gestört. Ich habe dieses Liebesverhältnis sehr genossen, bin weicher geworden, konnte wieder etwas spüren.

Mein Rat nach einer solchen Diagnose lautet, unbedingt weiterleben, normal weiterleben, ausgehen, auch mal Witze erzählen. Mein Lieblingswitz ist zum Beispiel: Kommt ein Mann in einen Zigarettenladen und bekommt eine Schachtel, auf der steht, »Rauchen macht impotent«, gibt sie zurück und meint, »ach, geben Sie mir doch lieber die mit dem Krebs ...«

Mir hilft so etwas, Sarkasmus und Galgenhumor. Sonst habe ich kein Rezept. Ich fand es einfach sehr nützlich, daß viele Menschen in meiner Umgebung so normal reagiert haben. Ich hätte es nicht ertragen, in Watte gepackt zu werden. Man soll Menschen nicht auf ihre Krankheit reduzieren, sondern die Dinge an ihnen genießen, die gut sind. Ich bin nach wie vor ausgegangen, habe in meiner Lieblingsbar Whisky getrunken. Alkohol ist während einer Chemotherapie ja nicht verboten, Rauchen schon. Sich nicht verkriechen ist wichtig. Mein Motto in dieser Zeit war, nicht aufhören zu leben, nicht vor dem Sterben schon tot sein.

Ich hatte einen alten Bekannten, einen Filmproduzenten, der wachte eines Morgens in Spanien auf, und sein Kopf war doppelt so groß wie sonst. Er flog sofort nach Hamburg, es wurde Lungenkrebs diagnostiziert. Auf die Schulmedizin ließ er sich nicht ein. Die letzten Tage und Wochen verbrachte er bei einem Wunderheiler am Bodensee. Ich wäre statt dessen lieber in die Südsee geflogen, um zu sterben, wie Jacques Brel es getan hat. Das wäre mein Lieblingstod gewesen – Südsee, Sonne auf dem Bauch, aber bloß kein Wunderheiler vom Bodensee.

Einen Therapeuten wollte ich ebenfalls nicht aufsuchen. Ich hatte auch eigentlich keine großen Nöte. Würde ich die Leute, die mich in der Zeit erlebt haben, fragen, ob ich anders war, würden einige wohl sagen, ich sei ein noch größeres Arschloch gewesen als sonst. Ich glaube schon, daß manche einiges einstecken mußten. Man schlägt so um sich. Ich spürte eine Art Zeitdruck, hatte die Idee, daß ich jetzt vielleicht doch nicht siebzig werde und keine Zeit mehr habe, alles nett zu sagen. Ich hatte das Gefühl, schneller auf den Punkt kommen zu müssen, und wurde dann durchaus mal harsch. Ich bin ungeduldiger mit Leuten geworden, die mir die Zeit stehlen, die mir auf die Nerven gehen, aber geduldiger und freundlicher mit denen, die es verdient haben.

Im Prinzip bin ich optimistisch, heute glaube ich wieder, daß ich siebzig werde, aber eine kleine Befürchtung bleibt. Für mich ist es wie ein Rechenbeispiel. Stellt man fünf Leute mit Lymphknotenkrebs nebeneinander, ist einer dran. Man weiß halt nicht, wer. Achtzig zu zwanzig klingt besser, jeder fünfte klingt weniger bitter. Bei mir war es eine glückliche Fügung, daß es sichtbar war. Wäre es erst später entdeckt worden, hätte ich wohl weniger Chancen gehabt. Ich habe keine Angst vor der Zukunft.

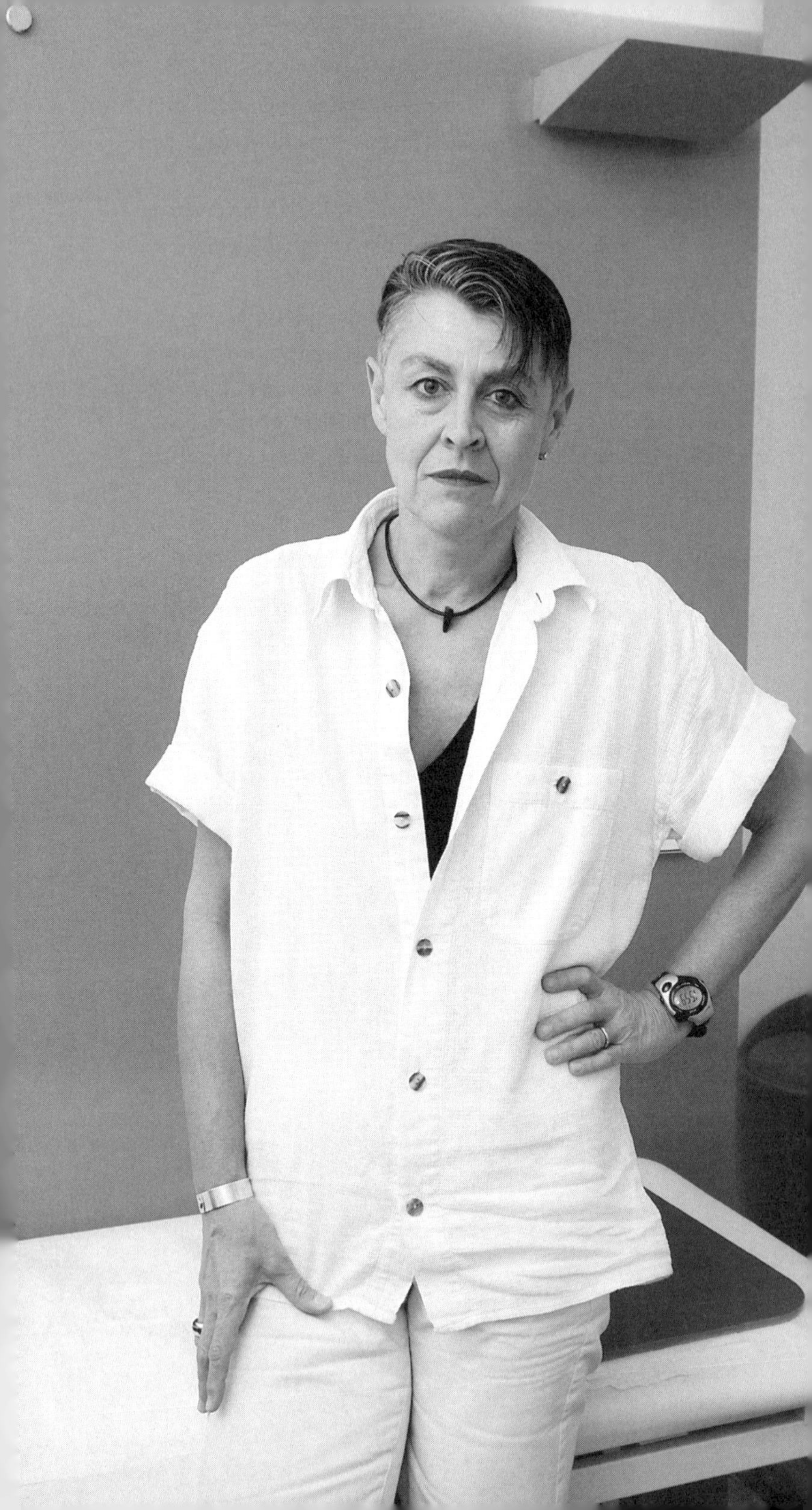

Annegret Bayerl, 50 Jahre, Gynäkologin, Brustkrebs

Ich wollte immer Frauenärztin werden, deshalb habe ich überhaupt Medizin studiert. Ich bin Frauenärztin aus Berufung. Im November 1992 stellte ich selbst die Verdachts-Diagnose Brustkrebs. Wie achtzig Prozent der Frauen ertastete ich meinen Knoten selbst und ging sofort zur Mammographie. Dort jedoch wurde der Knoten zunächst gar nicht gesehen, und ich mußte mir anhören, ich solle mich beruhigen, da wäre nichts. Ich wollte mich aber nicht beruhigen. Anschließend ließ ich die Brust zweimal mit der Feinnadel biopsieren, doch auch hier war das Ergebnis negativ. Also kein Brustkrebs! Ich wurde mit meiner Selbstdiagnose einfach nicht ernst genommen.

Ende März 1993 war ich in Venedig zum Karneval und hatte eine Eingebung: Ich sagte mir, wenn du wieder zu Hause bist, läßt du dir den Knoten herausnehmen. Er war sehr gut tastbar, und eine befreundete plastische Chirurgin entfernte ihn mir in örtlicher Betäubung. Dann folgte noch am selben Tag der Anruf mit der Aufforderung: »Kommen Sie heute abend noch in die Sprechstunde.« Da war mir klar, meine Diagnose war richtig, aggressiver Brustkrebs.

Ich bin die erste in der Familie mit Brustkrebs. Mein Vater starb mit einundfünfzig Jahren an Darmkrebs, daher habe ich diese furchtbare Angst vor Ungewißheit, Schmerzen und davor, allein zu sein. Ich hatte Todesangst, doch paradoxerweise war ich nach der Diagnose beruhigt, vielleicht, weil nun diese Ungewißheit vorbei war. Ich suchte mir selbst einen Chirurgen in Hamburg und vereinbarte einen Operationstermin. Ich schloß für zwei Wochen meine Praxis, ohne den Grund dafür zu verschweigen. Es war mir wichtig, offen mit den Patientinnen über meinen Brustkrebs zu sprechen, die Krankheit nicht zu tabuisieren. Die Patientinnen nahmen wirklich Anteil, das tat mir gut, denn es war kein Mitleid.

Trotzdem war die Zeit bis zur Operation sehr schwierig für mich, ich fragte mich immer nur, wie schaffe ich es, diese zehn Tage zu überstehen. Ich brauchte Menschen, die mit mir gemeinsam die Zeit zwischen Diagnose und Operation füllten. Ich lud Freundinnen ein, die Spielabende organisierten, für alle kochten und extra für mich eine große Party veranstalteten. Meine größte Angst war, Metastasen zu haben, daran zu sterben und mit niemandem darüber »Klartext« reden zu können.

Vor der Operation gab es eine enttäuschende Diskussion mit dem Arzt, denn ich wollte eine Brustamputation. Ich hatte zu meinem Busen immer ein etwas verqueres Verhältnis. Ich mochte ihn als Jugendliche nicht, weil er so klein war, ich hatte kein erotisches Gefühl zu ihm, und ich mochte es auch nie, dort angefaßt zu werden: weder vor noch nach der Operation. Der Professor lehnte eine Amputation entschieden ab und meinte, er wolle diese Operation unter Erhaltung der Brust vornehmen. So wurde nur ein Teil der Brust entfernt.

Als Ärztin wurde ich schlechter informiert als andere Frauen. Die weiß doch sowieso alles, dachte man wohl. Die menschliche Seite kam im Krankenhaus einfach zu kurz, aber natürlich hat man als Medizinerin genauso viele Ängste wie andere Patientinnen, vielleicht sogar mehr.

Aufgefangen wurde ich in dieser Situation von meiner damaligen Lebensgefährtin. Sie war einfach da, begleitete mich zur Vordiagnostik, war bei der Operation und auch anschließend immer bei mir. Es war mir ungeheuer wichtig, mit meinen Freundinnen offen über die Diagnose sprechen zu können, auch über den Tod. In solchen Gesprächen konnte ich auch Schwäche zeigen, Offenheit ist für mich wirklich das einzige, was hilft.

Es gibt Frauen, die Angst haben, dem Partner mit entstellter

Brust zu begegnen, sexuell nicht mehr attraktiv zu sein. Ich sehe das anders. Kein Mann wird eine Frau verlassen, weil ihr ein Stück der Brust oder die ganze Brust fehlt. Nichts ist schlimmer, als in einer solchen Situation über das Wetter und andere Belanglosigkeiten zu reden. Wenn eine Partnerschaft vor der Diagnose gut war, wird sie durch diesen Einschnitt wahrscheinlich noch besser. So war es glücklicherweise auch bei mir. Meine Beziehung wurde durch die Erkrankung intensiver, aber auch angstbesetzter. Viele Fragen taten sich auf. Wie läuft zum Beispiel Sexualität, geht das alles noch? Es ging.

Wenn eine Beziehung aber schon vor der Erkrankung schlecht war, dann geht sie in einer solchen Krisensituation meist kaputt. Auch ich habe Freunde verloren. Ich habe erlebt, daß Menschen die Angst vor einem solchen Schicksal, das ja auch sie betreffen könnte, nicht ertragen können. Der offene Umgang mit dem Thema Krankheit und Tod ist vielen nicht möglich, sie reagieren hilflos auf die zugegeben brutale Forderung nach Kommunikation.

Viele Frauen schonen ihre Umgebung zwangsläufig: den Mann, die Kinder, Freunde und Kollegen. Frauen schützen meist zuerst die anderen. Ich habe dasselbe mit meiner Mutter getan und ihr auch erst vor drei Jahren erzählt, daß ich Brustkrebs hatte. Seit meinem sechsten Lebensjahr war ich es gewohnt, sie zu schonen. Sie war die Kranke, lag viel im Bett. Vielleicht habe ich gerade durch diese Erfahrung viel Stärke gewonnen. Nur durch Starksein bekam ich überhaupt Bestätigung.

Nach der Operation war die Bestrahlung der nächste Behandlungsschritt. Als Ärztin hatte ich den Vorteil, daß ich wußte, was passiert. Ich machte mir keine Sorgen wegen Verbrennungen oder Haarausfall, ich tat etwas ganz anderes: Ich strich die Tage aus dem Kalender. Nach jeder Bestrahlung ein Strich, wieder ein Tag weg. Vorbei, vorbei, vorbei. Die empfohlene Chemotherapie lehnte ich auf eigene Verantwortung und gegen den Rat der betreuenden Ärzte ab. Natürlich will man in dieser Situation jede Chance nutzen, und ich habe auch lange überlegt, bevor ich mich gegen die Chemotherapie entschied – eine reine Bauchentscheidung, ebenso wie die, keine Vitamin- oder Nahrungsergänzungspräparate einzunehmen. Ich habe sie alle nach drei Wochen in den Müll geworfen. Ich wollte einfach nicht bei jeder Einnahme, zwölfmal pro Tag, an den Krebs erinnert werden.

Seit 1993 bin ich beschwerdefrei. Die ersten zwei Jahre nach der Diagnose waren voller Bedenken. Bei jedem Husten, jedem Kopfschmerz, jeder Beschwerde die Angst: Jetzt hat der Krebs gestreut. Ich untersuchte ständig meine Brust. Wenn mir auf der Straße plötzlich schwindelig wurde, dachte ich sofort, ich hätte Metastasen im Gehirn. Doch die Angst geht weg, je länger man beschwerdefrei ist. Von Tag zu Tag wird es ein bißchen leichter. Es gibt Phasen, da vergesse ich wirklich, daß ich einmal Krebs hatte. Aber wenn Patientinnen in die Praxis kommen, die zehn Jahre lang ohne Befund waren und plötzlich voller Metastasen sind, kommt die Angst natürlich auch bei mir zurück. Man muß einfach lernen, damit umzugehen, den Körper und die Seele aufmerksam zu beobachten.

Die zügige Rückkehr in den beruflichen Alltag war für mich sehr wichtig. Nach zwei Wochen Rückzug war ich froh, wieder arbeiten zu können, ohne Einschränkungen und mit gleicher Leistungskraft. Zu Hause zu sitzen und ununterbrochen an den Krebs zu denken war sehr belastend für mich. Die Reaktionen meiner Patientinnen, wie sie mich begrüßt haben, ihre Freude zu spüren war für mich genau die richtige Medizin.

Ich habe festgestellt, daß ich nach meiner Erkrankung viel sensibler und authentischer mit den Frauen in meiner Praxis umgehen kann. Ich fühle mich den Patientinnen näher, die dieselbe Krankheit hinter sich haben oder die Diagnose erhalten. Da ist ein unsichtbares Band zwischen uns, das die Kommunikation auch bei so einer schwierigen Nachricht erleichtert. Ich erzähle ihnen dann, daß es auch mich vor dreizehn Jahren »erwischt« hat – und daß ich unterdessen sehr gut mit meiner Erkrankung leben kann. Ich sitze gewissermaßen als personifizierte Hoffnung vor ihnen und habe dann auch keine Scheu, Grenzen zu überschreiten. Will eine Patientin sehen, wie meine Brust nach Operation und Bestrahlung aussieht, zeige ich sie ihr. Meine Brust war circa zwei Jahre lang dunkler durch die Bestrahlung, sie ist auch kleiner geblieben und fühlt sich anders an. Ich empfinde große Distanz zu diesem Körperteil und habe es lange Zeit als Bedrohung betrachtet.

Sätze wie den, man solle die Krankheit als Chance nutzen, habe ich immer gehaßt. Doch heute spüre ich, daß da etwas dran ist. Durch den Krebs wurde mir klar: Du lebst nur einmal, du mußt etwas in deinem Leben ändern. Ich hatte früher oft siebzig und mehr Patientinnen pro Tag, inzwischen habe ich das Pensum radikal reduziert.

Jahrelang hatte ich Schwierigkeiten, nein zu sagen, fühlte mich immer zuständig, wenn jemand aus meinem Freundeskreis um Hilfe bat. Bei jedem Umzug half ich mit, war immer zur Stelle, wenn es etwas zu organisieren gab. Heute sage ich klar und deutlich, was ich will und was nicht. Ich habe gelernt, nein zu sagen, ohne Wenn und Aber, ich muß meine Kraft einteilen und tue das auch. Natürlich falle ich auch manchmal in mein altes Muster zurück – sich abgrenzen ist ein Lernprozeß. Jetzt bremse ich mich mitunter auch und merke, wie gut mir das tut. Durch die Krankheit bin ich mir nähergekommen, ich kenne meine Bedürfnisse und Grenzen besser. Das Leben wird eben endlicher, man geht sorgsamer damit um.

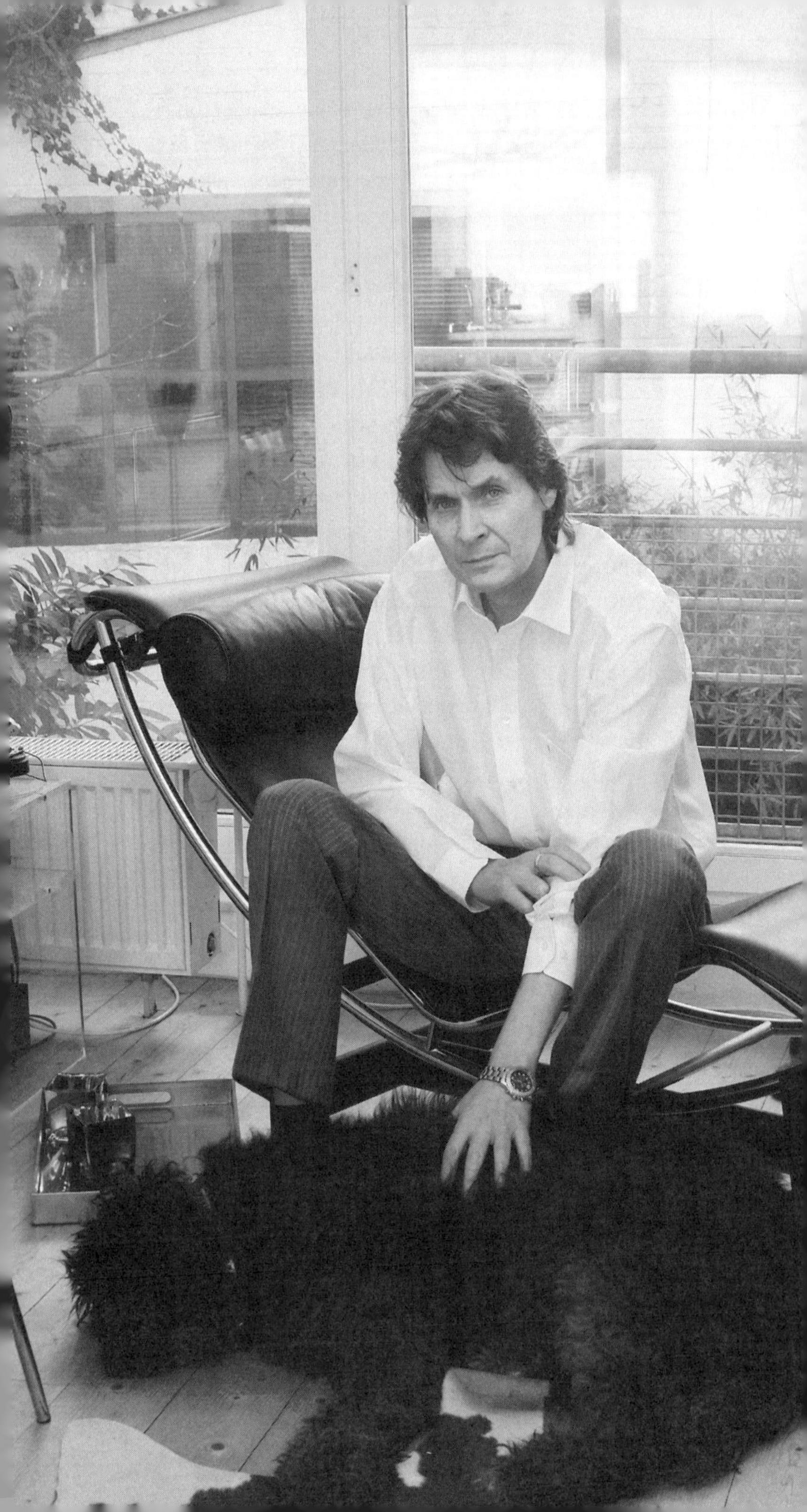

Torsten Hinze, 44 Jahre, Technischer Illustrator, Hodenkrebs

Vor neun Jahren hatte ich Hodenkrebs. Damals wurde ein Hoden entfernt, doch da etwas krankhaftes Gewebe zurückblieb, sollte erneut operiert werden. Ich wehrte mich gegen diese zweite Operation, weil ich mich über das Krankenhaus und den Arzt geärgert hatte. Das war mein Fehler. 2005 brach der Krebs wieder aus.

Es begann mit Schmerzen im linken Bein, die ich beim Radfahren bemerkte. Dann bekam ich Rückenschmerzen, hatte häufig Fieber, und zum Schluß lag ich wie gelähmt im Bett. Ich dachte zunächst, mein Bürojob, die sitzende Tätigkeit, sei schuld, der Gedanke an eine erneute Krebserkrankung kam mir nicht.

Die Ärzte rieten mir zu intensivem Rückentraining, und ich meldete mich im Fitneßstudio an. Selbst mit neununddreißig Grad Fieber ging ich dorthin und schwitzte manchmal literweise. Kein Arzt nahm mein Fieber ernst, bis ich auf eigene Kosten eine Computertomographie machen ließ. Dabei kam ein fußballgroßer Tumor im Bauchraum zum Vorschein, der auf den Rücken drückte und die Schmerzen verursachte. Ohne die Untersuchung wäre ich wahrscheinlich irgendwann einfach tot umgekippt.

Die Tatsache, daß es mich wieder erwischt hatte, war wie ein kalter Schreck, wie beim Autofahren, wenn plötzlich jemand direkt vor deinen Wagen läuft. Aber ich dachte, okay, dann eben noch einmal da durch. In der Zeit vor der Diagnose hatte ich ein unterschwelliges Unbehagen gespürt. Es gab Versäumnisse in meinem Leben, ich hatte große Existenzängste und stellte mir die Frage, warum bin ich schon wieder an diesem

Punkt gelandet? Bis zu dieser zweiten Krebsdiagnose war ich wie ein Jugendlicher gewesen, der in den Tag hinein lebt. Zeit hielt ich für einen unendlichen Faktor. Selbst nach dem Hodenkrebs bin ich nicht erwachsener geworden. Ich nahm das überhaupt nicht ernst und ging dem Gedanken daran aus dem Weg. Daß unsere Zeit auf diesem Planeten begrenzt ist, verstehe ich erst jetzt.

Die erste Chemoinfusion verlief sehr gut, der Tumor verkleinerte sich sogar. Was blieb, war das Fieber. Bei zweiundvierzig Grad phantasierte ich bereits. Wochenlang wurde ich mit einem Antibiotikum vollgepumpt, und niemand merkte, daß ich langsam das Bewußtsein verlor.

Während der Therapie konnte ich nichts schmecken, es war, als würde ich Sand essen. Ich hatte so stark abgenommen, daß mich Bekannte auf der Straße nicht mehr erkannten. Bei der zweiten Chemobehandlung wurde mein Darm angegriffen. Darmflüssigkeit lief in den Bauchraum, und das Fieber verschlimmerte sich immer weiter, bis der Chirurg bei einer Untersuchung endlich die Ursache entdeckte: Ein Entzündungsherd war aufgebrochen. In einer mehrstündigen Operation wurde der Bauchraum gereinigt, alles geflickt und ein künstlicher Darmausgang gelegt. Wochenlang wechselte ich zwischen Krankenhausaufenthalten und Regenerationsphasen in der eigenen Wohnung. Ich wurde drei Wochen lang künstlich ernährt. Morgens und abends Tee, ansonsten Brei.

Noch heute habe ich Löcher im Bauch, an denen Beutel hängen, da die Darmflüssigkeit unkontrolliert herausläuft. Es wächst nicht so schnell zu wie erwartet. Für einen Menschen wie mich, der auf Ästhetik viel Wert legt, ist das nicht leicht. Im nächsten Jahr kann ich den künstlichen Darmausgang zurückverlegen lassen, das haben die Ärzte mir versprochen. Dann werde ich im Sommer eben T-Shirts tragen, damit man die Narben nicht sieht.

Der erste Hodenkrebs war gegen all das geradezu ein Spaziergang. Ich war nach den Eingriffen furchtbar kraftlos. Ich sehnte mich nach Ruhe, konnte nicht einmal telefonieren, alles war mir lästig. Ich hatte keine Kraft, jemandem zuzuhören, nach drei Minuten »Tagesschau« war ich erschöpft wie nach einem zehnstündigen Arbeitstag.

Die sieben Monate im Krankenhaus waren endlos. Vier Monate davon lag ich im Bett und konnte mich nicht bewegen. Ich wußte gar nicht mehr, wie es sich anfühlt, gesund zu sein. Krankenhausaufenthalte machen mir angst. Zu wissen, daß dir jeden Tag Schmerzen zugefügt werden, das ist schrecklich. Um 6.30 Uhr wird man entgegen den eigenen Gewohnheiten geweckt, und jemand rubbelt mit dem Waschlappen an einem herum. So wehrlos zu sein, das war das schlimmste.

Meine Mutter, mein Stiefvater und meine Frau waren immer bei mir. Sie haben nichts unversucht gelassen, mich glücklich zu machen, halfen bei Entscheidungen in schwierigen Momenten. Ich habe nicht genug Worte, um mich bei ihnen dafür zu bedanken. Alle drei haben Unglaubliches geleistet. Sie haben mir immer ein Gefühl von Sicherheit gegeben und mir jeden Wunsch erfüllt. Erwähnte ich auch nur Pommes frites, stand Minuten später eine Portion vor mir.

Wir haben nur unseren besten Freund über meinen Zustand informiert, er war die Informationszentrale und schaltete eine Telefonkette zum Freundeskreis. So mußte ich nicht immer mit allen darüber sprechen, dazu hätte meine Energie auch gar nicht gereicht. Sehe ich die Freunde heute nach acht Monaten wieder, weiß ich, wie sehr ich sie vermißt habe. Aber natürlich gehen auch Beziehungen verloren.

Stück für Stück finde ich nun in mein altes Leben zurück. Wenn es mir gut geht, denke ich sogar daran, mich allein auf die Straße zu wagen. Aber ich habe noch immer Angst, irgendwo wehrlos liegenzubleiben, und niemand leistet mir Hilfe. Die Krankheit hat mich in vielen, besonders in den alltäglichen Dingen verunsichert. Ausgehen und Freunde zu treffen ist für mich noch immer eine enorme Anstrengung.

Ich bin vorsichtiger geworden mit den Dingen, die um mich

herum passieren. Ich versuche, alles im Gleichgewicht zu halten, mache keine Kompromisse mehr, weder im Job noch im Privatleben. Als ich im Krankenhaus lag, wünschte ich mir nichts mehr, als mein altes Leben zurückzubekommen: rauchen, ruhig in den Job starten, Kaffee trinken, diese kleinen alltäglichen Gewohnheiten. Doch nun merke ich, daß ich noch nicht das perfekte Rezept für mein neues Leben habe. Natürlich will ich nach vorn schauen, wieder den alten Elan haben, meinen Job gut machen. Vor allem will ich mir keine Gedanken mehr um meine Gesundheit machen müssen. Ich werde es schaffen.

Torsten Hinze mußte sich im Februar 2006 erneut einer zwölfstündigen Operation unterziehen und wartet darauf, eine weitere Chemotherapie beginnen zu können.

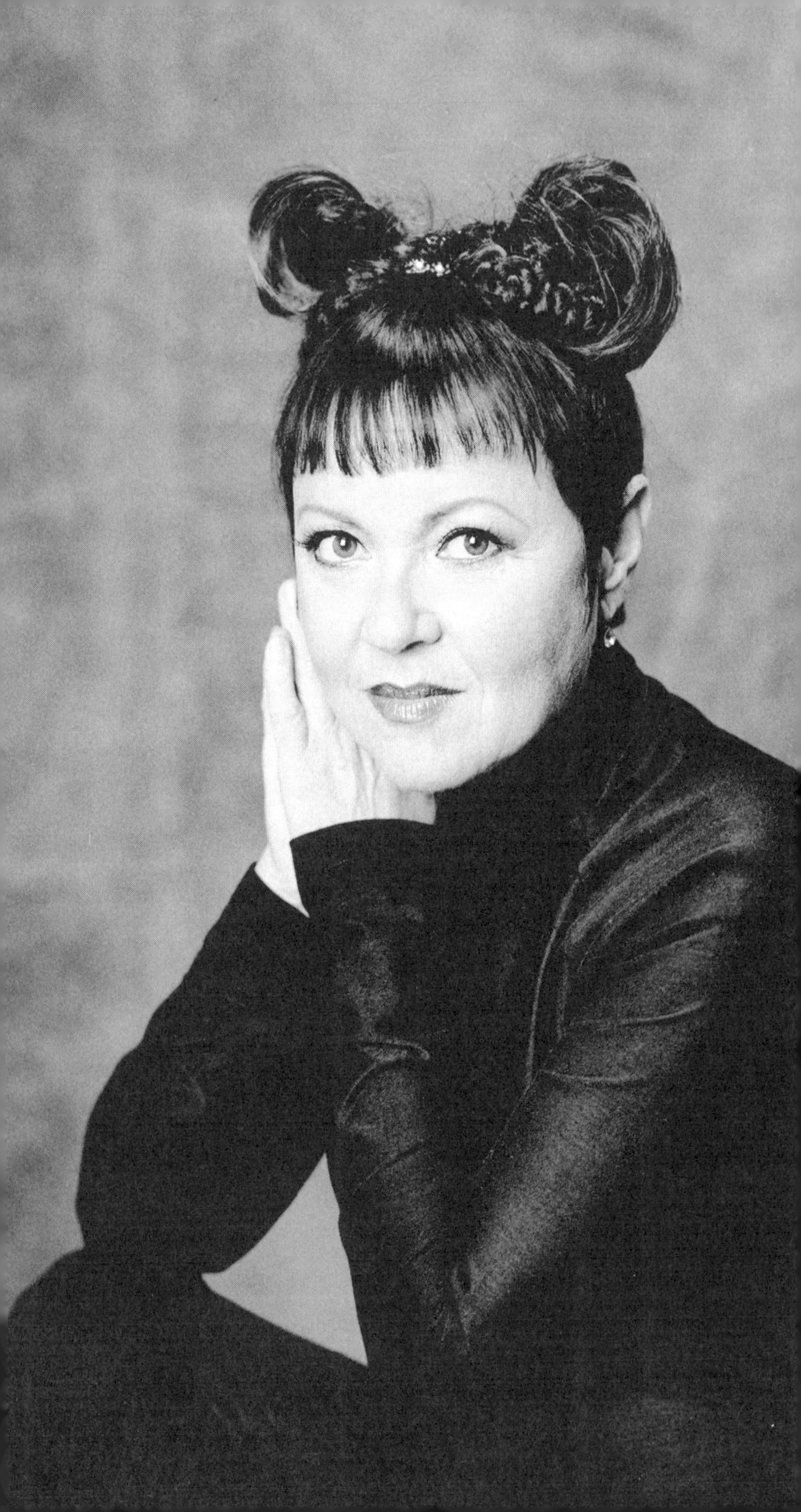

Ina Deter, 59 Jahre, Musikerin, Brustkrebs

Vor vier Jahren, 2002, ertastete ich an meiner linken Brust eine verhärtete Stelle. Der Arzt meinte nach der Mammographie, er könne noch nichts sagen, ich solle in drei Wochen wiederkommen. Ich kam mir vor, als sei ich beim Schuster gewesen, als ginge es nur darum zu entscheiden, ob Leder- oder Gummisohle. Er riet mir, meine Hormontabletten abzusetzen. Ich hatte starke Wechseljahresbeschwerden, wie Depressionen und Hitzewallungen. Zwölf Jahre lang waren die Hormontabletten deshalb lebensnotwendig für mich gewesen, das wußte dieser Arzt. Ich bin eigentlich nicht auf den Mund gefallen, aber da war ich sprachlos.

Ich rief meine beste Freundin an. Sie organisierte noch am selben Tag einen Termin bei ihrer Frauenärztin. Der Befund einer Drei-D-Sonographie lautete: ein Tumor. Mein Hausarzt schickte mich zu einer weiteren Untersuchung, um eine zweite Meinung einzuholen. Der Verdacht bestätigte sich. Wenige Tage später lag ich bereits unter dem Messer, der Tumor und ein Lymphknoten wurden entfernt. Ich hatte panische Angst, dachte, das sei der Abschied von der Musik, von meinem Leben.

Ich hatte Glück, der Tumor war im Durchmesser knapp unter einem Zentimeter. Das bedeutete, die Chancen standen gut, etwa neunzig Prozent. Hätte ich auf den ersten Arzt gehört, wäre er weitergewachsen, mindestens drei Wochen lang.

Auf das Ergebnis warten zu müssen war das schlimmste. Vier Tage Ungewißheit. Ich weinte viel, gemeinsam mit meinem Partner und meiner Freundin. Sie waren für mich da, beschützten und trösteten mich.

Die Lymphknoten waren nicht befallen. Und ich war froh darüber, daß die Brust nicht amputiert werden mußte – nicht weil ich um meine Weiblichkeit fürchtete, sondern weil das bedeutet hätte, daß das Ausmaß der Erkrankung viel größer gewesen wäre. Ich hatte in einer Ausstellung in Berlin Fotos von krebskranken Frauen mit amputierten Brüsten gesehen. Das hatte nichts Erschreckendes. Wenn ein Mann das nicht aushält, kann man ihm nur »adieu« sagen.

Nach der Operation wurde ich bestrahlt, was ich als sehr bedrohlich empfand. Das Alleinsein in dem Raum mit dieser Maschine war ebenso beklemmend wie die Vorstellung der Strahlenwirkung.

Die ersten drei Wochen fühlte ich mich gut, doch dann begannen die Nebenwirkungen. Ich war vollkommen entkräftet und ständig sehr müde. Wochenlang durfte ich nicht duschen, da die Stelle für die Bestrahlung bemalt war. Die Brust wurde knallrot, wie bei einem starken Sonnenbrand, dann bräunlich. Die Haut dort war sehr empfindlich und schmerzte. Der Arm und die Finger der linken Seite waren angeschwollen, ausgerechnet die Greifhand für die Gitarre. Dreieinhalb Jahre lang mußte ich anschließend Lymphdrainage vornehmen lassen, um das in den Griff zu bekommen.

Die Haut an der Brust bildete sich neu, heute sieht man nichts mehr. Der Operateur hat einen sehr guten Job gemacht, die Narbe ist unsichtbar, ich spüre sie nur bei einem Wetterumschwung.

Damals stellte ich mir schon die Frage, warum es ausgerechnet mich getroffen hat. Ich las viel, beschäftigte mich mit der Quelle des Seins, mit Gott, mit Buddhismus, mit dem jüdischen Glauben. Ich glaube an eine Kraft. Mir wurde klar, daß ich dem Erfolg hinterherrannte, immer mehr, immer höher wollte, Bewunderung brauchte. Ich mutete mir zuviel zu. Streß und die Angst, Fehler zu machen, waren meine ständigen Begleiter. Immer mußte ich mir und anderen beweisen, wie toll ich bin. Ich setzte mich sehr unter Druck. Schon einige Zeit vor der Krebsdiagnose hatte ich eine Gesichtslähmung gehabt. Doch das hatte als Zeichen, daß ich mein wahres Ich versteckte, wohl noch nicht gereicht. Erst mit dem Krebs begann ich mein Leben zu hinterfragen. Ich erkannte, daß es meine Aufgabe war, von meinem Ego loszukommen, mich zurückzunehmen, loszulassen, aber ich begriff nur langsam. Und so war ich ein halbes Jahr später wieder unter Druck, machte weiter mit meinem Musikprogramm, gab Konzerte. Viel zu früh.

Ich merkte zwar, daß ich nicht mehr so leistungsfähig war, aber ich verdrängte diese Tatsache. In meinem Arbeitszimmer stapelte sich wieder alles, ich kam zu nichts. Ich hatte den Überblick verloren. Eines Tages brannte der Raum ab. Mein Computer, meine ganze Anlage, meine CDs, die Bücher, einfach alles. Für mich war das ein weiteres Zeichen, daß ich mit dem, was mein Leben belastete, nicht aufgeräumt hatte. Dann kam noch die Trennung von meinem Partner dazu, mit dem ich fünfzehn Jahre zusammen gewesen war. Es war der absolute Tiefpunkt meines Lebens. Erst da wurde mir der ganze Zusammenhang wirklich klar. Ich mußte lernen, mich von allem, was mir lieb und teuer war, zu verabschieden, etwas Neues beginnen. Nicht anhaften, wie ich in der Beschäftigung mit Buddha gelernt hatte. Das war ein schwieriger und schmerzhafter Prozeß.

Die schwere Krankheit hat mich gezwungen, über mich nachzudenken. Das war ein Glück, ich kann darin jetzt einen Sinn erkennen. Heute lebe ich bewußter, gehe sorgsamer mit mir um. Ich höre auf meine innere Stimme, lasse mich nicht mehr hetzen, setze mich nicht mehr unter Druck und gehe besser mit meinem Körper um. Beim Eincremen taste ich mich regelmäßig ab. Das erinnert mich täglich daran, auf mich aufzupassen. Eine Nachwirkung der Bestrahlung ist, daß ich nicht mehr so belastbar bin und hin und wieder Konzentrationsstörungen habe. Aber auch das kann ich jetzt hinnehmen. Für meine größere Gelassenheit spricht auch, daß ich, obwohl ich sehr nachtragend bin, Freunden, die mich enttäuscht haben, die mich während der Krankheit nicht unterstützten, verziehen habe. Ich denke, einige waren selbst so erschüttert, daß sie keinen Trost spenden konnten.

Erst als einige Zeit nach der Diagnose vergangen war, konnte ich öffentlich über die Krebserkrankung sprechen. Inzwischen habe ich zusammen mit Eva Herman einige ihrer Veranstaltungen zum Thema Brustkrebs gemacht: »Durch die Brust ins Herz«. Ein wunderbarer Titel, wie ich finde. Auch bei mir war die linke Brust betroffen, und mit der Liebe, mit dem Herzen, lag ja auch etwas im argen. Ich begleite diese Veranstaltungen musikalisch, und hinterher ergeben sich manchmal Diskussionen mit den Frauen. Ich rate ihnen, nicht nur auf einen einzigen Arzt zu hören, sich nicht zu schnell abspeisen zu lassen. Man hat ein Recht darauf, mehrere Meinungen einzuholen, und sollte keine falsche Scham haben, Fragen zu stellen. Ich will Mut machen, Hoffnung weitergeben, deutlich machen: »Gib niemals auf!«

Künstlerisch verarbeitet habe ich die Krebserkrankung bisher nicht. Dazu ist es noch zu früh, es ist noch zu nah. Aber es liegen schon viele Notizen bereit. Ich will weiterhin lernen, meinen Rhythmus zu finden. Heute gelingt es mir schon zu sagen, was ich jetzt nicht schaffe, mache ich morgen. Ein großer Fortschritt für mich.

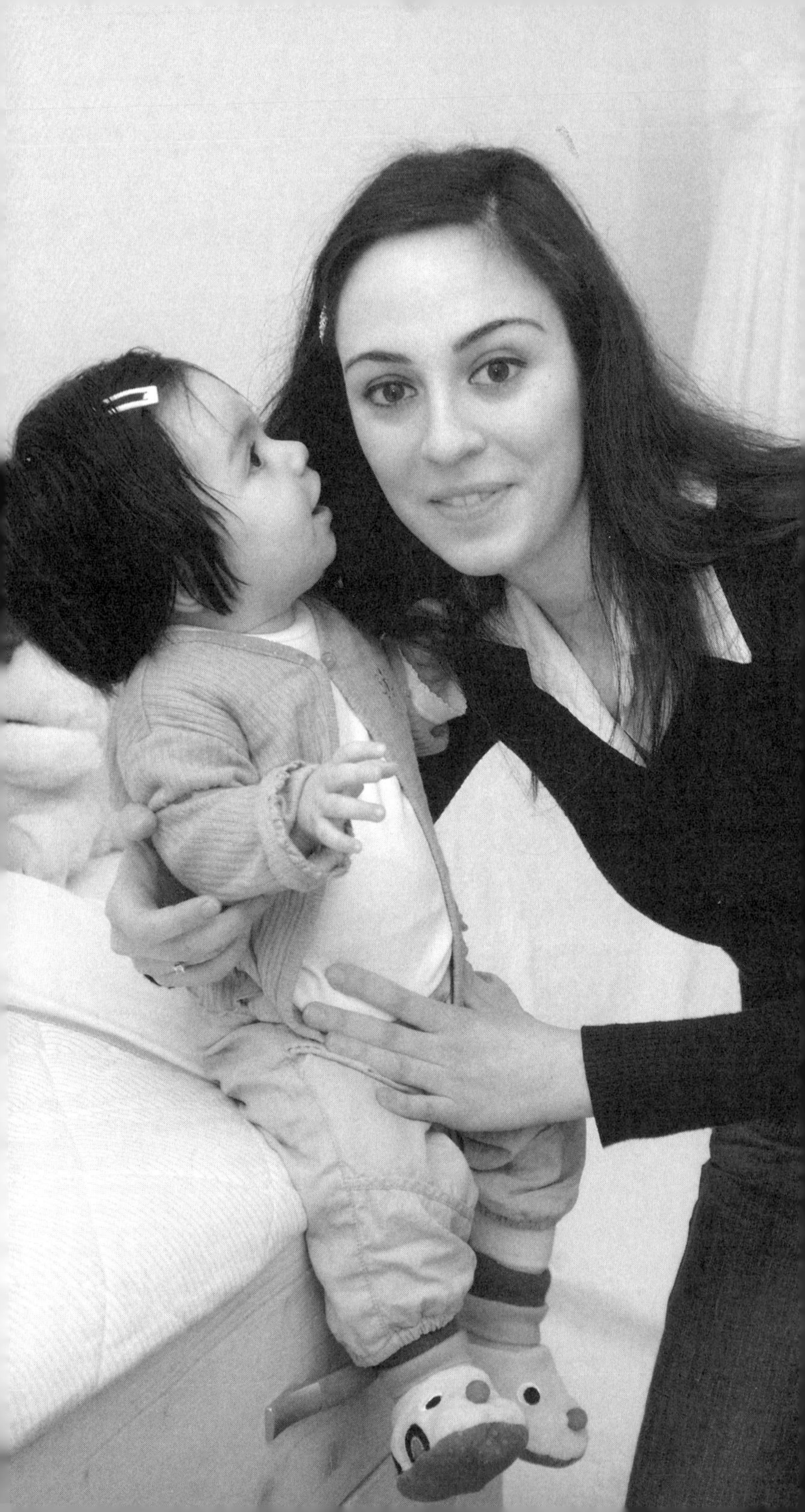

Tülay Kilic, 23 Jahre, Medizinisch-technische Assistentin, Schilddrüsenkrebs

Während eines gemeinsamen Abendessens, es war der 12. August 2005, sah mich meine Schwiegermutter von der Seite an und bemerkte eine Schwellung an der rechten Seite meines Halses. Ich ging zum Spiegel, konnte aber nichts erkennen. Auch Schmerzen hatte ich nicht. Erst als ich meinen Kopf nach hinten bog, sah ich die Beule an meinem Hals. Noch am selben Abend fuhren wir in die Klinik und ließen meinen Hals von einem HNO-Arzt mit Ultraschall untersuchen. Er bestätigte ein Wachstum in der Halsregion, meinte aber, ich könne die Schwellung mit Tabletten in den Griff bekommen. Von Krebs war keine Rede.

Unsere Tochter war zu diesem Zeitpunkt erst elf Wochen alt, und ich hatte alle Hände voll zu tun, mußte stillen, windeln, mich überhaupt erst an das neue Leben als Mutter gewöhnen. So dachte ich kaum noch an die Beule. Doch mein Hausarzt ließ nicht locker und empfahl mir noch in der gleichen Woche einen weiteren Untersuchungstermin. Ich folgte seinem Rat und ging zur Kernspintomographie und Punktion. Ein paar Tage später rief mich der Oberarzt der Klinik an und teilte mir mit, daß die Schwellungen links und rechts des Halses sofort operiert werden müßten. Er bot mir an, die Operation gleich am nächsten Tag durchzuführen.

Wir waren am Wochenende mit Freunden verabredet, und die Entscheidung fiel mir schwer. Ich dachte ja die ganze Zeit, warum denn auf einmal diese Hektik, wenn es doch nichts Ernstes ist? Trotzdem stimmte ich dem schnellen Eingriff zu und informierte meine Familie, die im Ruhrgebiet lebt. Am nächsten Tag kamen sie alle zu mir nach Frankfurt. Mein

Bruder, meine Mutter, die Schwestern, alle wollten bei mir sein. auch mein Mann wich nicht von meiner Seite, er hatte sich extra Urlaub genommen.

Die Nacht vor dem Eingriff konnte ich zum Glück im Krankenhaus in einem Doppelzimmer mit meinem Mann und unserem Baby verbringen. Darüber habe ich mich sehr gefreut. Das Lachen meiner Tochter nahm mir die Nervosität. Genau eine Woche nachdem meine Schwiegermutter die Schwellung entdeckt hatte, wurde ich operiert. Meine Familie kam kurz vor dem Eingriff zu mir ins Krankenzimmer, und wir weinten zusammen. Es war mir wichtig, sie zu spüren, ihre Wärme zu fühlen, ihre Hände zu halten, gestreichelt zu werden und zu wissen, daß sie für mich da sind.

Als die für die Operation notwendigen Vorbereitungen getroffen wurden, fragte ich den Arzt: »Kann es auch Krebs sein?« Und zum ersten Mal erhielt ich eine klare Antwort: »Ja, es kann auch Krebs sein.« Als er mir am Hals die möglichen Schnitte für die Operation einzeichnete, begriff ich den Ernst der Lage. Kleiner Schnitt von zwei bis drei Zentimetern würde bedeuten, gutartig. Großer Schnitt, bogenförmig um den gesamten unteren Hals herum, hieß bösartig.

Morgens hatte ich mir noch ausgerechnet, wenn alles gut läuft, bin ich um zwölf Uhr wieder auf meinem Zimmer. Um zehn Uhr hatte man mich in den Operationssaal gefahren. Sechs Stunden lang wurde ich operiert. Papilläres Schilddrüsenkarzinom lautet die genaue Diagnose. Ich hatte einen T3 Tumor, T4 ist die höchste Stufe. Bis zur Brust runter haben sie mir fünfzig Lymphknoten entfernt, neunzehn davon waren schon befallen.

Am meisten ärgert mich heute, daß ich als Medizinisch-technische Assistentin selbst Karzinome, auch Schilddrüsenkarzinome, mikroskopiert hatte. Ich wußte, was das ist. Bei einer Blutabnahme, ungefähr ein Jahr vor der Operation, hatte ich mein Schilddrüsenhormon untersuchen lassen, weil ich mich damals oft müde fühlte. Das Ergebnis war in Ordnung.

Das schlimme an einer bösartigen Krebserkrankung ist ja, daß man nichts gemerkt hat. Ich war so naiv zu glauben, mich trifft es nicht.

Als ich im Aufwachraum lag, war ich fix und fertig. Ich konnte kaum die Augen öffnen, fragte aber jeden, der vorbeiging: »Wie spät ist es? Bitte sagen Sie mir doch die Uhrzeit.« Niemand antwortete. Erst auf der Intensivstation, als ein Arzt nach meinen Blutwerten schaute, erfuhr ich, es war achtzehn Uhr. Tränen schossen mir in die Augen. Ich hatte also Krebs. Er streichelte mir über den Kopf. Mein Mann Cahit stand hinter mir am Kopfende, er hielt meine Hand, traute sich aber nicht, zu mir nach vorn an die Bettkante zu kommen. Er versprach mir, alles würde gut werden, es sei überstanden. Als ich zufällig mein Gesicht im Spiegel sah, brach ich in Tränen aus. Ich sah aus wie Frankenstein, blutverschmiert, mit dicken Augen.

Sprechen oder gar den Kopf bewegen konnte ich kaum. Ich mußte mich an den Haaren hochziehen, um die Liegeposition zu verändern, die Muskeln waren zu schwach. Die Krankenschwestern wollten, daß ich schnell wieder auf die Beine kam, aber ich wollte nur liegen. Alle dreißig Minuten drückte ich auf den Dosierspender des Schmerzmittels und war schon fast high davon.

Ich erhielt keine Chemotherapie. Bei Schilddrüsenkrebs wird eine Radiojodtherapie angewandt. Die Schilddrüse nimmt als einziges Organ Jod auf. Durch die radioaktive Behandlung wird sie zerstört und eventuelle Tumorzellen gleich mit ausgelöscht. Ungewöhnlich während dieser Behandlung war, daß ich mich in einem Einzelzimmer mit Stahltür befand, allen anderen war der Zutritt strengstens verboten. Besucher und auch das Personal durften nur durch diese Tür mit mir sprechen. Besonders schlimm war natürlich, daß ich mein Baby nicht in den Arm nehmen durfte, ich mußte in den ersten zwei Wochen sogar drei Meter Abstand von ihm halten. Das ist natürlich entsetzlich für eine Mutter. Zum Glück war meine Tochter noch ganz klein und hat nichts verstanden, wie hätte man ihr das auch erklären sollen: Bleib weg von deiner Mutter, sie ist radioaktiv?

Nach sechs Tagen wurde ich entlassen, mit der Auflage, das Kind nicht anzufassen, ich durfte sie nicht stillen, streicheln, füttern oder windeln. Das war einfach zuviel für mich. Die Situation war so absurd, daß ich mit meiner Schwester nach Istanbul reiste. Es war ihre Idee, damit ich unter diesen Umständen nicht in unmittelbarer Nähe zu meiner Tochter sein mußte. Ich wußte damals nicht, ob ich jemals wieder hundertprozentig gesund würde. Würde ich sie aufwachsen sehen, ihr Leben begleiten können? Diese Sorgen quälten mich, und das Heimweh war unerträglich. Ohne die Familie hätten wir diese Situation nicht überstanden. Ich habe gemerkt, wie sehr mich alle lieben und wie wichtig ich ihnen bin. Viele Patienten öffnen sich in Selbsthilfegruppen, das kam für mich nie in Frage, mein Anker war die Familie.

In diesem Sommer war ich zum ersten Mal mit dem Tod konfrontiert worden. Zwar hatte ich keine richtige Todesangst, aber die Sorge, unsere vielen Träume nicht mehr verwirklichen zu können. Wir waren frisch verheiratet, jung, wollten reisen, unser Leben genießen. Ich sprach auch mit meinem Mann darüber, was mit unserer Tochter passiert, wenn ich sterben würde.

Die Therapie hat bei mir nach drei Einheiten die gesamte Schilddrüse vernichtet. Medikamente kompensieren die fehlende Hormonproduktion. Geblieben ist ein Taubheitsgefühl in der unteren Gesichtshälfte. Seit sechs Monaten spüre ich vom Kinn bis zum Hals keine Berührungen mehr. Man gilt mit Schilddrüsenkrebs erst nach zwanzig Jahren ohne Metastasen als geheilt. Bei ungefähr fünfzehn Prozent der Patienten kommt der Krebs zurück.

Wenn mich Fremde auf die Narbe ansprechen, sage ich, man hat mir die Schilddrüse herausoperiert. Niemals erwähne ich meine Krebserkrankung. Ich beobachte bei anderen genau, ob ihre Schilddrüse glatt oder erhoben ist. Wenn man es sieht, ist es häufig ja auch schon zu spät. Ab und zu streiche ich über meine Narbe und weiß, ich habe Glück gehabt, das verbinde ich mit ihr – Glück.

Ich bin erwachsen geworden in diesem Jahr, ganz sicher. Überraschend mag sein, daß ich froh bin, daß es mich und nicht meinen Mann getroffen hat. Wäre er an Krebs erkrankt, hätte ich ihn leiden sehen, das wäre für mich hundertmal schlimmer gewesen. Meinen Rat, zur Vorsorge zu gehen, befolgt er leider nicht. Ich habe nie geraucht, nehme keine Drogen, trinke keinen Alkohol, woher konnte es also kommen? Diese Frage stelle ich mir immer wieder. Die Antwort liegt für mich im Glauben. Gott will meinen Glauben prüfen. Ich bin Muslima, ich habe in der gesamten Behandlungszeit nie an Gott gezweifelt. Er hat mir eine große Prüfung auferlegt, vielleicht habe ich sie bestanden. Ich bete jeden Abend für meinen Mann, unser Baby, die Familie und für mich.

Meine Familie meint, ich dürfte nicht weinen, nicht traurig sein, weil negative Gefühle auch die Gesundheit beeinflußten. Doch daran glaube ich nicht. Genausowenig wie an die Heilkräuter meiner Schwester Gülay, die sie im Internet für mich bestellt. Ich nehme sie nur ihr zuliebe, denn sie hat mich emotional sehr unterstützt, mir immer Mut gemacht. Die Kräuter schmecken nicht, ich trinke diesen stinkenden Saft zweimal am Tag, und mir wird schlecht davon. Aber Gülay glaubt an Kräuter und ich an meine Schwester. Ich danke ihr, meinem Bruder Levent und meiner Mutter für alles, was sie in der Zeit für mich getan haben.

In diesem Sommer steht die nächste Nachuntersuchung an, und ich kann nur hoffen, daß ich metastasenfrei bin. Ich bin jetzt zu achtzig Prozent schwerbehindert. Leider verschafft mir dieser Status keinen Parkplatz vor unserem Haus, dafür aber Vorteile bei der Lohnsteuer, Rabatt bei Kinokarten, und vor der Diskothek darf ich nicht abgewiesen werden. Aber wer erscheint schon gestylt vor einem Türsteher und zückt den Schwerbehindertenausweis?

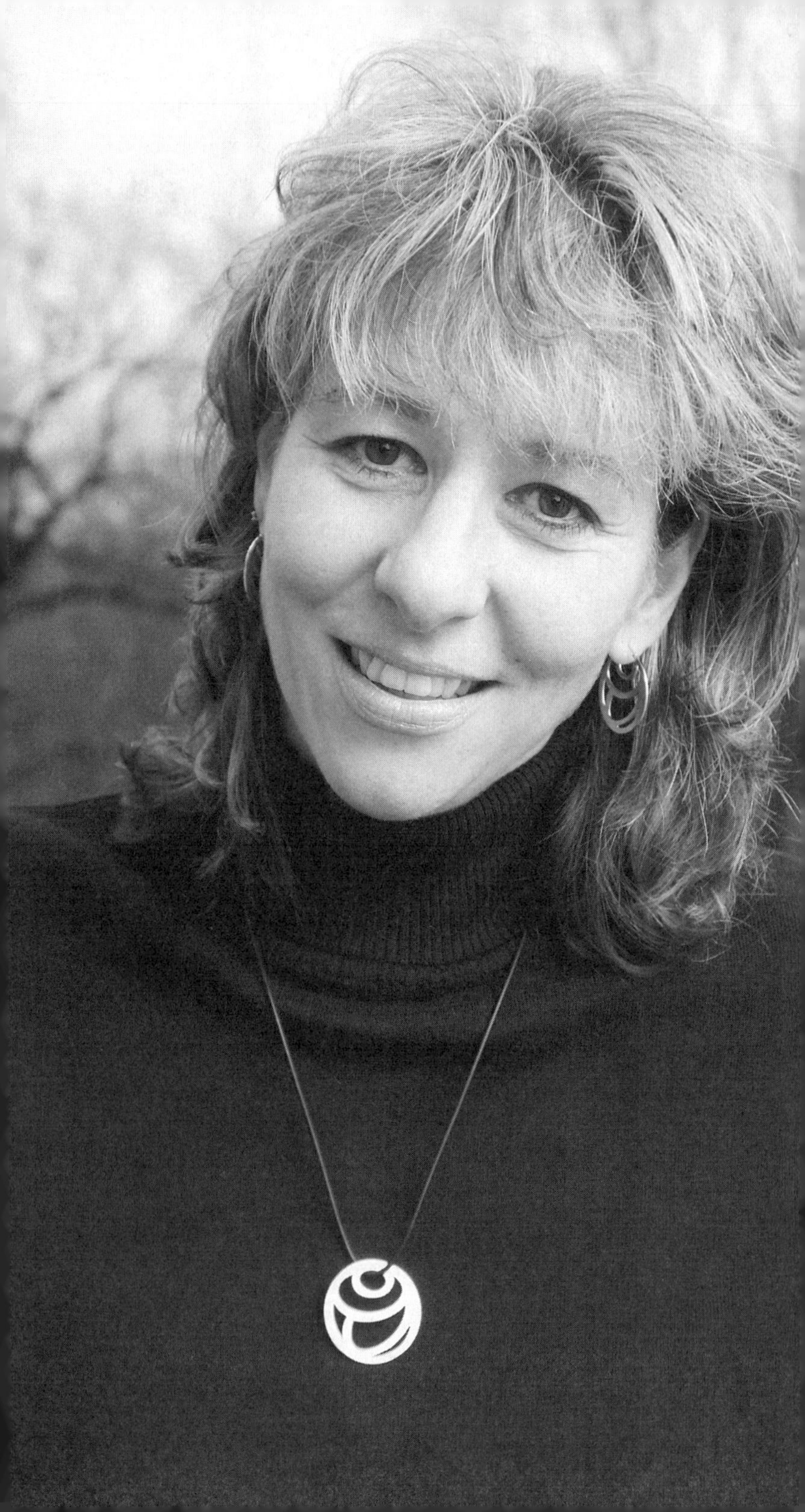

Stefanie Nowatzke, 42 Jahre, Erzieherin, Brustkrebs

Seit ich achtzehn Jahre alt bin, gehe ich regelmäßig zu den Vorsorgeuntersuchungen, denn meine Mutter war vor vierundzwanzig Jahren an Brustkrebs erkrankt. Im Sommer 2002 ertastete ich beim Duschen einen Knoten in der Brust. Ich dachte zunächst, es sei aufgrund der Periode verhärtetes Gewebe. Vom Frauenarzt bekam ich eine Überweisung zur Mammographie. Doch die Ärztin dort sagte, es sei nur eine Zyste, ich solle in vier Monaten noch einmal zur Kontrolle kommen.

Die nächste Sonographie ließ ich im Februar 2003 in einer anderen Praxis durchführen. Ich kam gerade aus einem wunderschönen Skiurlaub, ich war erholt, es ging mir richtig gut. Als der Arzt dort sagte, das sei sicher keine Zyste, fiel ich aus allen Wolken, damit hatte ich überhaupt nicht gerechnet. Völlig erschüttert dachte ich, daß ich damit nun schon ein halbes Jahr herumgelaufen war. Mein Herz schlug bis zum Hals, ich konnte es gar nicht glauben. Das schöne Gefühl nach dem Urlaub, all die glücklichen Erlebnisse waren mit einem Schlag wie weggewischt, während der Arzt mir ganz sachlich das Programm erläuterte: Operation, Knoten entfernen, die Lymphknoten untersuchen.

Ich war völlig konfus, glaubte, das sei ein schlechter Traum, aus dem ich gleich erwache. Nach Hause gehen konnte ich nicht, ich rief erst einmal eine Freundin an. Ich stand in der Telefonzelle und weinte nur noch. Die Freundin tröstete mich, hörte zu, fragte nach. Sie ist älter als ich, fast eine Art Mutter für mich. Sie beschönigte nichts oder sagte Floskeln wie: »Du schaffst das schon, alles wird gut«, sondern: »Du mußt diesen Weg jetzt gehen.« Sie versprach, bei mir zu sein, mir zu helfen.

Ihre Worte halfen mir, das Unfaßbare zu begreifen. Danach ging es mir besser, ich konnte gefaßter nach Hause gehen.

Ich lebe seit zwanzig Jahren mit meinem Partner zusammen, wir haben einen Sohn, der damals acht Jahre alt war. Ich wollte stark in die Situation gehen, meinen Partner und mein Kind schonen. Ich bin es gewohnt, Stärke zu zeigen, auch wenn es mir schlecht geht, und ich hatte das Gefühl, meine Familie würde schlechter mit der Diagnose umgehen können als ich, ich wollte sie schützen.

Unser Sohn schlief bereits, ich saß mit meinem Mann in der Küche und berichtete ihm von dem Befund. Er war völlig fassungslos, wurde richtig wütend über die Inkompetenz der Ärztin, die zunächst falsch diagnostiziert hatte, und darüber, nichts tun zu können. In seiner Ohnmacht und Bestürzung suchte er jemanden, dem er die Schuld geben konnte, an der Krankheit, an der ersten Fehldiagnose.

Ich zählte ihm sachlich die Fakten auf, so konnte ich mich selbst von dem Schock befreien und meinen Mann trösten. Ich wollte mich nicht verkriechen, sondern genau planen, wie es weitergehen würde. Vor meinem Sohn sprach ich das Wort Krebs nicht aus. Zwar kennt er die Krankheit von seiner Großmutter, die Brustkrebs hatte, er hat sie auch einmal nackt mit nur einer Brust gesehen. Trotzdem hatte ich Angst, daß er Krebs mit Tod assoziiert.

Das Ausmaß der Krankheit konnte ich damals noch nicht wirklich erfassen. Ich dachte, der Knoten wird entfernt, und alles ist gut. Das war wohl etwas naiv. Es standen einige Untersuchungen an, eine Biopsie und Magnetresonanztomographie. Also nahm ich mir drei Tage frei und gab bei meiner Arbeitsstelle durch, ich hätte Krebs, müsse das mal abchecken lassen und käme dann wieder. Meine Kollegen dachten, ich sei völlig durchgedreht. Aber ich versuche immer zu flachsen und alles mit Humor zu nehmen.

Die Untersuchungen ergaben, daß der Tumor bösartig war, und es wurden zwei weitere Herde in der Brust gefunden. Es schlummerte also noch mehr dort, als ich ertastet hatte. Da kam zum ersten Mal wirkliche Angst in mir hoch, ich war nur noch ein Häufchen Elend, die emotionale Talfahrt konnte ich nicht mehr aufhalten. Die Frage, ob amputiert würde, ängstigte mich. Ich wollte meine Brust auf keinen Fall verlieren. Ich habe große Brüste. In der Pubertät fand ich sie zwar vor allem beim Sport eher belastend, aber jetzt merkte ich, wie wichtig sie mir waren. Die Angst, meine Weiblichkeit und Erotik einzubüßen, war groß. Ich befürchtete nicht, daß mein Partner mich verlassen würde, aber ich hatte Sorge, daß ich mit der Sexualität Probleme haben würde. Ich wollte ein Ganzes sein, unversehrt.

Nach der anfänglichen Fehldiagnose war mein Vertrauen in Ärzte ziemlich erschüttert. Doch als ich meine Ärztin vom Brustkrebszentrum der Berliner Charité kennenlernte, fühlte ich mich gleich geborgen. Mit ihrer warmherzigen, einfühlsamen Art nahm sie mir die Angst, sie meinte, die Brust könne wohl erhalten bleiben. Sie machte mir Mut. Ich war glücklich und riß Witze, während ich in den Operationssaal gefahren wurde. Erst die Narkose stellte mich ruhig.

Der Bumerang kam, als ich erfuhr, daß nicht nur bestrahlt würde, sondern auch eine Chemotherapie notwendig sei. Ich wußte, das bedeutete, die Lymphknoten waren befallen. Bilder meiner Mutter gingen mir durch den Kopf, ihr Leiden während der Chemotherapie. Ich kann zwar Schmerzen ertragen, aber das machte mir doch angst. In meinem Kopf ratterte ein Notplan los, ich wollte keinesfalls stationär, sondern nur ambulant behandelt werden. In der Klinik hatte ich soviel Elend gesehen, da wollte ich nicht hin.

Ich fand eine onkologische Praxis, wo ich nach zwei Stunden am Tropf wieder gehen konnte. Zu Hause fühlte mich ausgelaugt, schlapp, mußte mich häufig übergeben. Ich war bis dahin nie krank gewesen, kannte keinen Husten, Schnupfen, Fieber oder andere Krankheiten. Tabletten hatte ich nie genommen. Das Unwohlsein, nachdem das Gift in meinen

Körper geflossen war, war schlimm. Ich mußte lernen, keine Heldin zu sein.

Nach ein paar Tagen ging es mir besser. Ich konnte für meinen Sohn dasein, die Normalität aufrechterhalten. Aber der Gedanke an die nächste Infusion war der reinste Horror. Ich wollte nicht hilflos daliegen, ich war es gewohnt, die unabhängige Starke zu sein, keine Einschränkungen zu haben. Auch schwach sein zu können, muß man lernen. Die Übelkeit bekam ich schließlich mit einem Medikament in den Griff und fuhr sogar mit dem Motorroller zur Chemotherapie. Andere Krebspatienten gaben mir den Tip, Tagebuch zu führen, zu notieren, was ich esse, trinke, wiege. Das war sehr hilfreich.

Obwohl ich es anfänglich nicht glauben wollte, wurde mir bald klar, daß ich meine Haare verlieren würde. Ich versuchte es positiv zu sehen, dachte, du hast dich nie getraut, eine Kurzhaarfrisur auszuprobieren, jetzt wirst du halt gezwungen. Galgenhumor und Sarkasmus halfen mir fast immer. Ich habe eine sehr direkte Art, Lügen und Show gibt es bei mir nicht. So bin ich auch mit dem Krebs umgegangen. Man muß sich mit den Tatsachen auseinandersetzen und lernen, seine Situation zu akzeptieren.

Als es losging und ich nur noch verfilzte Flusen auf dem Kopf hatte, schnitt mein Mann mir die Haare kurz. Wir machten Witze darüber, schossen Fotos. Dieser normale, selbstverständliche Umgang war gut. Es war eigentlich eine sehr schöne Zeit, wir hatten das Gefühl, zu zweit gegen den Rest der Welt verbündet zu sein. Als ich schließlich gar keine Haare mehr hatte, dekorierte ich zusammen mit meinem Sohn die Glatze als Osterei, posierte mit Sonnenbrille und verschiedenen Hüten für ihn und machte lustige Fotos. Das machte uns Spaß und half ihm, damit umzugehen. Mir war es wichtig, auch mit der Glatze ein fröhlicher Mensch zu sein. Jeder durfte sie anfassen, es fühlte sich schön an. Meine Perücke trug ich nur bei Terminen wie zum Beispiel Elternabenden, sonst hing sie an der Garderobe.

Als mir aber auch Wimpern, Augenbrauen und die Haare im Intimbereich ausfielen, fühlte ich mich doch sehr nackt und hilflos. Ich war angreifbarer, empfand mich nicht mehr als weiblich. In der ersten Zeit ging ich mit einer Pudelmütze ins Bett, weil ich mich so schämte. Doch mein Mann nahm mir die Bedenken, unsere Sexualität haben wir weiter gelebt.

Als die Haare wieder wuchsen, war ich froh über das kleine Fell, es war wie ein Schutzpanzer. Diese Freude hielt leider nicht lange, mit der nächsten Infusion fielen sie wieder aus.

Nach den ersten Chemositzungen wurde eine Pause gemacht, und sechs Wochen Bestrahlung folgten. Das empfand ich zunächst als weniger schlimm, weil man nichts spürt. Mit der letzten Bestrahlung änderte sich das, ich trug Verbrennungen davon, die noch mehrere Wochen lang behandelt werden mußten. In dieser Zeit ging es mir schlechter als während der Chemotherapie. Ich war seelisch an einem Tiefpunkt.

Eine Selbsthilfegruppe wollte ich dennoch nicht besuchen, ich hatte kein Interesse daran, mein Privatleben auszubreiten. Schon vor der Diagnose hatte ich eine Therapie gemacht, doch da meine Therapeutin selbst an Krebs erkrankte, durfte sie mich als Betroffene nicht weiterbehandeln. Sie vermittelte mich an eine wunderbare Psychologin, bei der ich mich öffnen konnte. Dinge, die mich heute noch ängstigen, wie zum Beispiel Nachsorgeuntersuchungen, kann ich mit ihr besprechen. Da kann ich auch mal Schwäche zeigen, mich ausweinen und muß nicht immer vordergründig locker sein.

Geheilt bin ich nicht, ich muß damit rechnen, daß der Krebs wiederkommt. Ein Rezidiv kann nach vier, sieben, acht oder zehn Jahren kommen. Bei meiner Mutter kam der Rückfall nach achtzehn Jahren. Aber ich mache mich nicht verrückt, ich hoffe, daß ich viele Jahre Ruhe habe. Manchmal sage ich mir vor dem Spiegel: »Ich will keinen Krebs mehr!« Es soll eine Kampfansage sein. Das brauche ich hin und wieder. Ich jogge wieder im Wald, da bin ich glücklich, spüre, daß ich lebe. Nach der letzten Chemotherapie habe ich acht Wochen trainiert.

Mein Ziel war ein Crosslauf, da wollte ich unbedingt dabeisein. Das habe ich auch geschafft. Mein Verlangen nach diesem Kick war groß.

Die Krankheit hat mich verändert. Ich habe gelernt, mich zu schützen, abzugrenzen, nicht immer nur für andere da zu sein. Ich bin immer auf hundertfünfzig Prozent gelaufen, habe mich überfordert, das mußte ich begreifen. Früher habe ich lieber ein Geschenk für meinen Sohn, meinen Mann oder eine Freundin gekauft, heute gönne ich auch mir öfter mal etwas. Ich will es mir schön machen, ich lebe jetzt, ich bin im positiven Sinn egoistischer geworden. »Versuche aus allem Negativen das Positive zu ziehen.« Das ist mein Leitsatz geworden.

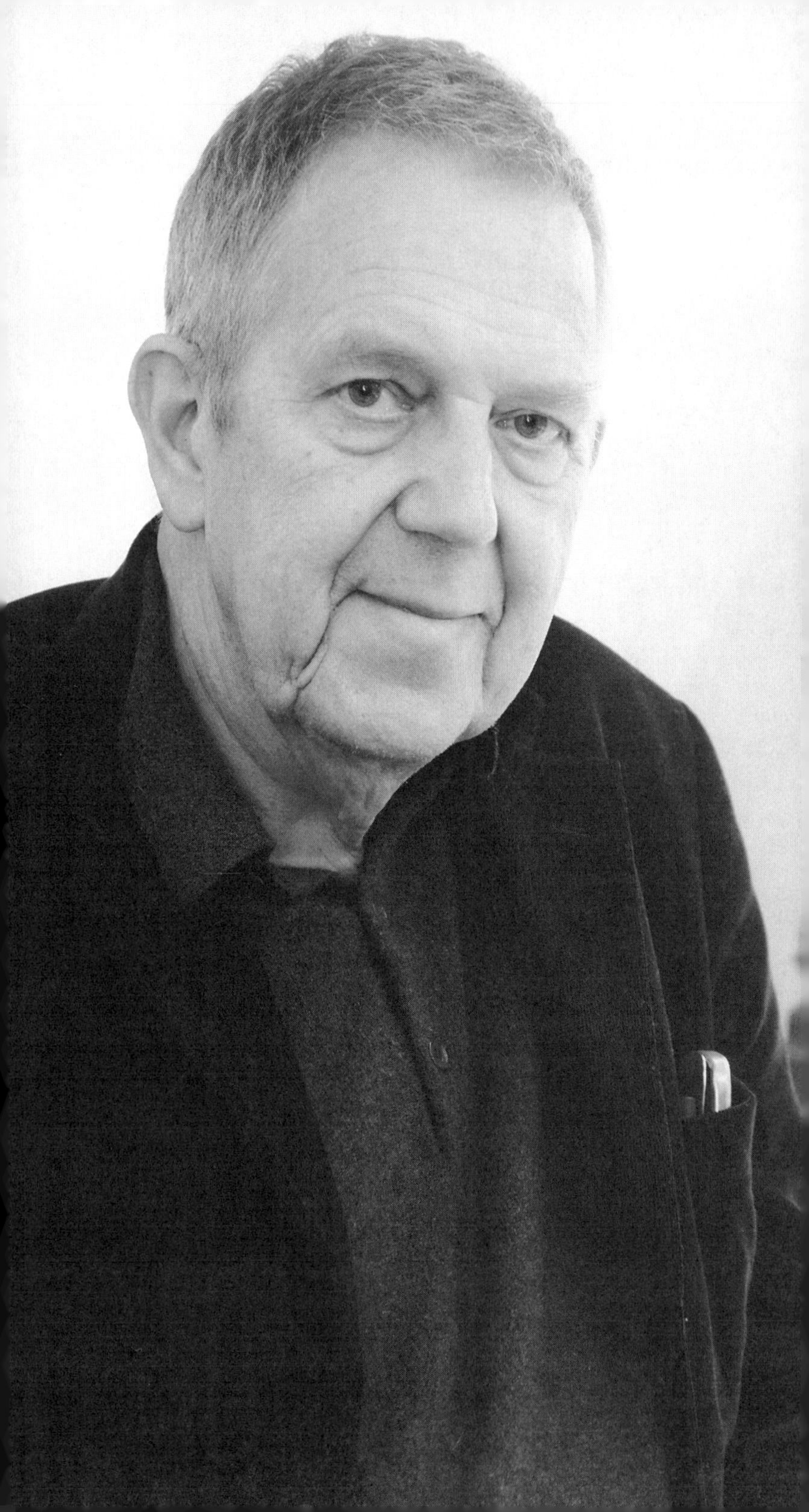

Robert Gernhardt, 68 Jahre, Dichter und Zeichner, Darmkrebs

Das Treffen

Frau Sorge traf am Krankenbett
des Gernhardt den Herrn Kummer.
»Herr Kummer, das ist aber nett!
Wir wolln den Gernhardt-Schlummer
nicht störn, doch wenn er mal erwacht,
läuft die bewährte Nummer:
Sie kümmern sich, daß er sich sorgt,
ich sorge für den Kummer.«
(Aus: R. Gernhardt, *Die K-Gedichte*,
S. Fischer Verlag, 2004)

Es gibt Daten, die man nie vergißt. Bei mir ist es der Juli 2002. Einige Zeit zuvor hatten wir Gäste. Ein jüngerer Mann erzählte meiner Frau und mir von seinen regelmäßigen medizinischen Kontrolluntersuchungen in der Wiesbadener Klinik für Diagnostik. Uns leuchtete das ein, und wir vereinbarten einen Termin in der Klinik. Ich ging völlig unbelastet dorthin, doch bei der Darmspiegelung wurde ein Tumor entdeckt: Darmkrebs. Im August wurde operiert, es mußte alles sehr schnell gehen. Es waren Lebermetastasen festgestellt worden.

Ein guter Freund von mir hatte vor vielen Jahren Darmkrebs. Doch bei ihm hatte sich der Krebs durch Beschwerden geäußert. Es war der erste Krebsfall in unserem nahen Umfeld, und wir waren alle geschockt; heute ist er seit vielen Jahren ohne Befund. Anders bei mir. Ein junger Arzt sagte mir nach dem Befund, bei mir kämen wohl nur noch palliative Maßnahmen in Frage. Das bedeutete, ich würde nie wirklich gesunden. Vermutlich hatte er recht, dennoch hätte er es nicht so beiläufig sagen sollen.

Mein Operateur schlug eine Chemotherapie vor, aber ich wollte meinen Körper testen, ob er allein damit zurechtkam. Ich empfand das nicht als Risiko, ich fühlte mich gesund und war guten Mutes. Ein Alternativmediziner riet mir zu einer Wärmetherapie und anderen Mitteln. Doch als ich in seine Praxis kam, in der Informationsmaterial aus den achtziger Jahren auslag, entschied ich mich dagegen.

Der Professor an der Universitätsklinik reagierte völlig entgeistert, als er erfuhr, daß ich nicht zuerst den Weg der Schulmedizin gehen wollte. Er hatte recht. Eine zweite Operation mußte vorgenommen werden. Ich hatte nicht mit Rezidiven gerechnet, aber nun wußte ich, daß ich das ernst nehmen mußte.

Im März 2003 begann ich also doch mit der Chemotherapie in Frankfurt. Später eröffnete sich die Möglichkeit, die Therapie auch in einer Krebsambulanz in Italien, wo ich seit dreißig Jahren drei bis vier Monate im Jahr lebe, zu machen. Die Ärzte in Deutschland unterstützten mich dabei sehr und klärten vieles für mich, denn es sollte ein neues Mittel angewandt werden, das in Italien noch nicht zugelassen, aber zur Verwendung freigegeben war. Deshalb gaben sie mir das Medikament in einer Kühlbox mit. Es war wohltuend, so an der langen Leine zu sein. Für mich war es sehr wichtig, daß die Grundpfade meines Lebensweges nicht unbegehbar wurden, denn das hätte den Verlust von Lebensqualität mit sich gebracht, die mir sehr viel bedeutet.

Die Chemotherapie dauert, mit kurzen Unterbrechungen, bis heute an, doch ich habe all die Jahre so weiter gemacht wie zuvor, mache Lesungen und Auftritte. Da gab es keine Pause. Manchmal erhielt ich morgens die Infusion und hielt abends eine Lesung, auch wenn ich natürlich die Nebenwirkungen der Chemotherapie kennenlernen mußte. Ich hatte Ameisen in den Fingern, ein Taubheitsgefühl in den Zehen, die Schleimhäute waren angegriffen. Das Medikament, das ich nahm, bewirkt Haarausfall und Durchfall. Und, was schlimmer ist, die

Libido wird gedämpft. Eine Erfahrung, mit der man erst einmal zurechtkommen muß, aber es regeneriert sich zum Glück schnell wieder. Bei einem anderen Mittel hatte ich mit starker Mattigkeit zu kämpfen. Bei manchen setzte die Wirkung sofort ein, bei anderen zeitversetzt. Ich mußte lernen, damit umzugehen.

Dennoch nahm ich all das nicht als Kampf mit dem Körper wahr, auch der Geist kann sich Gehör verschaffen. Ich habe in der letzten Zeit viel gezeichnet. Zeichnen ist im Vergleich zum Schreiben eine noch intensivere Tätigkeit. Auf diese Weise habe ich über weite Strecken die Nebenwirkungen gar nicht gespürt. Ich hatte Termine und setzte mir auch selbst welche. Das ging gut und war wichtig. Ich habe bisher alle Aufgaben erledigt, durchaus auch Anforderungen heiterer Art. Eine Schweizer Zeitung fragte zum Beispiel an, ob ich ein Gedicht zum Thema »Hast du das Sonnenöl dabei?« verfassen könne. So verbrachte ich den Vormittag in der Krebsambulanz damit, mir einen Reim auf Sonnenöl zu machen, während das Gift in mich hineintropfte. Das habe ich auch bei anderen Chemos so gehalten. In dieser Zeit habe ich viele essayistische und komische Texte geschrieben.

Zur Zeit ist meine gefühlte Gesundheit gut, die gemessene nicht. Als ich die Diagnose erhielt, entnahm ich Statistiken, daß mir eine Lebenserwartung von zwanzig Monaten prognostiziert wurde. Das habe ich jedoch nie so ganz ernst genommen. Über diesen Zeitpunkt bin ich nun auch schon weit hinaus, und ich glaube, es könnte auch so weitergehen.

Todesangst hatte ich nie. Ich litt nicht am Krebs, nur hin und wieder unter der Therapie. Aber was andere da erleben ist unvergleichlich schlimmer. Meinem alten Freund F.K. Waechter, sein Krebs wurde nach meinem festgestellt, blieb nicht mehr viel Zeit. Er litt sehr viel und starb rasch. So in letzter Zeit auch einige meiner Freunde und Bekannten, zumeist in meinem Alter. Krebs ist unter uns.

Ich schrieb die »K-Gedichte« zum Thema Krebs und Krankheit, um mir etwas vor Augen zu führen und es mir gleichzeitig vom Leibe zu halten. Die kurze und strenge Form des Gedichts ermöglicht es, anders über die Krankheit zu reden, öffentlich und zugleich privat. Für mich als Patient und Schreiber war es hilfreich, und das kann es für den Leser auch sein. Viele Dichter und Autoren haben Krankheit thematisiert. Heinrich Heine hat Alter, Krankheit, Siechtum und Tod in Gedichten verlacht und zugleich sehr ernst genommen. Ein Krankenzimmer nannte er, schön zweideutig, »Matratzengruft«. Hier spricht der Dichter. Der krebskranke Heiner Müller sagte einmal zu einem Journalisten: »Der Reim lindert das Leiden.« Und in Rilkes letztem Gedicht heißt es: »Komm du, du letzter, den ich anerkenne, heilloser Schmerz im leiblichen Geweb ...« Dichter versuchen für alles Worte zu finden.

Natürlich gibt es auch bei mir Tiefpunkte, da hilft meine Frau mir sehr. Ohne sie könnte ich das gar nicht durchstehen. Meine Frau paßt auf mich auf, sie sorgt dafür, daß ich zusätzlich Aufbaupräparate nehme, um das Immunsystem zu stärken. Ich merke schon, daß ich anfälliger geworden bin. Aber wir beide hatten auch während der Krankheit gute Zeiten, zumal in der Toscana.

Krankheit als Chance: Meine Hosen passen mir wieder. Ich habe zehn Kilo abgenommen. Das habe ich auch in einem Gedicht über den Hosenkauf beschrieben. »Krankheit als Chance – Heute beim Hosenkauf«. Allem auch eine komische Seite abzugewinnen und lachen zu können war und ist für mich immer wichtig. Aber das kann man nicht erzwingen.

Ob die Krankheit mich verändert hat? Ich bin unsicher. Ich weiß, daß ich jetzt achtundsechzig Jahre alt bin und die Lebenszeit kürzer wird. Ich arbeite deshalb nicht schneller oder rauschhafter, aber ich versuche zweierlei: einmal so etwas wie eine Ideallinie zu fahren – meint, zu dichten oder zu zeichnen – und zweitens meine Möglichkeiten auszureizen. Das meint zum Beispiel, kompromißlos ernste und unbefangen komische, ja alberne Gedichte zu Papier zu bringen. Unter dem Titel »Später Spagat« wird man zu meinem Siebzigsten nachlesen können, wie das gemeint ist.

Robert Gernhardt starb am 30. Juni 2006 in Frankfurt am Main.

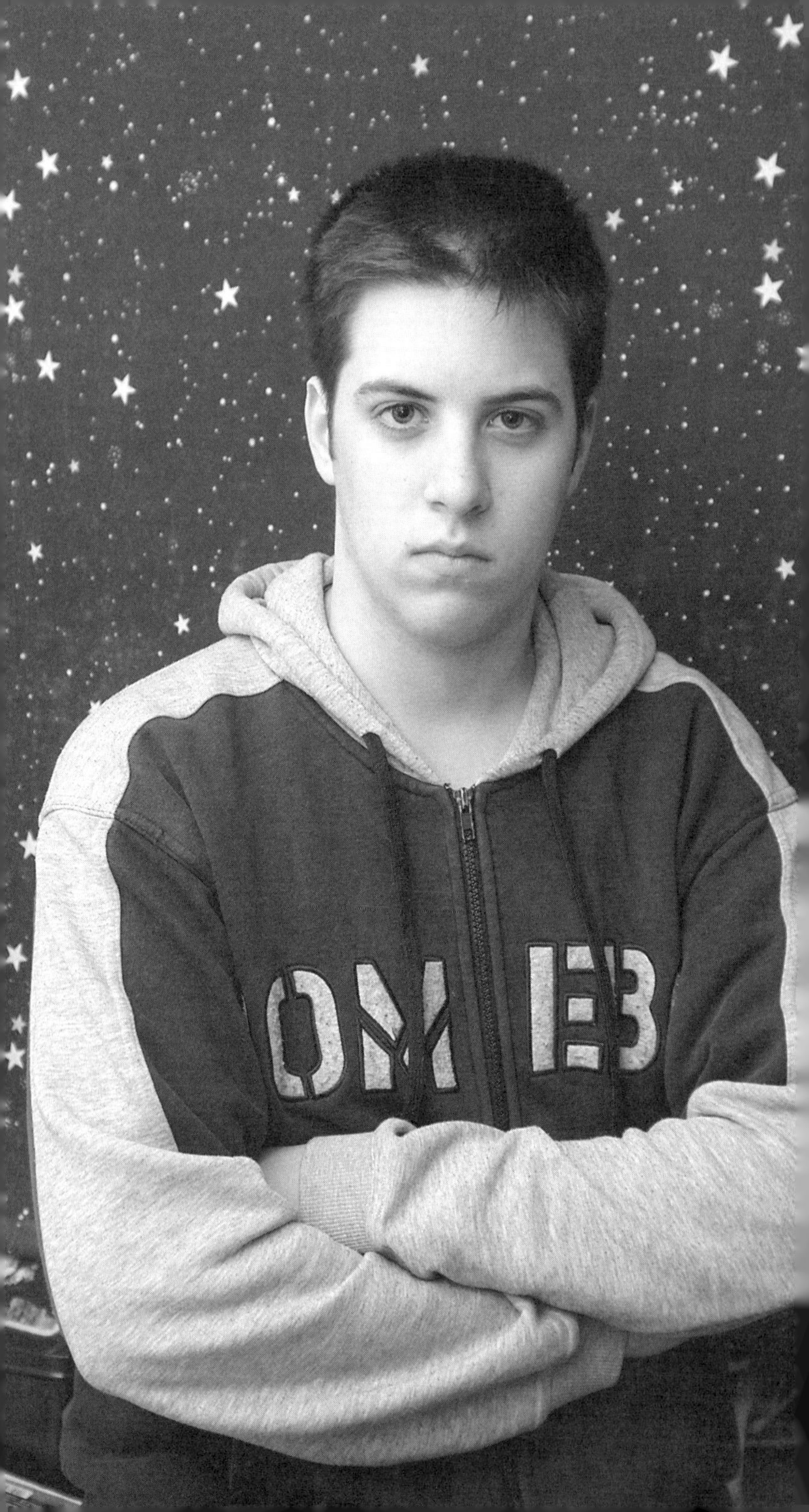

Alexander Stein, 18 Jahre, Abiturient, Lymphknotenkrebs

Der Zahnarzt war ratlos, er konnte nicht herausfinden, woher meine Zahnschmerzen kamen. Der HNO-Arzt glaubte an eine Nasennebenhöhlenvereiterung, verschrieb mir ein Antibiotikum und versprach baldige Besserung. Die Hausärztin bemerkte, daß mein linkes Auge hervorstand, und überwies mich ins Krankenhaus. Ich war damals sechzehn Jahre alt, blieb entspannt und dachte, ich bleibe eben mal für zwei Tage in der Klinik, kuriere die Nasennebenhöhlenvereiterung aus, und dann ab nach Hause.

Erst eine Computertomographie brachte zum Vorschein, was meine Schmerzen verursacht hatte: Lymphknotenkrebs in der linken Nasennebenhöhle. Der Tumor drückte auf den Nerv, daher die Schmerzen.

Die Ärztin kam mit meiner Mutter und Schwester in das Krankenzimmer, dann folgten nur noch Fakten. Das Wort bösartig fiel immer wieder, ansonsten viel ärztliches Fachchinesisch. Krebs war wirklich das letzte, woran ich bei den Symptomen gedacht hatte. Ich wollte nur wissen: Wie lange lebe ich noch? Wie stehen meine Chancen auf Heilung? Aber Todesangst spürte ich nur einige Sekunden lang, alles ging so schnell.

Mir war bewußt, das wird jetzt eine schwierige Zeit. Ich dachte daran, was ich in meinem Leben anders gemacht hätte, wenn ich geahnt hätte, daß schon so bald mein letztes Stündlein schlagen könnte. Ich hätte wohl nicht soviel gespart, sondern lieber das Geld zum Fenster hinausgeworfen. Ich war bis dahin noch niemals richtig verliebt gewesen, das wollte ich unbedingt noch erleben.

Natürlich dachte ich auch, warum trifft es gerade mich? Ich empfand es als ungerecht, schon so jung krank zu werden, ich hatte doch niemandem etwas getan. Schon als Kind hatte ich viele Arm- und Beinbrüche und bekam dadurch viel Aufmerksamkeit. Doch seit der Krebsdiagnose wollte ich einfach nicht mehr krank sein. Ich versuchte meine Wut auf Gott, also auf nichtexistente Dinge, zu richten und machte anderen ihren Glauben richtig mies.

Ich wurde auf die Krebsstation verlegt. Dort schottete ich mich vollkommen ab und verließ das Zimmer nur, wenn mich jemand dazu zwang. Trotzdem war das gesamte Krankenhauspersonal wirklich nett zu mir, ich hatte ein sehr gutes Verhältnis zum behandelnden Oberarzt. Ihn konnte ich immer offen nach allen Nebenwirkungen fragen.

Meine Eltern und meine Schwester besuchten mich jeden Tag, ihnen konnte ich mich bei emotionalen Durchhängern anvertrauen. Es war immer jemand zum Reden da, das war mir wichtig. Nur mit ein oder zwei Schulfreunden hat das nicht geklappt, uns gingen die Gesprächsthemen aus, die Gemeinsamkeiten fehlten. Aber ich verstehe das, vielleicht hatten sie Angst, mich mit bestimmten Fragen zu verletzen.

Auf den ersten Blick wirke ich selbstbewußt, groß und stark, aber ich bin ein gefühlvoller Mensch. Ich hatte depressive Phasen, weinte viel und war teilweise nervlich am Ende. Zu Beginn versuchte ich noch meine Gedanken zu Papier zu bringen. Mir war schnell klar, daß es mir hilft, meine Ängste mit mir selbst auszumachen. Eher Rückzug als Geselligkeit.

Meine Schwester las Bücher und recherchierte viel im Internet zum Thema Lymphknotenkrebs. Aber mich interessierten nur meine Überlebenschancen und der jeweils nächste Behandlungsschritt. Trotzdem war mir ihre Anwesenheit sehr wichtig. Zwischendurch konnte ich kaum sprechen, meine Mundschleimhaut war kaputt. Ich fühlte mich so schlecht, daß ich aus Frust beinahe gewalttätig wurde, ich war schlecht gelaunt und langweilte mich. Doch egal, wie ich mich verhielt, meine Familie ließ mich ihre Verletzung nie spüren, sie kamen immer wieder zu mir. Es ist wichtig, daß Freunde und Familie sich in diesen Phasen nicht von den Patienten abschrecken lassen. Heute habe ich ein gutes Verhältnis zu meiner Schwester, sie hat so viel für mich getan. Meine Familie ist wirklich toll.

Nach der Erfahrung mit dem Krebs gehe ich auch sensibler mit Behinderten um. Ich habe selbst erlebt, wie es ist, auf der Straße angegafft zu werden, nur weil einem die Haare ausfallen. Es war Winter, also konnte ich die Glatze gut mit Mützen oder Kapuzenjacken kaschieren. Aber der Rhythmus der Therapie war schrecklich: Chemoblock, Pause, Nachwirkungen abwarten, wieder ins Krankenhaus und wissen, es wird mir schlecht gehen. Die Mundfäule durch die Medikamente, nichts essen zu können, diese dauernden Schmerzen. Da wird man auch mal müde.

Wegen des schwachen Immunsystems durfte ich nicht in die Schule, die Klassengemeinschaft und die sozialen Kontakte fehlten mir sehr. Ich fragte meine Freunde immer wieder nach alltäglichen Details, die ansonsten keinen in der Klasse interessierten. Alles, was nicht mit meiner Familie oder dem Krankenhaus zu tun hatte, sog ich förmlich auf. Nach der Chemotherapie ging ich in den ersten Wochen richtig gern zum Unterricht, das kannte ich gar nicht von mir. Mittlerweile hat sich das aber auch wieder normalisiert.

Heute behaupte ich, daß ich den Krebs überstanden habe, auch wenn mich ab und zu noch kleine Nebenwirkungen plagen. Die fünfundzwanzig Kilo, die ich im Laufe der Therapie abgenommen habe, sind längst wieder drauf. Doch die Krankheit wird mich noch lange beschäftigen. Menschlich bin ich sicherlich durch den Krebs gewachsen, ich glaube, ich habe mich im positiven Sinne verändert. Auf diese Erfahrung will ich nicht mehr verzichten, sie ist auch ein Gewinn. Ich denke mehr über das Leben nach, das ist die größte Veränderung. Meine Freunde sagen oft, seit der Diagnose sei ich nicht mehr so lebensfroh. Aber ich trinke nur nicht mehr so viel wie sie. Ich gehe vorsichtiger mit meiner Gesundheit um. Gleichaltrige, die ich damit konfrontiere, daß ich Krebs hatte, reagieren häufig verwundert. Ihre Reaktionen zu beobachten ist interessant, denn ich spreche gern und oft auch mit fremden Menschen über meinen Krebs. Vielleicht ist das mein Weg, es zu verarbeiten. Für meine Zukunft wünsche ich mir einen guten Job, eine tolle Frau, ein Haus – und Gesundheit, ja, Gesundheit wünsche ich mir auch.

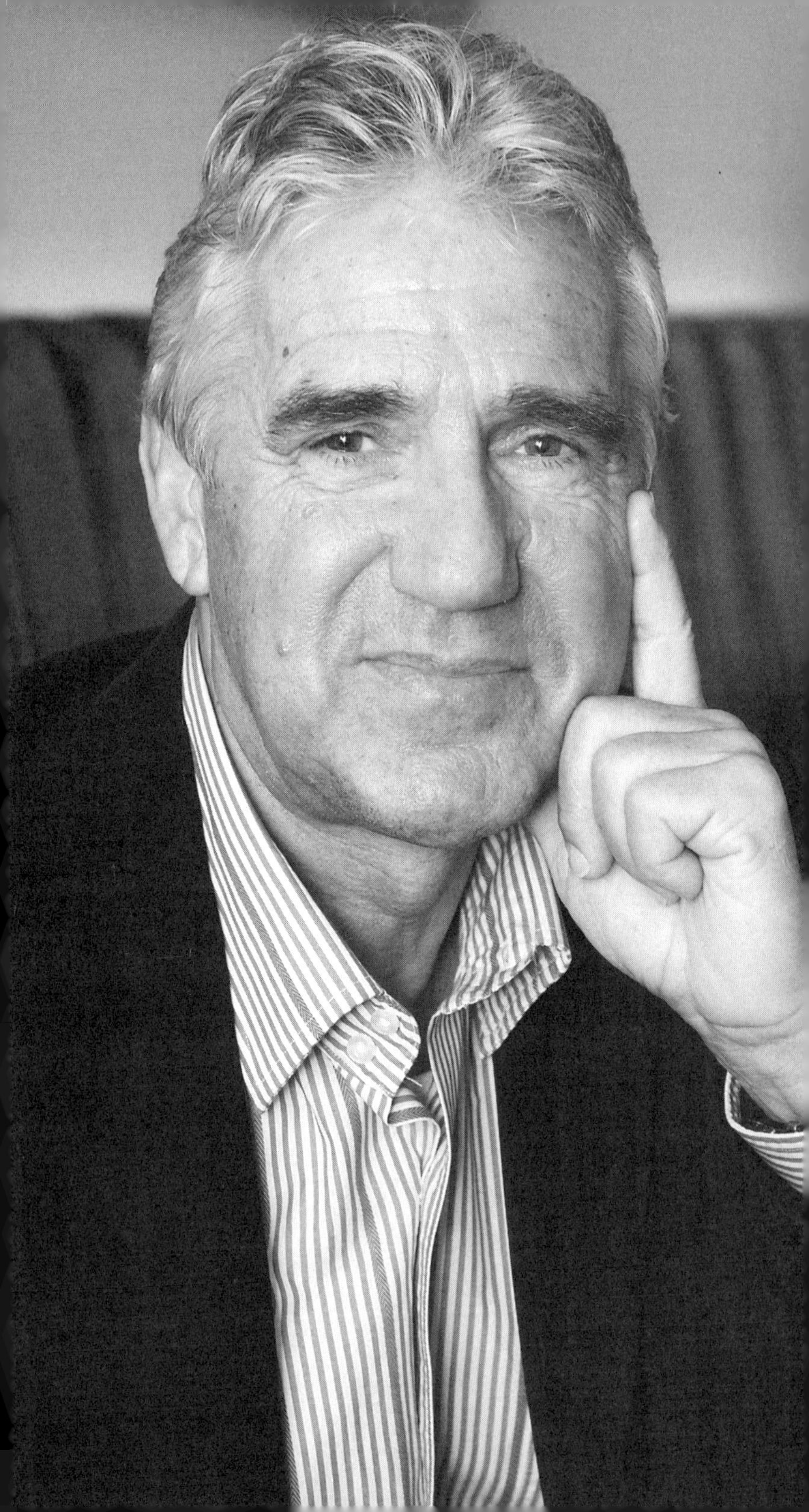

Jörg Berger, 61 Jahre, Fußballtrainer, Darmkrebs

Ich habe folgendes gelernt: Wer sich gesund fühlt, muß nicht gesund sein. Im November 2002 – ich war zu diesem Zeitpunkt Trainer von Alemannia Aachen – hatte ich eine starke Grippe. Ich wollte mich nicht krankschreiben lassen und habe Aspirin genommen, mit Sicherheit zuviel. Aspirin verdünnt ja das Blut, und beim Stuhlgang bemerkte ich dann Blut.

Noch in derselben Woche ließ ich mich von einem Aachener Professor untersuchen. Er stellte nach der ersten Behandlung etwas fest, konnte es aber weder als positiv noch als negativ einordnen und bat mich um zwei bis drei Tage Bearbeitungszeit.

Bisher hatte ich nur Sportverletzungen gehabt, aber keine richtige Krankheit. Wir Sportler sehen in einer Verletzung, etwa an der Achillessehne, keine Krankheit. Nach der Diagnose folgt eine Operation, und fertig. Alles im Leben, das Geld, der Job, unser gesamtes Glück wird durch die Gesundheit beeinflußt, das ist uns Sportlern immer deutlich vor Augen. Ein gesunder Körper ist ein Geschenk Gottes, dafür muß man immer dankbar sein. Ich glaube, wir machen alle den Fehler, dies als selbstverständlich hinzunehmen. Zwar habe ich mich regelmäßig durchchecken lassen, aber eben nicht alles im Detail. In meinem Alter falle ich für bestimmte Erkrankungen in eine Risikogruppe, obwohl ich nie oberflächlich mit meiner Gesundheit umgegangen bin. Ich rauche nicht, treibe viel Sport und bin streßresistent, das muß ich als Trainer auf der Bank auch sein. Ich kann Druck aushalten, nehme keine Tabletten, soviel mal vorweg.

Zwei Tage nach der Untersuchung, anderthalb Stunden vor

einem Spiel gegen Union Berlin, hinterließ mir der Professor eine Nachricht auf der Mailbox. Zu dieser Zeit war meine Mannschaft in einer guten Phase innerhalb der zweiten Liga, wir hatten viermal gewonnen. Normalerweise habe ich am Spieltag das Handy aus, weil ich mich nur auf die Mannschaft konzentriere. Diesmal aber hörte ich die Mailbox ab, weil ich Kontakt zu einem Fernsehteam halten mußte. Die Nachricht des Arztes lautete: »Herr Berger, Ihr Befund ist positiv. Darmkrebs. Bitte nehmen Sie so schnell wie möglich mit mir Kontakt auf.« Es war ein Schock für mich. Ich habe das Telefon dreimal abgehört, nur um sicherzugehen, daß ich mich nicht geirrt habe.

Meiner Intuition und meiner Mentalität folgend, sprach ich in dem Moment mit niemandem darüber, sondern zog das Fußballspiel professionell durch. Es war ein vom Fernsehsender Premiere übertragenes Spiel, also wichtig für uns. Nur meinen Co-Trainer zog ich ins Vertrauen. Für den Fall, daß ich emotionaler als sonst reagieren würde, wußte er zumindest warum.

Es fiel mir natürlich nicht leicht, die Information des Arztes zu verdrängen, und erst als ich kurz vor Spielbeginn zur Trainerbank kam, wurde mir bewußt, wie gleichgültig mir das alles war, was da um mich herum vorging. Ich dachte, dieses Spiel ist vielleicht mein letztes Spiel überhaupt. Zur Halbzeit führte meine Mannschaft mit 2:0, aber freuen konnte ich mich darüber nicht richtig. Nur wer mich gut kannte, bemerkte, daß ich mich anders verhielt.

Wir gewannen das Spiel mit 3:0, unser fünfter Sieg in Folge. Ich bin mir sicher, keiner der Spieler hat etwas bemerkt. Mir war es wichtig, nichts zu überstürzen, den Ablauf wie immer durchzuziehen.

Meine Frau wußte zu diesem Zeitpunkt auch noch nicht, wie es um mich stand. Hätte ich sie direkt nach dem Abhören der Mailbox informiert, dann hätte ich sofort zu ihr nach Hause fahren müssen. Selbstverständlich war sie über die Untersuchungen informiert gewesen und wartete, genau wie ich, auf das Ergebnis des Arztes. Nach dem Spiel fuhr ich die einhundertzwanzig Kilometer von Aachen nach Duisburg zu uns nach Hause. Wir müssen reden, deutete ich ihr auf der Fahrt am Telefon an.

Von Mitternacht bis halb fünf in der Früh saßen wir zusammen an unserem Küchentisch und führten lange Gespräche über das Leben, unser Leben, und das Fazit: Wenn's das war, kann ich für mich über uns beide sagen, es war eine tolle Zeit. Diese Erkenntnis war für mich sehr wichtig.

Für den nächsten Abend machte ich meiner Frau den Vorschlag: Wir gehen auf den Sportpresseball. Vom Küchentisch direkt auf den Ball. Leben, weiterleben wie bisher, das war mir wichtig, auch wenn meine Frau es zuerst nicht glauben wollte. Ich hatte Angst, ich würde langjährige Sportsfreunde vielleicht zum letzten Mal sehen. Ich mußte mit allem rechnen und wollte keinen Rückzug, sondern in die Offensive gehen.

Dieses Nach-vorne-Schauen habe ich im gesamten Verlauf meiner Krebserkrankung beibehalten. Auf dem Ball war es wirklich schön, wir haben das Fest im Kreise wunderbarer Freunde sehr genossen. Sonntagfrüh danach habe ich mit dem ebenfalls krebskranken Schauspieler Michael Lesch zusammen gefrühstückt und über Ärzte und gute Behandlungszentren gesprochen. Er hat mir mit guten Tips sehr geholfen.

Am Montag wußte es bereits die Presse. Für Montagmittag hatte ich eine Pressekonferenz angesetzt, noch ohne den genauen Stand der Erkrankung zu kennen. Anschließend bin ich zur Mannschaft in die Kabine, um mich von ihr zu verabschieden. Ich wünschte ihnen Glück und Erfolg für die kommenden Spiele und übertrug dem Co-Trainer bis zu meiner Rückkehr die Verantwortung. Ich sah Tränen bei dem ein oder anderen, aber ich wollte keine Gefühle, sondern ein Zeichen setzen: Ich komme wieder, und bis dahin viel Erfolg.

So verabschiedete ich mich von meinem Umfeld, noch bevor ich alle detaillierten Ergebnisse vom Arzt hatte. Als Trainer beeinflusse ich die Dinge gern selber, doch von nun an war ich in den Händen der Ärzte und konnte bestimmte Situationen nicht mehr steuern. Plötzlich war ich von anderen abhängig, eine völlig neue Situation für mich. Meine Stärke und Fähigkeit zur Motivation konnten Mannschaften beflügeln und Spieler begeistern, damit habe ich früher oftmals die anderen gerettet, nun mußte ich mich zum ersten Mal selber retten.

Als ich am nächsten Tag mit meiner Frau aus dem Haus ging, um in die Klinik zu fahren, die Tasche in der Hand, drehte ich mich noch einmal um. Da spürte ich für einen Moment Angst. Mir erschien die Situation vergleichbar mit meiner Flucht aus der DDR im Jahr 1979. Als ich damals heimlich meine Wohnung in Leipzig verließ, war mir klar, daß ich entweder im Zuchthaus oder im Westen landen würde. Aber genau wie bei meiner Flucht war ich auch diesmal, auf dem Weg ins Krankenhaus, davon überzeugt, daß ich es schaffe. Ich bin ein positiv denkender Mensch, ein Kämpfer. Diese Grundeinstellung sollte man als Patient haben, das ist wichtig.

In der Kölner Uniklinik war Professor Diehl eine wichtige Bezugsperson für mich. Ich fühlte mich als Patient gut aufgehoben, weil das Interesse an meiner Erkrankung im Mittelpunkt stand und nicht die Neugier an meiner Person. Wir sprachen nicht über meinen Beruf, das war für mich ein positives Zeichen. Meine psychische Verfassung, mein Befinden wurde thematisiert, nicht der Fußball. Wäre ich auf einen fußballverrückten Arzt getroffen, der sich überwiegend mit mir über Sport hätte unterhalten wollen, wäre ich besorgt gewesen.

Nach den ersten Untersuchungen in der Uniklinik ließ meine Angst langsam etwas nach, denn jetzt konnte ich die Situation einordnen und wußte, was auf mich zukam. Ich wollte vom Klinikpersonal jeden Schritt genau wissen. Was passiert wann, warum und wieso.

Im Krankenhaus hatte ich ein Zimmer mit Blick auf den Kölner Dom. Ich war ja mal Trainer beim FC Köln gewesen und fühlte mich fast ein bißchen zu Hause dort. Als ich vor der Operation aus meinem Fenster auf den Dom sah, bedauerte ich, so wenig für den Glauben getan zu haben. In diesem Augenblick hätte ich die Schützenhilfe des lieben Gottes gut gebrauchen können. Aber ich bin atheistisch aufgewachsen, wie die meisten Menschen in der DDR.

Ich lag da also in meinem Krankenzimmer, wollte leben, hing regelrecht am Leben, wollte wieder arbeiten, wollte alt werden. Ich war dankbar für mein Leben, für das, was ich im Fußball erreicht hatte, und hatte dennoch Angst vor dem Tod. Über diese Ängste sprach ich nur im engsten Freundeskreis und mit der Familie. Ich würde lügen, wenn ich die schwachen Momente nicht zugäbe. So kurz vor einer Operation ist sicher jeder unsicher, wie das Leben sein wird, wenn man aus der Narkose aufwacht, auch bei mir war es so. Würde ich Metastasen haben oder eine Chemotherapie brauchen? Diese Fragen kreisten in meinem Kopf.

Zum damaligen Zeitpunkt überschlugen sich die Medien, was meinen Fall betraf. Ich konnte das kaum beeinflussen, und es machte es für meine Frau und mich sehr schwer, unseren damals dreizehnjährigen Zwillingstöchtern meine Krebserkrankung schonend beizubringen. Den Kindern hatten wir zu Anfang nur erklärt, ich sei krank, aber wir haben das Wort Krebs nicht erwähnt. Sie erfuhren es dann in der Schule, weil in den Medien stand, es ginge bei mir um Leben und Tod. Natürlich war es sehr schwer, meinen Kindern und meiner fast neunzigjährigen Mutter gegenüber diese Schlagzeilen zu relativieren.

Meine Operation verlief nicht ganz unkompliziert. Glücklicherweise habe ich jedoch keinen künstlichen Darmausgang erhalten, anderthalb Zentimeter weiter, und es wäre soweit gewesen. Der Krebs hatte zu dem Zeitpunkt noch keine Metastasen gebildet, und man hatte bei dem Eingriff wohl alles entfernt. Nach der Operation sollte ich zwei Tage auf der Intensivstation bleiben. Doch dort war es hell und laut, und ich wollte lieber auf mein Zimmer. Acht Schläuche hingen aus meinem Körper, und der Arzt versprach mir, er würde mich auf mein Zimmer lassen, wenn es mir besser ginge und ich ein paar Schritte über den Flur machen könnte. Trotz der enormen Schmerzen stand ich noch im selben Moment auf und bewies ihm, daß es ging. Er mußte Wort halten, und ich durfte wieder auf mein Einzelzimmer mit Blick auf den Dom.

Sofort nach der Operation steckte ich mir wieder Ziele, holte mein Essen selbst und wollte mich auch nicht pflegen lassen. Dem Physiotherapeuten blieb förmlich die Sprache über meine Fortschritte weg, denn als er kam, um mich langsam wieder in Bewegung zu bringen, lief ich bereits selbständig herum oder saß auf einem Fahrradergometer.

Mein Verein Alemannia Aachen und die Fans haben sich sehr menschlich und korrekt verhalten. Fußball ist zwar ein hartes Geschäft, aber ich habe von allen große Anteilnahme bekommen, Tausende von Genesungswünschen der Fans. In den Stadien hingen Plakate mit der Aufschrift: »Jörg, du schaffst es«. Frankfurter Fans schrieben: »Jörg, du hast unseren Club gerettet, jetzt drücken wir dir die Daumen, daß du es schaffst.« Dieses enorme Feedback hatte ich nicht erwartet, das ging weit über den Fußball hinaus. Ich bekam viele tolle Briefe, auch von Prominenten. Und es haben sich auch einige gemeldet, von denen ich es nicht erwartet hätte.

In der Krankenhauszeit ließ ich nur meine Familie und wirkliche Freunde an mich heran. Ansonsten gab es keinerlei Kommunikation nach außen, weder Fernseh- noch Zeitungsinterviews oder Telefongespräche. Zum Glück hatte ich von Alemannia Aachen auch keinen beruflichen Druck, sondern die Zusage, zurückkehren zu können, wenn ich wieder fit sei. Die Familie und die beruflichen Partner glaubten an mich. Niemals weinten sie vor mir oder zeigten Schwäche. Auch ich war ihnen gegenüber niemals depressiv, sondern versuchte immer, eine positive Ausstrahlung zu haben.

Hätte man in dieser Lebensphase als Patient private Sorgen, kein gutes familiäres Umfeld, hätte mit drohender Arbeitslosigkeit zu kämpfen, wäre das alles natürlich viel schwerer auszuhalten. Ich wußte mein Glück in dieser Zeit wirklich sehr zu schätzen.

Nach vierzehn Tagen wurde ich entlassen. Nach einem solchen Eingriff sind eigentlich vier Wochen Krankenhaus normal, aber ich denke, mit dem festen Willen, wieder fit und gesund zu werden, kann es auch schneller gehen. Eine Kur lehnte ich ab und fuhr mit meiner Frau lieber nach Baden-Baden in ein schönes Hotel zum Abschalten und um ein eigenes Fitneßprogramm zu absolvieren. Man kennt als Sportler seinen Körper doch am besten und weiß, was man ihm zutrauen kann. An einem Ort sein, wo nur Kranke sind, das wollte ich nicht.

Sicherlich hat damals auch ein neuer Lebensabschnitt für mich begonnen. Neben meinem Einsatz für den Fußball und für die Familie wollte ich nun noch etwas anderes tun, nämlich aufklären. Zwei Wochen nach meiner Entlassung saß ich bei Johannes B. Kerner in der Sendung. Ich bin schon lange mit ihm befreundet, und er hatte mir stets seine Hilfe angeboten. Nun ging ich auf sein Angebot ein. Warum machst du das? fragten mich damals viele. Warum gehst du mit deiner Krankheit an die Öffentlichkeit? Aber mir war es wichtig, über die Gefahren dieser Erkrankung zu sprechen. Wir reden in Deutschland viel über Verkehrstote, aber jährlich sterben 30000 Menschen an Darmkrebs. Man muß sich das vorstellen wie ein volles Fußballstadion.

Die Burda-Stiftung hatte mich um Öffentlichkeitsarbeit und Aufklärungshilfe gebeten, nachdem meine Krebserkrankung an die Öffentlichkeit geriet. Ich war bereit, dies zu tun, ich wollte etwas zurückgeben. Viele Prominente sind mit Informationen über ihren Krebs mit Sicherheit zurückhaltender, das ist eben auch eine Mentalitätsfrage. Aber verheimlichen bringt nichts, es kommt früher oder später doch ans Licht. Versucht man es zu verdrängen, bleibt in der Öffentlichkeit auch immer etwas hängen. Ich bin da für Geradlinigkeit und Offenheit. So war ich auch in weiteren Sendungen mit Dieter Thomas Heck, »Melodien für Millionen« und beim SWR mit Frank Elstner.

Ich hatte die Chance bekommen, etwas zu vermitteln, und bei den Auftritten konnte ich zeigen: »Ich bin wieder fit, ich stehe wieder im Leben.« Das war wichtig für die Außendarstellung. Aber auch die Notwendigkeit der Vorsorge war eine sehr wichtige Message. Ich hatte Glück im Unglück gehabt. Nicht die Krankheit ist gefährlich, sondern der Zeitpunkt der Diagnose.

Unser Staat ist im Punkt der Vorsorge, im Vergleich zu anderen Ländern, zu wenig aktiv. Aufklärung funktioniert nur über Identifikation. Mein Beruf als Fußballtrainer schafft Öffentlichkeit. Die Menschen kennen mich als Kämpfer mit der Mannschaft auf der Bank. Und wenn dann Jörg Berger, der Surfer und Skifahrer, plötzlich krank ist, hat das eine Wirkung auf die Öffentlichkeit. Nun konnte ich ein Zeichen setzten: Kämpfen, nicht aufgeben. Mir haben die Bücher von Lance Armstrong und Michael Lesch mit dem Signal, du kannst es schaffen, auch geholfen. Das wollte ich weitergeben. Was ich aber auf jeden Fall ablehne, ist Mitleid, das bekommt man ja bekanntlich geschenkt. In den Medien haben mich diese mitleidigen Artikel am meisten geärgert.

Genau drei Jahre nach meiner ersten Krebserkrankung lag ich wieder im selben Kölner Krankenzimmer mit dem Blick auf die Domspitzen. Gleiches Zimmer, gleicher Chirurg, Diagnose: Metastasen in der Leber.

Im September 2005 hatte bei einer Routineuntersuchung der Tumormarker auf 43 ausgeschlagen. Ein Rückschlag. In der Leber hatten sich zwei Metastasen gebildet. Sie sind langsam gewachsen, das war ungewöhnlich nach drei Jahren. Die Ausgangssituation war diesmal eine andere. Da ich nicht als Trainer tätig war, konnte ich den Eingriff nun für mich behalten, fernab der Öffentlichkeit. Bis mich dann aber doch irgend jemand in der Klinik sah und es an die »Bild«-Zeitung weitergab, die dann Kontakt zu mir aufnahm. Ich gab zu dieser Zeit nur ein Interview und behielt mir vor, dessen Inhalt zu kontrollieren.

Nach anderthalb Wochen und einer schweren Operation wurde ich entlassen. Kurz vor Weihnachten bin ich mit Freunden nach Österreich, nach St. Anton, gefahren, um mich zu erholen. Ich wollte dabeisein, auch wenn ich nur spazierenging und nicht Ski fuhr.

Ich bin jetzt wieder gesund, werde wieder arbeiten und angreifen. Der Krebs hat mich nicht verändert, das würde ja bedeuten, daß ich vorher vieles falsch gemacht hätte in meinem Leben. Das sehe ich nicht so. Ich sage heute ganz bewußt, ich hatte Krebs. Ich fühle mich nicht mehr krank. Doch ich nehme nichts als selbstverständlich hin. Ich freue mich über Kleinigkeiten. Ich stehe voll im Leben und werde sicher alt werden.

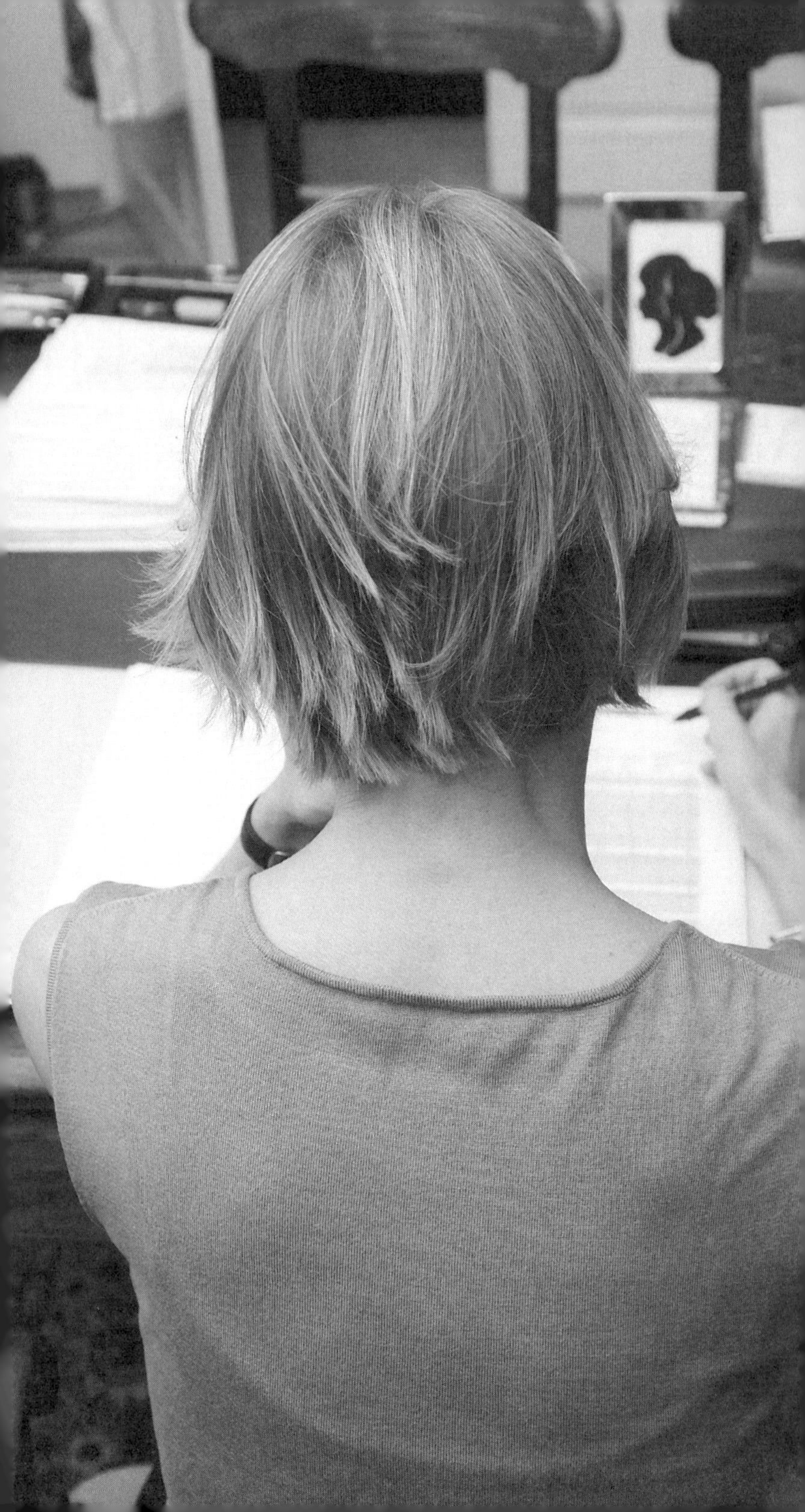

Marlis S., 46 Jahre, Geschäftsführerin, Brustkrebs

Mein Mann hat es zuerst gespürt, er bemerkte bei einer Berührung eine Veränderung meiner Brust. Ich creme meinen Körper regelmäßig nach dem Schwimmen und Saunieren ein, aber ich hatte diese Veränderung bis dahin nicht festgestellt. Es fühlte sich an, als wären kleine Knoten in meiner Brust. Da ich erst sieben Monate zuvor eine Mammographie hatte machen lassen, war ich nicht sonderlich beunruhigt. Am selben Nachmittag, im Oktober 2004, war ich mit einer befreundeten Frauenärztin zum Sport verabredet und bat sie, einen Blick auf meine Brust zu werfen. Sie ertastete eine Zyste, war sich aber nicht ganz sicher und sagte mir, ich solle in der kommenden Woche gleich noch einmal mammographieren lassen, um alle Unsicherheiten auszuschließen.

Sowohl meine Mutter als auch ihre Schwester waren unter fünfzig, als sie an Krebs starben. Deshalb war ich sensibilisiert. Ich gehe regelmäßig zu jeder Untersuchung, aber ich bin ein positiv denkender Mensch und hatte bis dahin das Gefühl, daß es mich nicht treffen würde, trotz der familiären Vorbelastung. Außerdem konnte ich mir einfach nicht vorstellen, daß Krebs in dieser Größenordnung innerhalb von nur wenigen Monaten entstehen kann.

Der Termin beim Arzt war sehr ernüchternd. Nach Mammographie und Sonographie sprach der Gynäkologe von einer kurzfristigen Operation und sagte, daß es nicht gut aussähe. Sehr wahrscheinlich bösartiger Brustkrebs. Diese direkte Konfrontation mit der Krankheit erwischte mich kalt, solch ein Resultat hatte ich nicht erwartet, ich war ja noch immer davon ausgegangen, daß es sich um eine Zyste handelte.

Der erste Gedanke nach der Diagnose galt meiner Mutter. Bevor sie starb, mußte sie eine beidseitige Brustamputation über sich ergehen lassen. Vor fünfundzwanzig Jahren waren Chemotherapien und Bestrahlungen noch belastender für den Körper, sie hatte viel verbrannte Haut und starke Schmerzen. Ich habe als junge Frau ihre Leidensgeschichte hautnah miterlebt. Meine Mutter hat an ihrer Krebserkrankung schwer gelitten. Daher kam wohl auch ganz kurz der absurde Gedanke, alles hinzuschmeißen, die Maschinerie der Krankenhäuser abzulehnen. Zwei Jahre noch schön zu leben und dann dem Tod mutig ins Auge zu blicken. Aber ich bin kein Mensch, der wegläuft, ich stelle mich.

Zwei Tage danach hatte ich im Brustkrebszentrum der Charité ein Ärzteteam gefunden, dem ich sehr vertraute. Die Gesamtuntersuchungen begannen, und die entscheidende Frage war: Hatten die Karzinome bereits gestreut? Das war glücklicherweise nicht der Fall, aber ich wußte nun auch, daß es sich um einen aggressiven, schnell wachsenden hormonabhängigen Krebs handelte.

Am nächsten Tag saß ich wieder im Büro, Kollegen gegenüber erwähnte ich den Krebs nicht. Ich wollte normal weiterleben. Körperlich ging es mir zu dieser Zeit blendend, ich war bester Kondition und konnte durchaus meinen Alltag meistern. Das Umfeld kann oft sicherlich schwerer mit Krebs umgehen als der Patient selbst. Ich wollte kein Mitleid, nicht in Watte gepackt werden und keinen Rückzug aus dem Berufsleben. Meine verantwortungsvolle Tätigkeit in der Immobilienbranche hat mich in dieser Phase eher stabilisiert. Das hätte ich um keinen Preis aufgeben wollen.

Meine seelische Anspannung war sicherlich zu spüren. In dieser Anfangsphase waren daher offene Gespräche mit meinem Mann, oft zu nächtlicher Stunde, sehr wichtig. Aussprachen über meine Angst, vielleicht bald keine Brust mehr zu haben und damit, zumindest in meinen Augen, auch keine erotische Frau mehr zu sein. Wie würden wir künftig Erotik leben können? Es war gut, daß mein Partner ein Ohr für diese Krisenthemen hatte und mich nicht allein ließ. Ich habe nur im wirklich engsten Freundeskreis über meine Krankheit gesprochen. Es half mir, wenn langjährige Weggefährten auf meine Ängste eingingen.

Neben meinem Mann haben mich drei sehr enge Freundinnen durch die Behandlungszeit begleitet. Eine Freundin hielt die ganze Zeit Kontakt mit Briefchen, kleinen aufmunternden Geschenken und Telefonaten aus der Ferne. Aber ich wollte partout kein Mitleid. Wichtig ist, daß Angehörige und Freunde das Angebot eines Gesprächs aufrechterhalten, die Patienten aber auch nicht bedrängen, der Krebs sollte nicht ständiges Thema sein. Diese bleiernen, mitleidgetränkten Stimmen aus der Familie oder von Bekannten am Telefon sind furchtbar. Sicher ist das eine natürliche Reaktion der Angehörigen, die voller Sorge sind, aber mich strengte das sehr an. Ich mußte meinen Ex-Mann am Telefon regelmäßig aufbauen und sogar trösten in seiner Sorge um mich. Dabei habe ich Kraft gelassen.

Ich wollte keine Zeit verlieren und so zügig wie möglich mit der Therapie beginnen, um mein altes Leben ohne Krebs wieder genießen zu können. Um alle kommenden Schritte für die Behandlung zu besprechen, gab es einen weiteren Arzttermin. Ich bat meinen Mann, mich nicht zu begleiten. Ich wollte das Gespräch ausdrücklich allein führen und mir offenhalten, wie ich die Informationen an ihn weitergebe. Ich erhielt das Angebot, an einem Studienprojekt aus den USA teilzunehmen. Bei diesem Programm wurde die Chemotherapie vor der Operation durchgeführt. Ich mußte zustimmen, ob ich mich parallel zur Chemotherapie medikamentös behandeln lasse wolle. Das Ziel war es, die Knoten zu verkleinern. Sollte dies gelingen, so wäre die Chance, die Brust bei der anschließenden Operation zu erhalten, größer. Ich sagte zu.

Ende November, ich kam direkt von einer Tagung, ging ich für zwei Tage zu meiner ersten Chemotherapie ins Krankenhaus. Mein allgemeines Befinden während der Chemotherapie war gut. Es gab nur wenige dunkle Stunden voller Traurigkeit, zum Beispiel, als ich meine Perücke aussuchte. Mein langjähriger Friseur kam mit in den Perückenladen, um eine Auswahl zu diskutieren. Es war alles genau getimt, Lieferung der Perücke, Urlaubsbeginn, Haarausfall und nach dem Urlaub mit »neuer Frisur« ins Büro. Es sollte für mich als berufstätige Frau keinen Zeitpunkt ohne Haare geben. Ich wollte unangenehmen Fragen entgehen. Die Perücke sollte natürlich aussehen und einen Übergang vom eigenen zum Kunsthaar leisten, ohne daß es jemand bemerkte. Als Golfspielerin, Schwimmerin und leidenschaftliche Saunagängerin mußte ich meine Unsicherheit erst mal überwinden. Ich ließ mir genau erläutern, wie man sie anbringt, damit sie auf der glatten Kopfhaut hält.

Früher als erwartet, etwa vierzehn Tage nach Beginn der ersten Chemotherapie, begannen die Haare auszufallen. Ich verbrachte das Wochenende mit Freunden in Travemünde an der Ostsee und bedeckte die sich lichtenden Haare mit einem flotten Turban und einem schön drapierten Tuch. Ich trug ihn zum Frühstück, beim Spaziergang, selbst beim eleganten Abendessen. In den frühen Morgenstunden ging ich allein an den Strand, nahm den Turban vom Kopf und genoß es, wie der starke Seewind durch meine Haare wehte und einige davontrug. Es machte mich nicht traurig, es war eher befreiend.

Nach diesem Wochenende erwartete mich meine fertige Perücke. Noch im Laden rasierten wir den restlichen Haarflaum ab. Beim Aussuchen der Perücke hatte ich noch geweint. Jetzt, mit dem frisch geschorenen Kopf, empfand ich es nicht mehr als so schrecklich. Natürlich brauchte ich drei bis vier Tage, um mich mit dem kahlen Kopf anzunehmen. Mein Mann hat mich wirklich niemals ohne Haare gesehen. Ich ging immer mit einem Turban schlafen. Ich bestand entgegen unserem Ritual darauf, das Bad von nun an allein zu benutzen. Ich habe ihn ausgesperrt, er sollte mich so nicht sehen. Es ist eine Frage der Ästhetik und der Erotik, die mir sehr wichtig war. Für ihn war es schwer, daß ich ihn so ausschloß, dennoch betrachtete er es nicht als Vertrauensverlust, sondern akzeptierte es.

Für die Zeit nach der zweiten Chemotherapie, kurz vor Weihnachten 2004, hatte ich Flüge nach Teneriffa gebucht. Ich mußte raus aus der Stadt, und falls es mir nach der Chemotherapie schlecht ginge, wollte ich lieber in der Sonne sein als im tristen Berlin. In einem spanischen Ärztezentrum konnten die wöchentlich erforderlichen Blutuntersuchungen gemacht werden. In diesen Ferien blieb mir ausreichend Zeit, mich an das neue Haar zu gewöhnen. Ich lernte, wie sich die Perücke bei Wind und Wetter verhielt, und verlor die Angst vor unangenehmen Überraschungen. Synthetische Perücken sind gegenüber den Echthaarperücken sogar von Vorteil, man kann sie viel leichter frisieren. Überhaupt machte ich die Erfahrung, daß Perücken morgens und nach dem Sport sogar praktisch sind, man ist viel schneller zurechtgemacht. Vierzehn Tage später erhielt ich im Büro sogar Komplimente für meine »neue Frisur«.

Mir war es sehr wichtig, daß nach außen alles weiterlief wie bisher. Mein Beruf, der Sport, der Umgang mit Freunden. Die Rituale des Alltags, die Normalität habe ich als erleichternd empfunden. Wenn etwas unabänderlich ist im Leben, dann akzeptiere ich es und lamentiere nicht. Nach vorn zu schauen, lebensbejahend in den Tag zu gehen ist wichtig. Das Beste aus der Situation zu machen, auch wenn es sich um eine Erkrankung wie Krebs handelt.

Mein Mann haderte eher mit meinem Schicksal, er fragte sich immer wieder, warum es gerade mich traf. Aber das nützt alles nichts, die Gegenwart muß gelebt und in allen Facetten ausgekostet werden. Ich wollte Pläne schmieden, Kino- und Theaterkarten organisieren, auch wenn ich nicht wußte, ob es mir am Tag der Aufführung gut gehen würde. In vorauseilender Sorge gar nichts zu planen, das wollte ich auf keinen Fall. Ich wollte selbst entscheiden, was mein Körper leisten kann, nichts in die Zukunft verschieben, aktiv leben, trotz Krebs.

Wir gehen zum Beispiel gern und gut essen, doch während der Chemotherapien verschwand mein Geschmackssinn, plötzlich schmeckte alles bitter und säuerlich, wie nach Erbrochenem. Egal, ob ich Erdbeeren oder ein Filet aß, es war schlimm. Dennoch, ich wollte nicht zu Hause bleiben, ich wollte ausgehen, mich zurechtmachen und das schöne Ambiente im Restaurant genießen. Mein Mann versuchte eher, mich ein wenig zu bremsen, aber ich wollte mich nicht hängenlassen.

Natürlich spürte auch ich ab und zu Müdigkeit am Morgen, aber anstehende Termine zwangen mich aufzustehen. Als Geschäftsführerin konnte ich mir die Zeit ganz gut selbst einteilen, und ich bin bis heute der Meinung, daß es richtig war, niemandem in meinem beruflichen Umfeld etwas von der Erkrankung zu sagen. Im heutigen Wirtschaftsleben hat man mit der Diagnose Brustkrebs in einer Führungsposition kaum eine Chance. Der Arbeitmarkt ist hart.

Genauso klare Worte fand ich für meinen Mann. Zum Zeitpunkt der Diagnose waren wir noch nicht verheiratet, der Hochzeitstermin stand aber schon. Angesichts der neuen Situation stellte ich das wieder in Frage, ich wollte nicht aus Mitleid geheiratet werden. Einen Rückzug seinerseits hätte ich akzeptiert. Aber es blieb dabei, zwischen zwei Chemotherapien heirateten wir mit einem großen Fest.

Nach dem erfolgreichen Verlauf der Chemotherapie wurde die Brustoperation für April 2005 festgelegt. Meine Blutwerte waren gut, die Knoten hatten sich verkleinert. Mein Geburtstag fällt auch in den April, und ich wollte gern ohne Krebs ins neue Lebensjahr gehen, deshalb bat ich die Ärzte, den Termin entsprechend zu legen.

Es konnte tatsächlich brusterhaltend operiert werden. Nur ein seitlicher Schnitt erinnert an den Eingriff. An meinem Geburtstag im April war ich wieder zu Hause, ohne Krebs, wie ich es mir gewünscht hatte, nur noch verkabelt mit Wundfläschchen von der Operation. Meine große Sorge, daß sich mein positives Körpergefühl verändern könnte, bewahrheitete sich nicht. Ich kann Berührungen nach wie vor zulassen und genießen. Man muß dem Partner die Angst nehmen, Offenheit ist auch in der Sexualität wichtig. Das anschließende Rehabilitationsprogramm lehnte ich ab. Wer will schon die ganze Zeit unter Kranken sein? Ich unternahm lieber einen Wellnessurlaub und erholte mich dort.

Sicherlich hat mich die Krebserkrankung verändert. Ich bin gelassener geworden, löse Konflikte in der Firma mit größerer Ruhe, lebe bewußter, fühle mich gestärkt. Gesundheit ist das Wichtigste, für alles andere gibt es Lösungen.

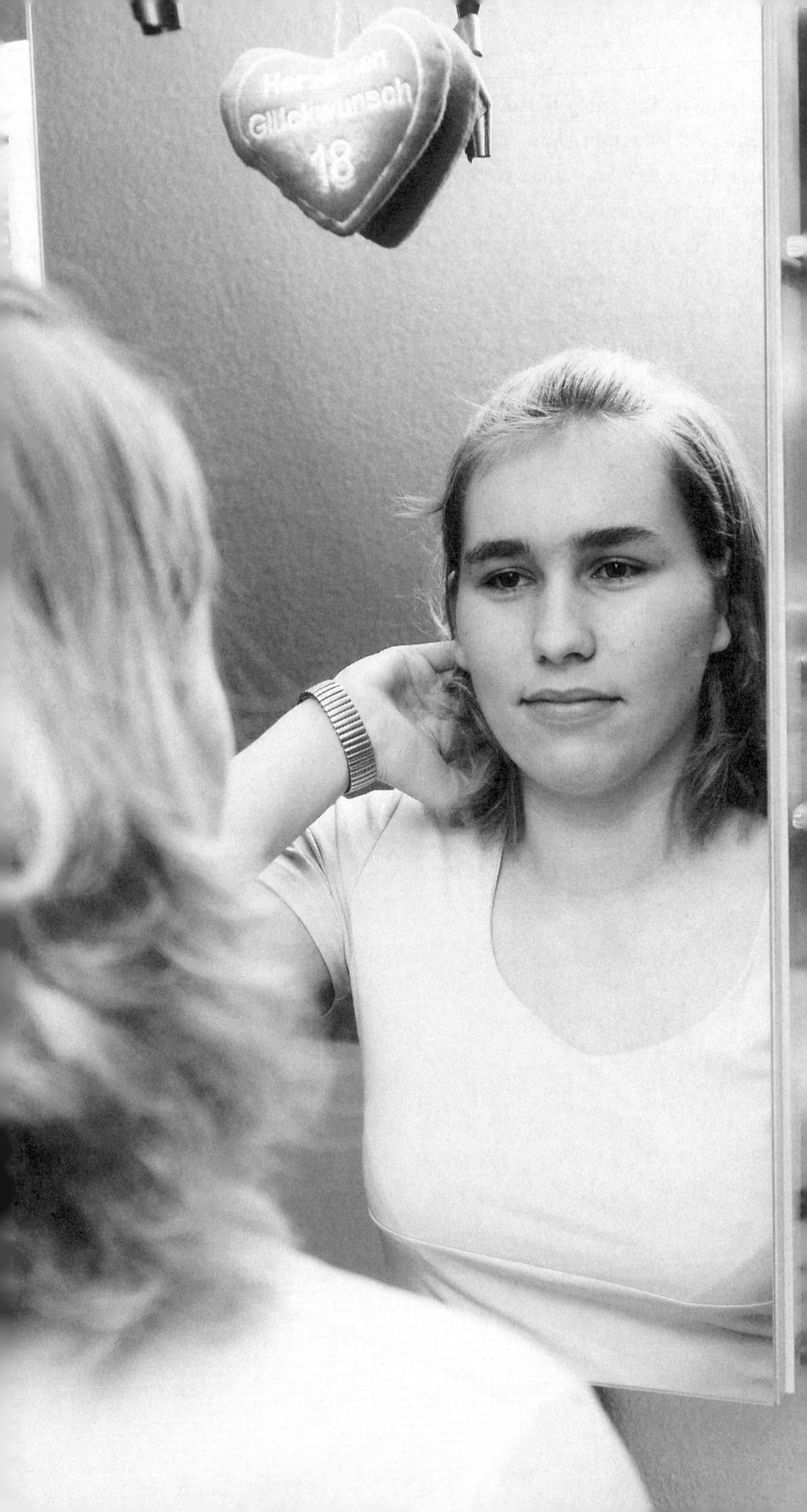
18

Steffi Wendt, 18 Jahre, Auszubildende, Histiozytose X

Seit zehn Jahren plagen mich immer wieder Ohrenschmerzen. Fünfmal bin ich deswegen bereits operiert worden. Im Februar 2004 hatte ich einen weiteren Eingriff, das Gewebe wurde eingeschickt. Diagnose: Histiozytose X. Ein Tumor am Knochenbein des Ohres.

Als das Wort Krebs fiel, war mir klar, es ist ernst. Damit hatte ich überhaupt nicht gerechnet, ich war vollkommen geschockt. Ich empfand es wie eine Strafe, als sei ich daran schuld. Ich war doch nur zur Nachsorgeuntersuchung gegangen, und dann so etwas. Als ich wieder zu Hause war, rief ich meine Freundinnen und Freunde an und erzählte ihnen davon. Auch sie waren schockiert, versprachen mir Unterstützung, sagten, sie seien für mich da. Einige weinten.

Weitere Untersuchungen folgten, alles mußte sehr schnell gehen. Ich wußte gar nicht mehr, wie mir geschieht. Ich hatte Angst zu sterben. Angst vor der Chemotherapie und den Nebenwirkungen. Mit der Chemotherapie wurde gleich begonnen, ich erhielt allerdings keine Infusionen, sondern einmal wöchentlich eine Spritze. Doch davon ging es mir so schlecht, daß die Behandlungen schließlich in dreiwöchigem Rhythmus vorgenommen wurden. Leider ging es mir auch dann nicht besser, und wir versuchten es mit einer Chemobehandlung im Monat, aber noch immer hatte ich Probleme mit den Nebenwirkungen. Meine Beine waren taub, ich konnte kaum laufen. Ich fühlte mich richtig mies, war kraftlos, hatte zu nichts Lust. Aufgrund der Schmerzen bekam ich sogar Morphium. Schließlich wurde die Therapie abgebrochen. Ich konnte nicht mehr.

Die Ärzte hatten behauptet, von dieser »leichten« Chemotherapie würden die Haare nicht ausgehen. Aber dann ging es doch los, jeden Morgen fand ich Haare auf dem Kopfkissen, bis nur noch ein Rest Flaum meinen Kopf bedeckte. Ich bekam Panik, so wollte ich nicht herumlaufen, und kaufte mir sofort eine Perücke. Ich trug sie jedoch nur einmal, weil sie so komisch aussah. Von dem Cortison, das ich nehmen mußte, bekam ich Akne, im Gesicht, auf dem Rücken, im Nacken. Mein Gesicht war aufgedunsen, ich nahm sieben Kilo zu. Ich wollte überhaupt nicht mehr vor die Tür gehen, so unwohl fühlte ich mich.

In all dieser Zeit waren meine Eltern immer für mich da, sie standen das mit mir durch, hörten mir zu und stützten mich mit ihrer Liebe. Mit meiner Mutter bin ich seitdem mehr zusammen gewachsen, sie weiß immer, wie ich mich fühle, und leidet mit mir. Auch meine Freunde wollten nicht, daß ich allein zu Hause sitze, sie versuchten mich zu überreden, mit ihnen auszugehen. Mir war das alles zuviel. Aber ich konnte mit ihnen reden, meine Gefühle ausdrücken.

Enttäuscht bin ich nur von einer Freundin. In der ersten Woche besuchte sie mich täglich im Krankenhaus, dann immer seltener. Sie rief hin und wieder an, erkundigte sich, sagte mir, daß sie mich liebhat. Aber ich glaubte ihr nicht mehr. Später fragte sie nicht mal mehr, wie es mir geht, wenn wir uns trafen. Dieses Desinteresse hat mich sehr verletzt. Für sie war ich nur noch eine Spielverderberin, weil ich keine Partys mehr feiern konnte. Von ihr fühlte ich mich im Stich gelassen, von den anderen Freunden nicht. Sie hatten immer Zeit, trotz Klausurenstreß. Das hat mir sehr geholfen, sie waren einfach da, erzählten mir aus ihrem Leben und brachten so etwas wie Normalität mit. Ehrlich gesagt, war ich manchmal auch neidisch auf sie und fragte mich, warum gerade ich? Ich habe mich viel um mich selbst gekümmert in dieser Zeit, und sicher war ich auch etwas wehleidig.

Als ich die Diagnose erhielt, hatte ich keinen Freund. Manchmal dachte ich, es wäre schön, jemanden zu haben, Nähe zu spüren, sich ausheulen zu können. Aber dann dachte ich, so wie ich aussehe, will mich sowieso keiner, das hält ja niemand aus. Mein Selbstbewußtsein war völlig am Boden. Oft hatte ich das Gefühl, mir geht es schlecht, keiner kann mir helfen, niemand weiß, woher die Schmerzen kommen. Es ist so schwer auszudrücken, wie sich das anfühlt.

Heute gehe ich bei Schmerzen sofort zum Arzt, ich denke gleich, da ist wieder etwas, und kann dann gar nicht glauben, wenn es heißt, es sei nichts. Mein HNO-Arzt versteht das aber. In der Klinik wurde mir oft unterstellt, meine Schmerzen seien seelisch bedingt. Aber ich habe wirklich Schmerzen, und mittlerweile glaubt man mir das auch. Es ist so ein stechender Schmerz im Ohr, aber auch die Ärzte sind hilflos und wissen nicht, woher es kommt, es gibt keine Entzündung oder Rötung. Es ist nichts Konkretes festzustellen. Es kommt und geht. Damit muß ich wohl leben.

Bis zur zehnten Klasse war ich eine gute Schülerin, obwohl ich schon früher durch die vielen Operationen oft ausfiel. Vor zwei Jahren in der Oberstufe wurden meine Leistungen dann sehr schlecht. Wegen der Chemotherapie hatte ich häufig Konzentrationsprobleme. Ich konnte noch soviel lernen, bei Prüfungen saß ich dann da und wußte nichts mehr. Außerdem sah ich so schrecklich aus, mit meiner Cortisonakne, ich mochte mich selbst nicht mehr und hatte Angst, abgelehnt zu werden. Niemand hat auf dem Schulhof gefragt, was mit mir los ist. Statt dessen kam das Gerücht auf, ich sei schwanger. Das war alles sehr belastend.

Die elfte Klasse habe ich abgebrochen, später wiederholt und dann gerade so geschafft. Ich wollte nicht mehr weitermachen und verließ die Schule. Meinen Realschulabschluß hatte ich ja schon in der Tasche. Bis zur dreizehnten Klasse hätte ich es ohnehin nicht mehr geschafft.

Ich habe mich durch die Krankheit verändert, bin älter, reifer, ernster geworden und fühle mich Gleichaltrigen nicht mehr so zugehörig. Für mich besteht das Leben nicht nur aus Party, ich habe kaum noch Lust, in Diskotheken zu gehen. Auch mein Berufswunsch hat sich verändert. Früher wollte ich etwas im Büro machen. Nach einem Praktikum in einem Kindergarten merkte ich, daß das etwas für mich sein könnte. Von Kindern bekommt man soviel zurück, soviel Liebe. Inzwischen mache ich eine Ausbildung zur Erzieherin. Ich glaube, es ist eine gute Entscheidung, ich bin glücklich darüber. Mein Leben habe ich jetzt selbst in die Hand genommen. Ich habe gelernt, daß man das tun sollte, was man wirklich möchte. Seit ich weiß, wie schnell es zu Ende sein kann, will ich die Zeit, die ich habe, genießen. Vor der Diagnose hatte ich solche Gedanken nicht.

In der Kinderklinik hatte man mir vorgeschlagen, zu einer Psychologin zu gehen. Das wollte ich nicht. Ich hatte die Vorstellung, daß sie etwas über mich herausfinden würde, was ich nicht preisgeben will, fast wie eine Hellseherin. Ich wollte meine Probleme nicht erzählen. Ich behielt immer alles für mich, bis es herausplatzte, und dann weinte ich nur noch. Eine Therapeutin aber fand ich sehr nett. Sie riet mir, eine Kunsttherapie zu machen. Das konnte ich mir zunächst gar nicht vorstellen, denn in der Schule haßte ich das Fach Kunst, aber ich dachte, probier es einfach mal aus. Es gefiel mir, ich mache es immer noch einmal in der Woche. Ich habe dort gelernt, meine Gefühle auszudrücken, und das tut mir sehr gut. Dort kam mir auch die Idee, den Verlauf meiner Krankheit aufzuschreiben. Als ich einmal anfing, konnte ich gar nicht mehr aufhören. Plötzlich erinnerte ich mich an so vieles, was ich verdrängt hatte, und konnte es noch einmal verarbeiten. Mein Leben besteht aus Krankheit, an Schmerzen bin ich gewöhnt. Ich habe all meine Erfahrungen notiert, um besser verstanden zu werden.

Mein Ziel ist es jetzt, meine Ausbildung zu schaffen und dann in einem Krankenhaus zu arbeiten. Auf der Kinderkrebsstation habe ich gesehen, wie sehr die Kinder leiden, und ich glaube, ich kann ihnen helfen, weil ich sie gut verstehe. Aufgrund meiner Erfahrung kann ich besser mit ihnen mitfühlen. Ich würde nie sagen: »Stell dich nicht so an.«

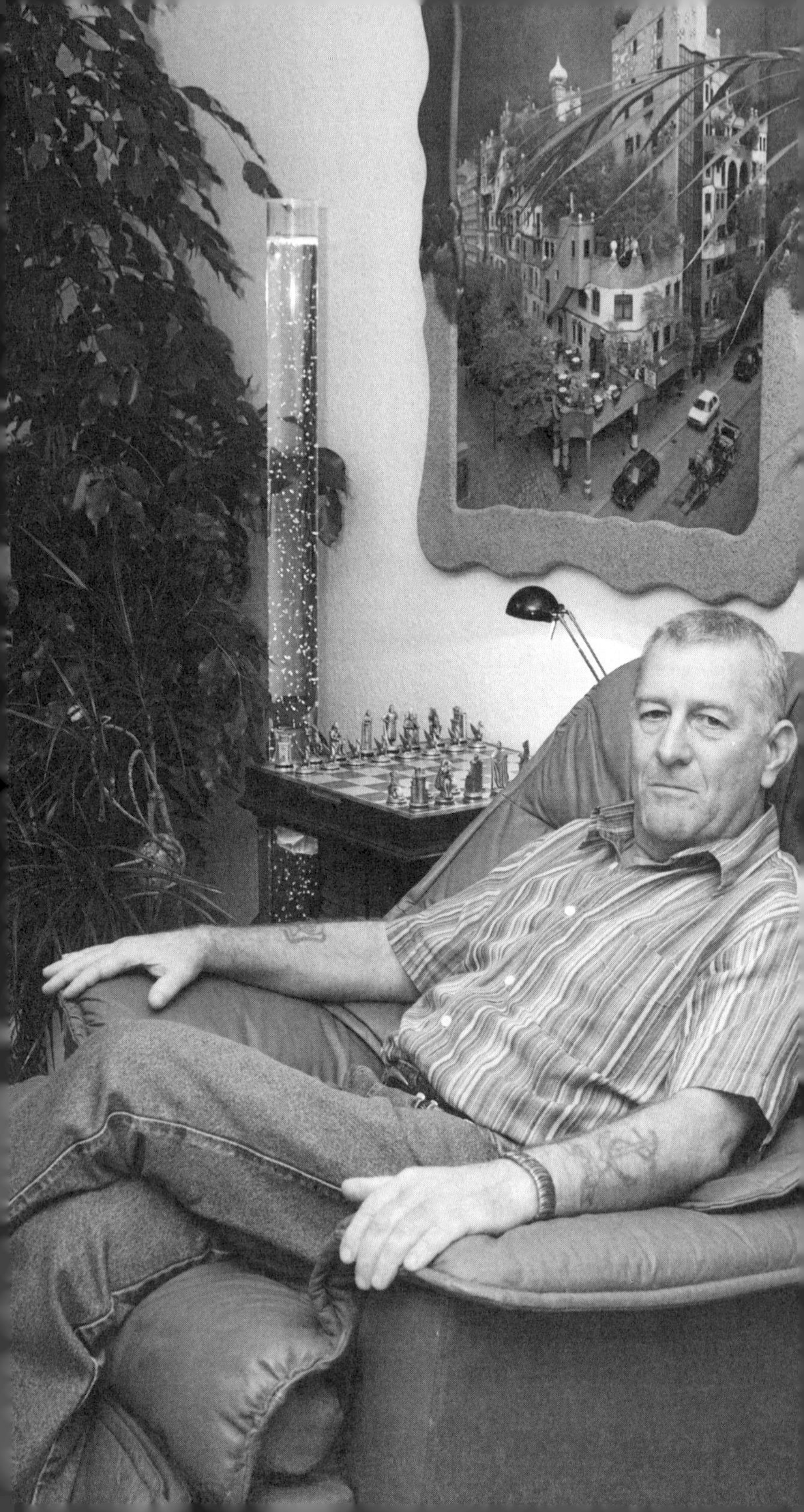

Günter Leichsenring, 60 Jahre, Zimmermann, Lymphknotenkrebs

Meine Krebserkrankung wurde eher zufällig festgestellt. Ich hatte immer wieder Rückenprobleme und war auch deshalb schon an der Bandscheibe operiert worden. Als ich im Dezember 2003 wieder starke Beschwerden hatte, wurde eine Kernspintomographie durchgeführt. Dabei wurden große Lymphknoten im Bauchraum entdeckt, die krebssuspekt waren.

Die Zeit über Weihnachten und Neujahr war schwer, denn natürlich quälte mich die Sorge, daß es etwas Böses ist. Ich recherchierte im Internet über Lymphknotenkrebs, doch die dort beschriebenen Symptome, wie Nachtschweiß oder starke Gewichtsabnahme, hatte ich nicht. Im Januar 2004 wurde zu Diagnosezwecken ein Knoten entfernt. Der Eingriff war riskant, weil an dieser Stelle im Bauchraum die Aorta und andere wichtige Blutbahnen verlaufen. Mehr als zwei Wochen mußte ich auf den Befund warten. Ich war sehr beunruhigt, versuchte aber, mir die Angst nicht anmerken lassen. Die Diagnose erhielt ich telefonisch: Non-Hodgkin-Lymphom – ein zwar langsam wachsender, aber unheilbarer Lymphknotenkrebs. Die Prognose bei diesem Krebs hieß neunzehn Monate Lebenserwartung. Nicht mehr viel Zeit.

Ich war am Boden zerstört. Ich war sicher, bald sterben zu müssen, und begann sofort, alles zu regeln. Ich ordnete alle Geldangelegenheiten, Pin-Nummern etc. Meine Frau hatte sich um so etwas nie gekümmert. Sie sollte einen Überblick haben, wenn ich nicht mehr da wäre. Ein Testament gab es schon, und ich forderte Informationsmaterial über Seebestattungen an.

Meine Frau ließ sich kaum anmerken, wie sehr sie das alles

mitnahm. Ich wunderte mich schon, wie cool sie das alles aufzunehmen schien. Doch eines Tages brach sie im Dienst zusammen. Sie hatte mich mit ihrer Angst und Hilflosigkeit nicht belasten und noch trauriger machen wollen. Sie war schockiert darüber, daß ich alles, auch meine Beerdigung, bis ins kleinste Detail plante, aber mir half es, mich mit so praktischen Dingen zu beschäftigen. Es lenkte mich ab. Ich bin ein emotional sehr zurückhaltender Mensch. Ich wollte nicht zu viele Gefühle zeigen, sondern alles mit mir selbst abmachen. Ein einziges Mal, als ich allein war, konnte ich weinen.

Ich machte mir viele Gedanken darüber, woher der Krebs kam. Ich hatte lange als Zimmermann gearbeitet. Früher waren Holzschutzmittel ja sehr belastet. Kam es vielleicht daher? Oder weil ich als Taucher bei der Marine während einer Übung in Peenemünde in radioaktiv belastetes Wasser steigen mußte? Aber irgendwann war mir klar, daß es wenig Sinn hatte, nach Gründen zu suchen. Es kann jeden treffen.

Vor Beginn der Therapie machte ich mit meinem Sohn eine schon länger geplante Reise nach Paris. Ich wollte mit ihm noch dieses Erlebnis genießen. Zurück in Köln, begann sofort die Behandlung. Zu diesem Zeitpunkt wurde ein neues Behandlungsverfahren erprobt. In der Uniklinik Köln konnte ich an dieser Studie teilnehmen. Es sollte getestet werden, wie Chemo- und Antikörpertherapie in Kombination wirken. Nach der ersten Chemoinfusion fielen mir schnell die Haare aus. Doch das störte mich nicht. Meine Mundschleimhaut war zwar angegriffen, ich konnte nicht gut schlucken, mir war häufig übel, aber das war alles nicht so schlimm. Insgesamt überstand ich die Chemotherapie ganz gut. Mir ging immer nur dieses UNHEILBAR durch den Kopf.

Schließlich erfuhr ich von einer neuen Untersuchungsmethode: PET, Positronen-Emissions-Tomographie. Damit können Entzündungen und Krebszellen im Körper frühzeitiger und genauer nachgewiesen werden. Auf einem Symposium in Bochum erfuhr ich zu diesem Thema noch Ausführlicheres.

Dadurch wurde ich in meiner Meinung bestärkt, diese Untersuchung für mich zu beantragen, doch die Krankenkassen übernahmen die Kosten dafür nicht. Nur dank meiner Hartnäckigkeit gegenüber meinem Onkologen setzte ich in der Uniklinik diese Untersuchung für mich durch. So hatte ich die Zweiklassenmedizin zu spüren bekommen. Wenn man gesetzlich versichert ist, ist es schwieriger, neue Medikamente und noch nicht zugelassene Untersuchungsverfahren verordnet und finanziert zu bekommen.

Das Ergebnis der Untersuchung war gut, man konnte keine Krebszellen mehr nachweisen. Die Antikörpertherapie gibt es erst seit drei Jahren, und in dieser Zeit ist trotz der Neunzehnmonatsprognose kein Non-Hodgkin-Lymphom-Patient gestorben. Aber man muß noch weitere Jahre abwarten, bis man genauere Ergebnisse auswerten kann.

Im Kölner »Haus Lebenswert«, einer Anlaufstelle für Krebspatienten, habe ich viel psychologische Unterstützung erfahren. Dort arbeitete eine junge Ärztin, die wie ich aus dem Erzgebirge stammt. Ihr konnte ich mich anvertrauen. Aber weder ihr noch jemand anderem hatte ich gesagt, daß ich in dieser Zeit Suizidgedanken hatte, weil ich immer wieder so verzweifelt war. Ich habe vor vielen Jahren, als ich wegen einer Bandscheibenoperation im Krankenhaus lag, das Leiden eines Krebspatienten, der große Tumoren im Kopf und im Bauchraum hatte, miterlebt. Er hatte furchtbare Schmerzen und schrie ganze Nächte hindurch. Die Krankenschwestern gaben ihm zwar Schmerzmittel, aber nicht genug, wohl aus Angst vor einer Überdosierung. So wollte ich nicht enden. Als Taucher und Fallschirmspringer war ich oft in gefährlichen Situationen. Vor dem Tod habe ich keine Angst, aber davor, so elend sterben zu müssen.

Vor einem gemeinsamen Ostseeurlaub mit meiner Frau bekam ich einen Befund, der nicht gut aussah. Ich verschwieg es ihr. Als ich im kalten Wasser badete, dachte ich daran, einfach weiterzuschwimmen und irgendwann unterzugehen ... Nach dem Urlaub stellte sich heraus, daß der Befund anders bewertet werden mußte. Es hat mich sehr erschüttert, daß ich mich beinahe aufgrund eines ungenauen Ergebnisses umgebracht hätte.

Ich fühlte mich oft einsam und schwankte zwischen Hoffnung und Bangen. Dabei war ich eigentlich immer ein Kämpfertyp. Schon zwei Tage nach meiner Operation ging ich in der Uniklinik die siebzehn Stockwerke zu Fuß hoch, um mir zu beweisen, daß ich die Kraft dazu noch hatte. Auch die Scherze mit der sympathischen Onkologin über ihre schönen, pink lackierten Fußnägel taten mir gut.

Aber hauptsächlich war es meine Frau, die mir half, meine schlimmen Gedanken zu überwinden. Sie hat mir mit viel psychologischem Geschick, Anteilnahme und Liebe den Lebensmut zurückgegeben. Dafür danke ich ihr.

Ich war schon immer ein Naturfreund und viel unterwegs. Doch heute nehme ich meine Umwelt noch viel bewußter wahr. Zur Zeit bin ich eigentlich rundum glücklich. Meine Frau und ich haben die Rollen getauscht. Sie arbeitet, und ich gehe einkaufen, koche und backe. Das entspannt mich. Durch die Krankheit ist auch der Kontakt zu meinen Geschwistern intensiver geworden. Die Familie ist enger zusammengerückt. Die Anteilnahme tut gut.

Ich möchte gern auch anderen Betroffenen Mut machen. Man muß sich umfassend informieren, Verantwortung übernehmen. Als aufgeklärter Patient hat man sicher bessere Überlebenschancen. Natürlich habe ich oft Angst, daß der Krebs und die Schmerzen zurückkommen. Aber man darf »die Flinte nicht zu schnell ins Korn werfen«. Es gibt immer mehr neue und wirkungsvolle Medikamente und Untersuchungsmethoden. Es gibt immer Hoffnung.

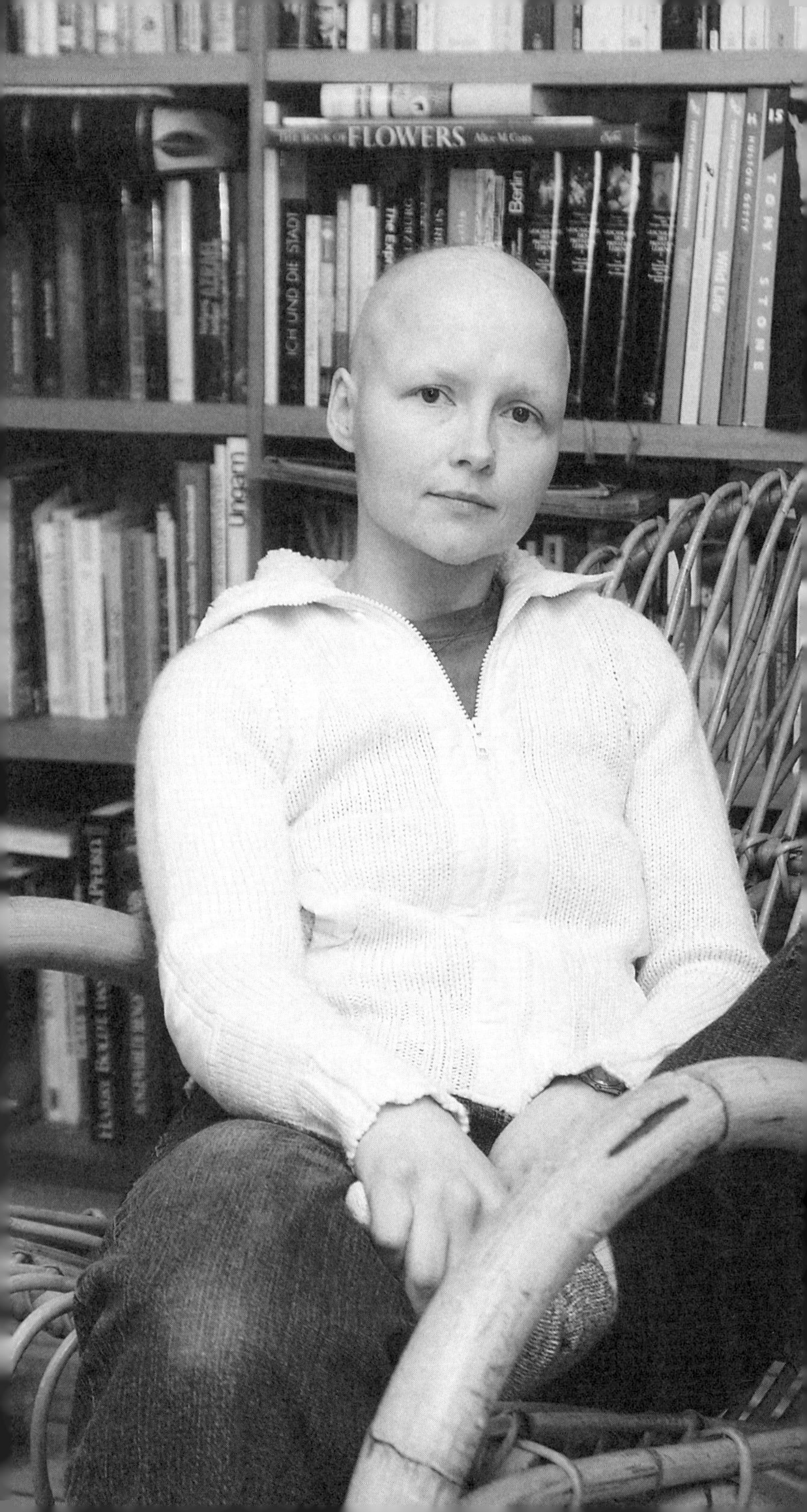
FLOWERS
ICH UND DIE STADT
Berlin
Ungarn

Anne Kaiser, 35 Jahre, Mediadesignerin, Brustkrebs

Anfang 2005 stillte ich noch. Im Januar ging ich zur normalen Vorsorgeuntersuchung – meine Ärztin tastete nichts. Im Glauben, kerngesund zu sein, ging ich nach Hause. Vier Monate später hatte ich eine leichte Brustentzündung, die sich schon bald legte, aber ich hatte einen Knoten ertastet. Ich dachte, es sei nur ein kleines Knötchen von der Entzündung oder eine Verhärtung vom Stillen. Als nach drei bis vier Wochen der Knoten nicht kleiner wurde, ging ich erneut zur Gynäkologin. Sie beschwichtigte erst einmal, riet mir aber doch, eine Sonographie, eventuell auch eine Mammographie machen zu lassen, und schickte mich in eine Spezialpraxis. Nach der Sonographie bekam ich Entwarnung. Es handele sich um ein Fibroadenom, also einen gutartigen Knoten. Sechs Monate später sollte ich noch einmal zur Kontrolle kommen und bis dahin selbst weiter beobachten.

Ich war beruhigt und fuhr erst einmal in den Urlaub. Danach ging ich, wie verabredet, noch einmal zu meiner Frauenärztin. Inzwischen lag ihr ein Arztbericht vor, in dem es hieß, wahrscheinlich gutartig, aber es solle zur weiteren Abklärung gestanzt werden. Ich fiel aus allen Wolken, denn für mich war das Thema ja erledigt gewesen. In der Klinik war ein junger Arzt, der nicht besonders einfühlsam war. Er tastete nicht ab, machte nur eine Sonographie und meinte gleich, da sei sicher nichts, zumal ein Fibroadenom sehr leicht und eindeutig zu diagnostizieren sei.

Bei der Untersuchung wurde er plötzlich ganz still und sagte, die Stelle sei so klein, wenn man da stanze, würde man möglicherweise gar nicht treffen. Ich sollte eine Mammographie im

Haus machen lassen. In der entsprechenden Abteilung stellte sich heraus, daß man auf ein neues Gerät wartete und eine Mammographie erst drei Wochen später wieder machbar sei, ich müsse mich noch gedulden.

Bis zu diesem Zeitpunkt hatte ich das alles noch für mich behalten, nur mein Partner wußte davon. Meiner Familie hatte ich noch nichts erzählt, obwohl meine Mutter Ärztin ist und selbst an Brustkrebs erkrankt war. Ich wollte sie nicht beunruhigen, doch jetzt war ich selbst so verunsichert, daß ich ihre Unterstützung brauchte. Als ich ihr von dem Chaos im Krankenhaus erzählte, bekam sie erst einmal einen Tobsuchtsanfall. Dann ging alles sehr schnell. Sie schickte mich in eine Privatpraxis, dort wurden an einem Tag alle Untersuchungen gründlich vorgenommen. Es war sehr deutlich zu merken, daß der Arzt es sich leisten konnte, sich Zeit zu nehmen. Ich bin nicht privat versichert, konnte es aber privat bezahlen. Ich habe die Erfahrung gemacht, daß man als Kassenpatient nicht immer optimal betreut wird. In der Klinik, das war Fließbandarbeit, ich fühlte mich völlig allein gelassen, bekam meine Akte in die Hand gedrückt, wurde von Station zu Station geschickt, und niemand wußte Bescheid. Hätte man dort prompter reagiert und schneller die richtige Diagnose gestellt, dann hätte ich vermutlich drei Monate eher an dem Primärtumor operiert werden können, und vielleicht hätte zu diesem Zeitpunkt der Tumor noch nicht gestreut. Das hätte bedeutet, daß mir zum einen die Chemotherapie erspart geblieben wäre, und zum anderen hätte ich eine bessere Überlebensprognose.

Einen Tag später hatte ich das Ergebnis: bösartig. Erst war ich ganz gefaßt und dachte, das ist so klein, und der Knoten liegt so gut, das wird schon kein Problem sein. Zum Zeitpunkt der Diagnose war ich fünfunddreißig, ich fühlte mich jung und gesund. Doch nach der ersten Operation stellte sich heraus, daß eine zweite nötig war. Die Wächterknoten waren nicht frei von Metastasen. Da erst wurde mir klar, daß vielleicht der Tod vor meiner Tür stand. Ich begriff, daß der Tumor nicht so ein kleiner, abgekapselter Bereich in der Brust ist, den man einfach wegoperieren kann, da hatte sich schon etwas auf den Weg gemacht. Ich mußte lernen, damit zu leben. Das ist bis heute ein Auf und Ab. Bei Brustkrebs gibt es keine endgültige Heilung, es kann immer wiederkommen, es gibt keine Sicherheit. Ich denke, hier müßte viel mehr getan werden, das Vorsorgesystem sollte verbessert werden. Man müßte die Kontrollen früher ansetzen, feinmaschiger untersuchen. Die Ärzte müßten stärker sensibilisiert werden. Bei mir wurde es auch lange nicht ernst genommen, obwohl ein Knoten tastbar war. Das A und O ist das rechtzeitige Erkennen.

Manchmal habe ich Todesangst. Meine Tochter ist jetzt zwei Jahre, und mitunter denke ich, wenn ich jetzt sterbe, dann wird sie sich nicht mal an mich erinnern, dann gibt es nur noch Fotos. Ich sehe sie spielen, so unbeschwert, so glücklich, und in mir kommt die Angst hoch, nicht mehr für sie dasein zu können, sie nicht aufwachsen zu sehen, sterben zu müssen, wo doch mein Leben durch sie einen ganz neuen und tiefen Sinn bekommen hat. In solchen Momenten vergieße ich dann schon Tränen. Sie merkt natürlich, wenn es mir nicht gut geht, aber dann reißt sie mich mit ihrer Fröhlichkeit mit. Das ist sehr schön und schenkt mir Kraft. Sie ist der wichtigste Grund für mich, zu kämpfen.

Auch mein Partner gibt mir Stabilität, hält die Normalität aufrecht, er ist stark und diszipliniert. Selbst wenn ich mal gereizt und zickig bin, kann er das gut abfangen und läßt keinen Streit aufkommen. Ich kann meine Ängste aussprechen, er hört zu. Wichtig ist die Frage, was mit meiner Tochter passiert, wenn ich sterbe. Das sind Themen, über die wir uns verständigen können. Ich weiß, daß er sich um sie kümmern würde, darauf könnte ich mich verlassen. Das ist für mich sehr beruhigend.

Meine Mutter ist mir emotional ebenfalls eine große Stütze, wir können uns austauschen. Diese Hochs und Tiefs, die ich jetzt durchmache, hat sie während ihrer Brustkrebserkrankung ähnlich erlebt. Auch wenn sie keine Chemotherapie machen mußte, weiß sie, wovon ich spreche. Das ist sehr hilfreich. Und sie kann mich medizinisch gut beraten. Wenn es mir nicht gut geht, nimmt sie mir sofort Blut ab, macht ein Blutbild. Oder sie tastet meine Leber ab. Da fühle ich mich sicher und geborgen.

Nach der Operation hatte ich mich zunächst sehr schnell erholt, mir ging es gut, und dann wußte ich, jetzt mache ich die Chemotherapie, und mir wird es vier Monate lang immer wieder richtig schlecht gehen. Das hieß für mich, Augen zu und durch. Zwischen den Infusionen lagen jeweils drei Wochen. In der ersten Woche ging es mir immer körperlich und seelisch sehr schlecht. Sobald es mir besser ging, fuhr ich für ein paar Tage an die Ostsee. Das tat mir sehr gut. Es war wie eine kleine Flucht. An der Ostsee war ich weiter weg von meiner Krankheit, das war wie Urlaub vom Krebs.

Jede Infusion verlief bisher anders. Die ersten beiden waren von schlimmer Übelkeit begleitet. Mit der dritten Infusion wurde es besser. Weil die Blutwerte schlecht waren, mußte dann ein Mittel gespritzt werden, das sehr heftige Nebenwirkungen verursachte, Knochenschmerzen und Schwindel. Die vierte und fünfte Infusion vertrug ich dann wieder besser.

Kein Problem ist für mich hingegen der Haarausfall. Er war für mich immer eher ein Zeichen dafür, daß es wirkt. Mit Hormon- und Strahlentherapie geht es weiter. Die Ärzte haben mir geraten, alle verfügbaren Therapien zu nutzen. Ich folge ihrem Rat. So habe ich das Gefühl, alles getan zu haben, was ich konnte. Ich bin zuversichtlich. Mein Körper signalisiert mir, daß er das schafft. Jetzt, fast am Ende der Chemotherapie, fühle ich mich stark.

Dennoch leide ich oft unter Stimmungsschwankungen. Durch die Chemotherapie fühlt man sich körperlich und mental oft sehr schlecht und wird dadurch manchmal launisch und ungerecht. Es ist eine emotionale Achterbahnfahrt. Mir fällt es schwer einzugestehen, daß ich mal Ruhe brauche. Dann will ich aktiv werden und zum Beispiel plötzlich unbedingt mit meiner Tochter Plätzchen backen. Das geht dann häufig nach hinten los, und es gibt nur Streit. Ich muß lernen, mal einen Gang zurückzuschalten.

Es gibt Momente, da glaube ich fest daran, neunzig zu werden, und es gibt Momente, da überwiegen die Ängste. Bei solch existentiellen Ängsten ist es schwer, mit anderen zu reden, dann mache ich viel mit mir selbst ab. Beim Thema Tod reagieren die meisten hilflos. Es ist ein sehr einsames Thema, man kann da nicht viel Beistand erwarten. Es wäre schön, jemanden zu haben, mit dem man über die Angst zu sterben klar sprechen könnte und der nicht immer nur sagt: »Du schaffst das schon.« Man kreist ja oft um seine eigenen Gedanken, und etwas auszusprechen hilft, sich darüber klarzuwerden. Wenn man spürt, daß jemand da ist, der sich einläßt, ohne Angst, der die Krankheit und deine Sorge ernst nimmt, einfach zuhört, das hilft sehr. Krebs wird immer noch stark mit dem Tod verbunden und ist deshalb ein Tabuthema. Tod wird in unserer Gesellschaft ausgeklammert. Er findet im Krankenhaus statt, im Alltag gibt es kaum Berührung damit. So etwas wie die Aufbahrung der Toten zu Hause ist heute nicht mehr denkbar. Es herrscht sehr viel Unwissenheit.

Im Moment ziehe ich mich mehr zurück, ich bin sehr selektiv, wen ich an mich heranlasse. Auch wegen der Ansteckungsgefahr, um die Therapie nicht zu gefährden, habe ich mich aus dem aktiven Freundeskreis ein wenig zurückgezogen. Ich hänge meine Erkrankung nicht an die große Glocke. Nicht alle meine Bekannten wissen davon. Jetzt ist es aber durch den Haarausfall natürlich sichtbar. Manche Freunde habe ich vor einem Treffen vorbereitet, ihnen gesagt, daß ich eine Chemotherapie mache und sie nicht erschrecken sollen. Wichtig ist, daß man von den Freunden aufgefangen wird, ein offenes Ohr und Unterstützung im Alltag hat. Es ist ja ein ständiges Auf und Ab. Mal geht es gut, mal ist man deprimiert.

Meine Mutter hat mir zum Thema Krebs einige Bücher

gegeben, vor allem über alternative Heilmethoden und Selbstheilungskräfte. Mir haben besonders die Biofeedback/Visualisierungstechniken nach Simonton geholfen. Dabei stellt man sich die Krebszellen bildlich vor, man gibt ihnen eine möglichst schwache Form, zum Beispiel von grauem weichen Kaviar. Dann soll man sein Immunsystem mobilisieren, dagegen zu kämpfen. Das habe ich anfangs regelmäßig gemacht, es tat mir gut. Ich hatte dann das Gefühl, aktiv gegen den Krebs anzukämpfen. Für mich ist es eine Begleittherapie, um nicht einfach nur Pillen zu nehmen. Ich hatte einfach das Bedürfnis, selbst etwas für mich zu tun. Ich bin außerdem zu einer Homöopathin gegangen, obwohl ich an solche Dinge eigentlich nicht glaube. Bei dieser ganzen Apparatemedizin gibt man die Kontrolle ab. Ich will aber als Patientin mitarbeiten. Es ist ein Kampf, und ich fühle mich dann nicht so ausgeliefert.

Ich werde eine Therapie machen. Es gibt einiges, das ich verarbeiten muß. In den letzten Jahren ist in meinem Privatleben einiges schiefgelaufen, ich habe viel Unsinn gemacht. Mir ging es sehr schlecht. Anderthalb Jahre lang bin ich jeden Morgen mit Magenschmerzen erwacht und dachte schon an einen Magentumor. Ich habe viele Probleme, auch in meiner Beziehung, lange verdrängt, habe mich nicht um mich gekümmert, und ich denke, das spielte auch eine Rolle. Diese Situation hat der Krankheit Raum gegeben. Der Krebs hat mich auch zu der Erkenntnis gebracht, daß ich mich meinen aktuellen Problemen stellen muß. Ich will eine Lösung finden und nicht mehr weglaufen.

Ich nehme an einer Laufstudie der Berliner Charité teil. Bewegung tut mir sehr gut. Ich habe immer viel Sport gemacht, wie Reiten und Laufen. Sobald es mir besser ging, begann ich wieder mit dem Laufen, täglich ein halbe Stunde. In der Gruppe sind Menschen, die wissen, wie es einem geht, auch wenn man nicht oft über das Thema Krebs spricht. Die Frauen gehen sehr positiv mit ihrer Krankheit um. Das zu sehen gibt mir Kraft. Die Trainerin, die auch Brustkrebs hatte, sagte einmal, sie freue sich über jedes Jahr, das sie älter werde. Ich verstehe sehr gut, was sie meint. Da denkt man nicht mehr, oje, jetzt werde ich vierzig und fange lieber an, rückwärts zu zählen. Solche Eitelkeiten haben nach dieser Erfahrung keine Bedeutung mehr. Statt dessen freut man sich, wieder ein Jahr am Leben geblieben zu sein. Jedes Jahr ohne Metastasen, ohne Rückfälle verbessert die Prognose. Die Wahrscheinlichkeit, die eigenen Enkelkinder erleben zu können, steigt.

Eigentlich ist körperlich keine große Veränderung mit mir passiert. Es wurde brusterhaltend operiert, nur eine kleine Narbe ist geblieben. Das ist sehr gut gemacht worden, man sieht es kaum. Trotzdem ist Sexualität im Moment kein Thema für mich, ich habe überhaupt kein Bedürfnis danach. Mein Körper ist krank, da ist für Erotik kein Platz.

Heute habe ich nicht mehr das Gefühl, ich bin jung, ich bin gesund, habe Kraft, der Körper funktioniert. Das war von einem Tag zum anderen anders. Ich habe erfahren, an welch seidenem Faden die Gesundheit hängt, daß ein unbeschwertes Leben nicht selbstverständlich ist. Ein gesunder Körper ist ein Geschenk. Das ist mir sehr bewußt geworden.

Ich freue mich, daß die Chemotherapie bald vorbei ist und wieder Alltag einkehrt. Es ist eine Gratwanderung zwischen der Sehnsucht nach Normalität und dem Wissen, daß man die Krankheit nicht verdrängen darf, sondern annehmen und mit ihr leben muß. Ich will versuchen, nicht wieder in den alten Trott zu verfallen, sondern mein Leben bewußt zu gestalten und auch wieder zu genießen. Ich werde wieder in meinen Job als Layouterin einsteigen, die Kollegen rechnen mit mir und warten auf mich. Das ist schön zu wissen. Ich werde mein Privatleben aufräumen und schaue nach vorn.

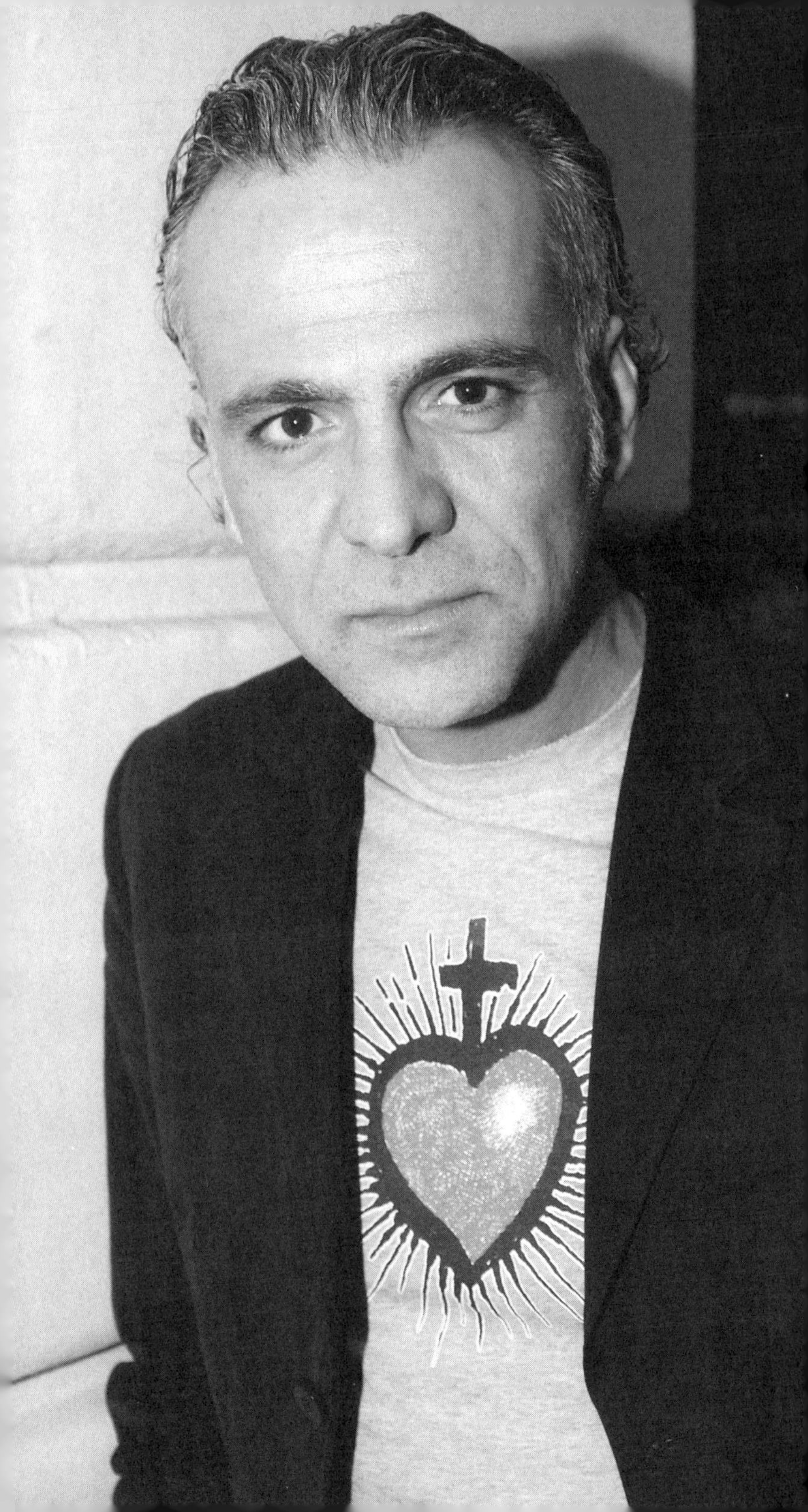

Nino de Angelo, 42 Jahre, Sänger und Schauspieler, Lymphknotenkrebs

Ich habe immer ein wildes Leben geführt und nichts ausgelassen. Doch nach einer langen, anstrengenden Tournee 1995 trat ich auf die Bremse. Ein halbes Jahr lang keinen Alkohol, nur gesunde Ernährung, ich wollte ein neues Leben beginnen.

Von heute auf morgen entdeckte ich eine tennisballgroße Beule unter der Achsel. Wenn ich den Arm hochstreckte, war sie deutlich zu sehen. Ich war zu Studioaufnahmen bei einem befreundeten Produzenten auf dem Land und zeigte sie ihm. Obwohl Wochenende war, organisierte er sofort einen Termin bei seinem Hausarzt. Dessen erste Einschätzung lautete, es könne sich um eine Fettgeschwulst handeln, ich solle mich nicht verrückt machen. Dennoch war ich sehr beunruhigt. Symptome wie Nachtschweiß und Gewichtsschwankungen hatte ich bereits, führte sie aber auf den Streß zurück.

Gleich am folgenden Montag fuhr ich nach Köln in die Klinik. Nach dem Tastbefund hieß es, ich solle das näher abklären lassen. Ich wollte keine Zeit verlieren und machte sofort einen Termin. Die Geschwulst wurde unter lokaler Betäubung herausgeschnitten. Die eine Woche Wartezeit bis zum Ergebnis der Untersuchung war eine Qual. Dann kam der Anruf. Meine Frau Judith ging ans Telefon, und ich hörte nur, wie sie sagte: »O Gott, nein.« Da war mir klar, worum es ging. Die Diagnose: Morbus Hodgkin, Lymphknotenkrebs, bösartig.

In diesem Moment glaubte ich, daß mein Leben vorbei sei. Ich war sicher, bald sterben zu müssen, hatte wahnsinnige Angst und dachte, das ist nun der Denkzettel für meinen Lebenswandel. Ich befürchtete, daß meine Kinder, die damals noch klein waren, nun ohne Vater aufwachsen müßten. Mein erster Impuls war, noch schnell eine Platte zu machen, um ihnen etwas hinterlassen zu können. Das Cover müßte einen schwarzen Trauerrand haben, dachte ich mit einem gewissen Galgenhumor.

Der Professor an der Uniklinik beteuerte, meine Heilungschancen seien sehr gut. Mit einer Bestrahlung würde der Tumor wie Butter wegschmelzen. Doch seine Zuversicht übertrug sich nicht auf mich. Ich glaubte kein Wort. Alle sagten, es wird gut, nur ich meinte, nichts wird gut. Da kam wohl der italienische Dramatiker in mir zum Vorschein.

Ich wurde für die Bestrahlung vorbereitet, bemalt und tätowiert. Drei Monate lang mußte ich täglich in die Klinik. Das war furchtbar für mich. Ich hasse Krankenhäuser, ich kann den Geruch nicht ertragen. Ich bestand darauf, gleich nach der Behandlung nach Hause fahren zu können. Die erste Woche verlief ohne Probleme, es ging mir gut. Doch der Arzt sagte mir, daß sich das ändern würde, wenn man noch andere Strahlungen einsetzte. Die Nebenwirkungen kamen prompt. Zuerst fielen mir die Haare büschelweise aus, was mich wirklich fix und fertig machte. Ich bin ein eitler Mensch und fand mich todhäßlich.

Tage später bekam ich Schluckbeschwerden. Selbst wenn ich nur Flüssigkeit zu mir nahm, fühlte es sich an, als würde ich Kieselsteine schlucken. Meine Speicheldrüsen waren ganz ausgetrocknet, nach jedem dritten Wort klebte die Zunge am Gaumen. An Singen war in diesem Zustand natürlich nicht zu denken.

Die Kraft verließ mich mehr und mehr. Es wurde immer schlimmer. Von der Bestrahlung verbrannte die Haut, da war nur noch rohes Fleisch. Der Geruch ekelte mich an. Wenn ich mit den Kindern toben wollte, bekam ich sofort Herzrasen. Ich lag nur noch auf der Couch, konnte gerade zur Therapie und zurück fahren, sonst nichts. Die Kinder merkten, daß etwas nicht stimmte, und fragten, ob ich sterben müsse. Ich beruhigte sie, ich versuchte mich immer vor ihnen zusammenzureißen.

Über meine Krebserkrankung sprach ich nur im engen Bekanntenkreis. Dennoch gab offenbar jemand der »Bild«-Zeitung einen Tip. Sie meldeten sich und meinten, es würde anderen helfen, darüber zu sprechen. Ich gab ein Interview. Jemand schoß heimlich Fotos, auf denen ich mit Mütze und eingefallenen Wangen zu sehen war, wirklich schrecklich. Danach kamen viele weitere Anfragen, es wurde mir zuviel.

Die Therapie schlug gut an. Ein Schock war allerdings, als der Professor mir mitteilte, daß die Bestrahlung sicherheitshalber vier Wochen verlängert werden solle. Als Prominenter wurde ich bevorzugt behandelt. Ich kam durch den Hintereingang hinein, konnte immer sofort zum Arzt gehen und mußte nie warten. Andere, die auch einen Termin hatten, saßen vier Stunden im Wartezimmer. Das tat mir leid, aber ehrlich gesagt protestierte ich auch nicht, denn ich war immer heilfroh, wenn ich das Krankenhaus so schnell wie möglich verlassen konnte.

Ich bin eher ein ängstlicher, wehleidiger Patient. Vor jeder Nachsorgeuntersuchung hatte ich große Angst, und bei jeder Kleinigkeit ging ich zum Professor in die Uniklinik. Sieben Jahre lang war ich in der Nachsorge, doch glücklicherweise wurde nie wieder etwas festgestellt. Jetzt lasse ich nur noch hin und wieder ein großes Blutbild machen. Hätte die Therapie nicht angeschlagen, wäre ich auch zu einem Wunderheiler gegangen. Als letzten Ausweg hätte ich das versucht. Ich hänge sehr am Leben.

Meine Familie unterstützte mich während dieser schweren Zeit. Meine Kinder waren sehr wichtig für mich, sie gaben mir die Kraft, das zu überstehen. Die beiden kann ich ganz nah an mich heranlassen, sie waren die einzigen, die mich aufheitern konnten. Auch meine damalige Frau Judith stand mir bei. Obwohl wir zum Zeitpunkt der Diagnose eine große Krise hatten und kurz vor der Trennung standen, ließ sie mich nicht allein. Das hat mir sehr geholfen. Dennoch konnte ich meine Ehe nicht retten. Als ich wieder gesund war, trennte sie sich von mir.

Es gab einige, die sich nach meiner Erkrankung gar nicht mehr gemeldet haben, obwohl wir vorher engen Kontakt hatten. Andere hingegen überraschten mich. Menschen, die ich lange nicht mehr gesehen hatte, waren in dieser Situation für mich da. Es war wichtig für mich, daß Freunde und Bekannte mich manchmal ablenkten. Ich hätte mich sonst nur verkrochen.

Ich hatte mich sehr verändert, vor allem äußerlich. Vorher war ich athletisch, danach war mein Lungenvolumen geschrumpft, ich hatte kaum noch Kondition. Gleich nach der Therapie nahm ich an einem Vierundzwanzig-Stunden-Gokartrennen teil. Renn- und Motorsport ist mein Hobby. Ich fuhr wie ein Teufel, ich wollte es einfach wissen. Wir gewannen das Rennen, und ich konnte zusammen mit Bernd Schneider, dem damaligen DTM-Champion, der Deutschen Krebshilfe einen Scheck über fünfzigtausend Mark überreichen. Darauf war ich sehr stolz.

Es dauerte sehr lange, bis ich meine Stimme wiederhatte. Zwei Jahre vergingen, bis die Hals- und Schluckbeschwerden weg waren. Sieben Jahre lang produzierte ich kein Album. Das lag auch daran, daß ich vertraglich an jemanden gebunden war, mit dem ich nicht mehr arbeiten wollte, weil ich mich von ihm während meiner Krankheit im Stich gelassen fühlte. Dann kam er mit einem Songvorschlag, der hieß »It's so hard to die«. Wie kann man so unsensibel sein? Die Vorstellung, bei mir zu Hause am Flügel zu sitzen und dieses Lied zu singen – unmöglich. Ich komponierte ein Stück mit dem Titel »I can see the light«, mit dem ich die Krebserkrankung ein Stück weit verarbeitete. Ich finde, es ist der schönste Song, den ich jemals geschrieben habe, er ist wie ein Gebet. Produziert wurde er in Amerika, mit der Crew von Michael Jackson, ein tolles Erlebnis. Leider ist die Single hier noch nicht erschienen.

Manchmal half mir mein schwarzer Humor, mit dem Krebs umzugehen. Als mir zum Beispiel am Hinterkopf schon die Haare ausgefallen waren, sagte jemand zu mir: »Tolle Frisur, wer ist dein Friseur?« – »Krebs«, antwortete ich. Auch der Austausch mit anderen Krebspatienten war gut für mich. Ich kann heute anderen Mut machen, vermitteln, daß man überleben kann. Man darf nicht aufgeben. Ich hätte bis zum letzten Atemzug gekämpft.

Ich war zweiunddreißig Jahre alt, als ich erkrankte, mir schien, als raste das Leben an mir vorbei wie ein Schnellzug. Heute lebe ich bewußter. Ich bin dankbar, daß ich lebe, das war vorher nicht so. Ich war ein oberflächlicher italienischer Hallodri, ziemlich ungenießbar, ich sah nichts, verstand nichts. Heute mache ich mir mehr Gedanken über das Leben und gehe verantwortungsvoller mit meiner Zeit und meiner Gesundheit um. Ich bin sensibler und aufgeschlossener geworden. Früher habe ich nie gelesen, jetzt lese ich sehr viel, über Philosophie und auch die Bibel. Die Krankheit war für mich ein Segen. Ich fand viel über mich heraus, setzte mich mit familiären Dingen, mit meinen Ängsten auseinander. Ich wußte nie, warum es mir gerade schlecht ging, weil ich meine Probleme nicht reflektierte. Jetzt kann ich vieles besser nachvollziehen. Ich vermisse mein altes Leben nicht, nur die Jugend und die Leichtigkeit.

Ich habe gelernt, daß Gesundheit unbezahlbar ist. Ich bin ruhiger geworden und will das Leben genießen. Mein Traum ist es, aufs Land zu ziehen, ich sehne mich danach, aus der Großstadt rauszukommen. In der Natur fühle ich mich wie ein neuer Mensch. Das ist der einzige Grund, warum ich noch einmal richtig erfolgreich sein möchte. Dann könnte ich mir ein Haus auf dem Land kaufen, mich zurückziehen, mit Hunden und anderen Tieren. Ganz entspannt, das wünsche ich mir.

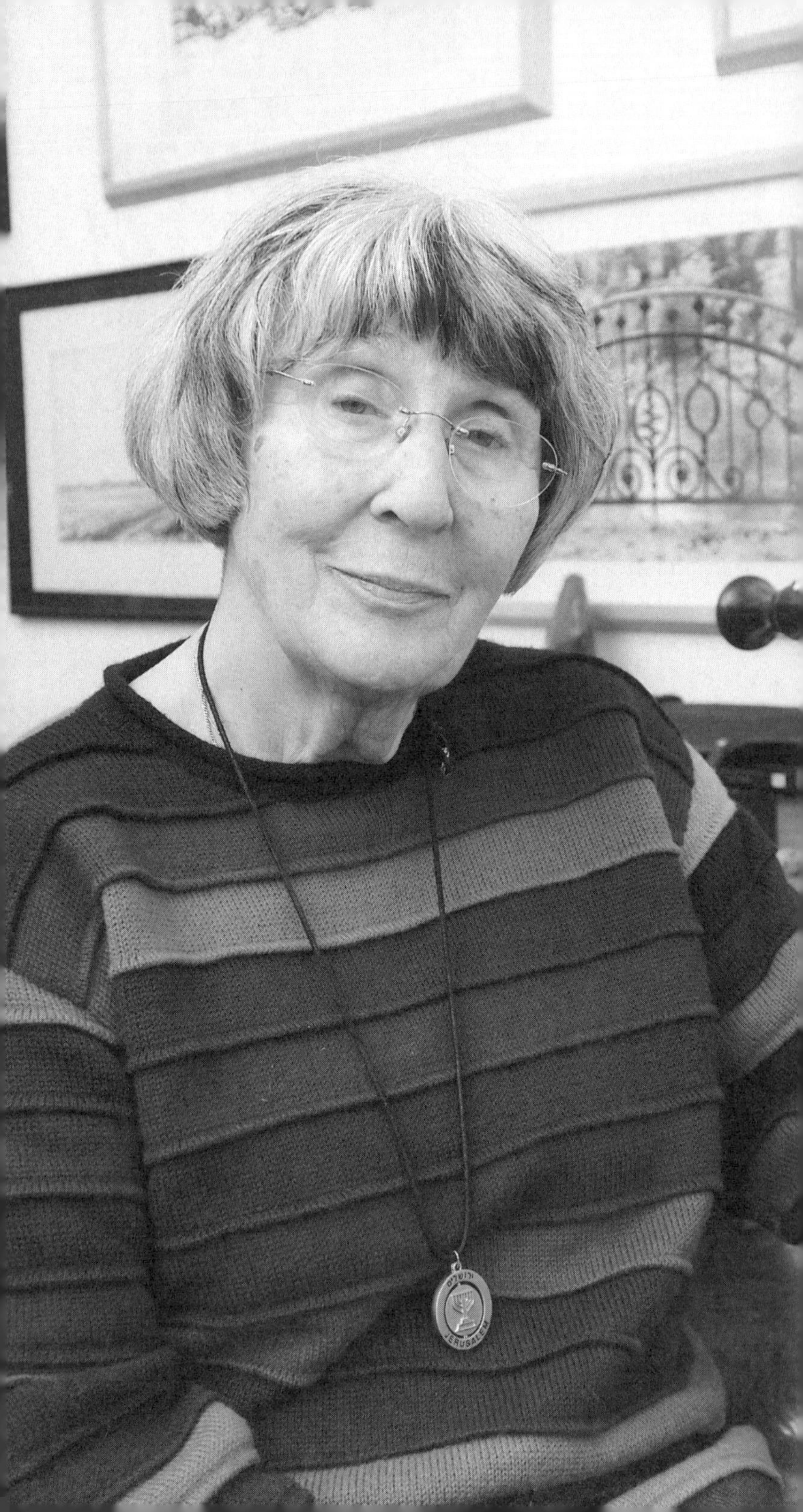

Ingeborg Degwart, 72 Jahre, Pädagogin, Brustkrebs

Im Herbst 2003 hatte ich viel zu tun. Durch die Gemeindearbeit, Fortbildungen und meine Dozententätigkeit verschob sich immer wieder mein Vorsorgetermin beim Frauenarzt. Die Verhärtung, der erhöhte Druck in der Brust deuteten mir an, etwas war nicht in Ordnung. Trotzdem folgte ich den Warnungen meines Körpers nicht. Erst als meine Brust sich von unten nach oben verzog, reagierte ich. Als gelernte Krankenschwester ahnte ich die Diagnose, das waren deutliche Anzeichen für Krebs.

Ich hatte keine Angst, eher war ich erschrocken, daß ich das auch noch bekam. 1998 hatte ich einen Herzinfarkt erlitten, damals spürte ich Todesangst, doch diesmal wußte ich, daß der Glaube mich auch durch diese Krise tragen würde. Wie heißt es bei Jesaja so schön: »Ich habe dich in meine Hände gezeichnet. Du bist mein.«

Ich hatte eine Fortbildung für Ordensschwestern und einen Gottesdienst vorbereitet. Der Brustkrebs warf meine Pläne durcheinander. Die Fortbildung abzusagen fiel mir schwer, aber die Ärzte drängten mich zu diesem Schritt. Gern hätte ich mir auch noch eine Klinik mit anthroposophischen Heilmethoden gesucht, aber die Zeit wurde knapp. Aus der Hektik heraus also in die schulmedizinische Betreuung. Nach der Biopsie feierte ich noch den Gottesdienst im Pfadfinderzeltlager. Wir hatten uns alle sehr aufeinander gefreut. Ein befreundeter Pfarrer saß neben mir, als die Bestätigung kam, es sei Brustkrebs. Es tat gut, in diesem Moment jemanden bei mir zu haben, der nichts sagte, der einfach da war und diesen schweren Tag mit mir verbrachte.

Nach der Diagnose empfand ich zunächst Trauer, dann wurde mein Kampfgeist geweckt. Ich wollte meine Brust behalten, auch wenn die Mediziner von Amputation sprachen. Als der Arzt sagte, alles müßte ab, bin ich grob geworden, was sonst nicht meine Art ist. Doch die ganze Brust konnte am Ende nicht gerettet werden, es wurde teilamputiert. Trotzdem habe ich nicht das Gefühl, den Kampf um meine Brust verloren zu haben. Es geht nicht um Schönheit oder Männer, wenn ich sage, es fehlt ein Stück von mir. Dem einen fehlen vielleicht mal drei Zähne, mir fehlt ein Stück Weiblichkeit. Es ist ein Makel, ein Abschied. Die Annahme dieser Behinderung, der Blick in den Spiegel fielen mir schwer. Ich habe mich mit diesem Verlust sehr stark auseinandergesetzt. Bei uns Katholiken gibt es die Möglichkeit der Krankensalbung. Die Gebete und die Liturgien mit dem Pfarrer dienten meiner Stärkung. Ich konnte mit dem Zustand des Krankseins schwer umgehen. Das ist doch alles verrückt, da demonstriere ich in Gorleben gegen Atomkraftwerke und werde in Berlin bestrahlt. Ich wollte das Leben ausschöpfen, keine Schmerzen spüren. Also entschloß ich mich, um mein Leben zu kämpfen. Ich wollte nicht passiv sein.

Mir ist ein zweites Leben geschenkt worden. Diese zweite Chance nutze ich, um bewußter, nachdenklicher zu leben. Ich gönne mir mehr Ruhe, auch wenn meine Freunde behaupten, daß ich noch immer zuviel unternehme. Aber die Aktivität hält mich lebendig. Ich brauche Dinge, die mich emotional bewegen, wie Musik, Ausstellungsbesuche und mein Flötenspiel. Der Glaube behütet mich, und ich danke Gott, daß es mich noch gibt.

Auch die zahlreichen Freundschaften halfen mir. Meine Freunde unterstützten mich liebevoll, waren aber nie mitleidig. Die Krankheit hat mich ihnen nähergebracht. Früher war ich immer so beschäftigt und habe mir zu selten Zeit für sie genommen. An meinem siebzigsten Geburtstag gab ich ein großes, fröhliches Fest. Ich trug ein Kleid mit einem schönen

Ausschnitt und bedankte mich von Herzen bei meinen wunderbaren Weggefährten. Durch den Krebs ist mir noch einmal bewußt geworden, wie groß die inneren Kräfte sind, die ich besitze. Ich habe gelernt, sie zu mobilisieren. Es ist wichtig, das innere Feuer zu bewahren.

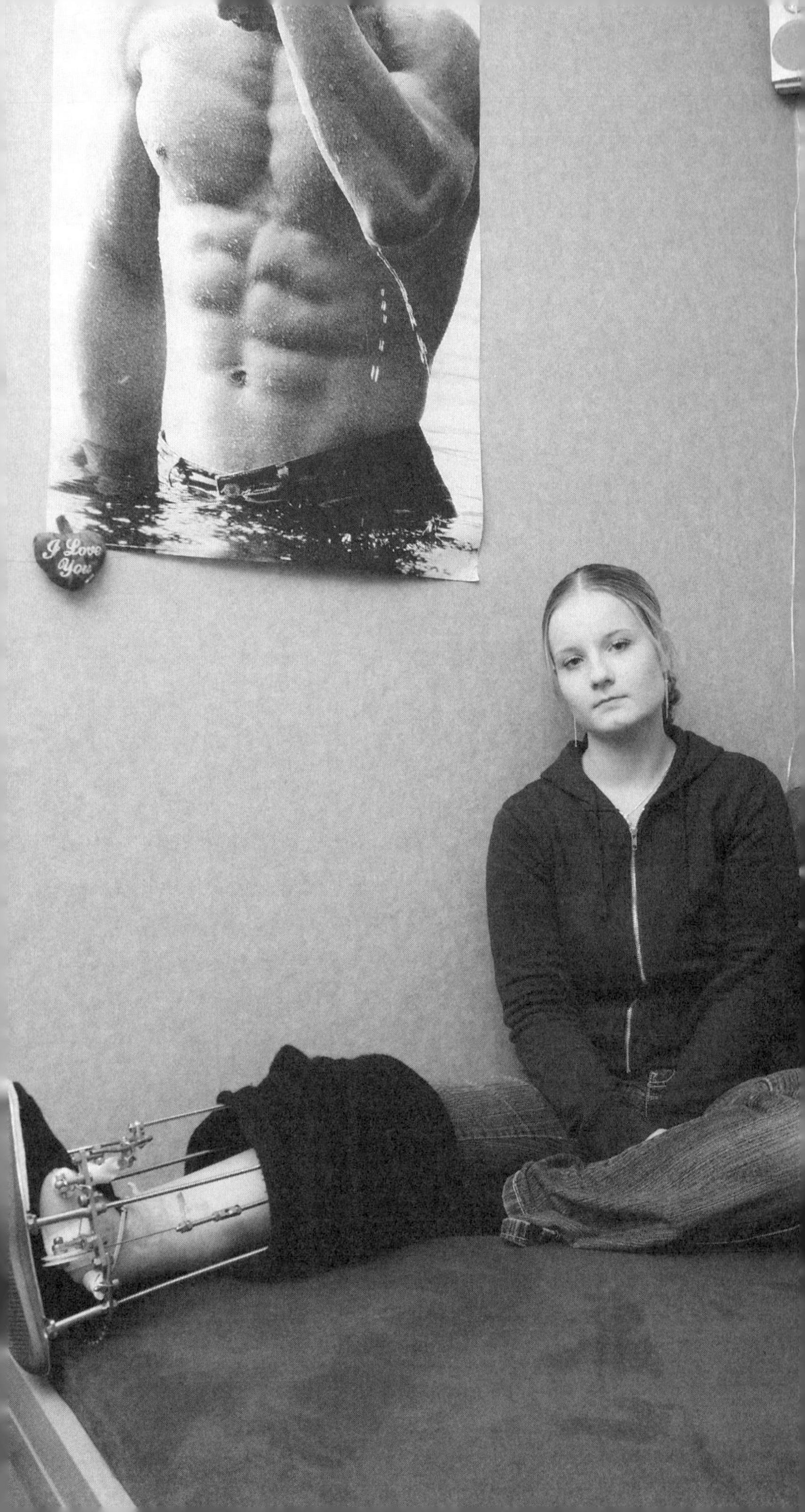
I Love You

Jennifer Sens, 18 Jahre, Praktikantin, Knochenkrebs

Die schwarzen Flecken auf dem Röntgenbild waren nicht zu übersehen. Ich war beim Handballtraining mit dem Coach zusammengestoßen. Zwölf Jahre habe ich Handball gespielt, aber diese Schmerzen waren ungewöhnlich stark, dennoch spielte ich weiter. Jetzt saß ich beim Arzt und wartete nach zahlreichen Untersuchungen auf die Diagnose. Man hatte eine große Biopsie vorgenommen, um ganz sicherzugehen. Dann erfuhr ich: Ich habe ein bösartiges Osteosarkom, eine Art Knochentumor, der schnell im Körper streut und sogar tödlich enden kann.

Ich war fünfzehn Jahre alt, und mein erster Gedanke nach der Diagnose galt nicht dem Tod, sondern der Frage, ob ich wieder Sport treiben könne. Die Ärzte boten mir für die Behandlung des Tumors drei Lösungsmöglichkeiten an: Erstens, das Bein zu amputieren und eine Prothese einzusetzen. Zweitens, den Tumor aus dem Unterschenkel zu entfernen und mit Hilfe eines Stahlgestells eigenes Knochengewebe langsam nachwachsen zu lassen. Auch damit hätte ich nie wieder auf dem Handballfeld stehen können. Eine Chemotherapie sollte bei beiden Lösungen gemacht werden. Die dritte Lösung lautete, nichts zu unternehmen und auf den Tod zu warten. Meine ganze Familie war durch die Diagnose wie vor den Kopf geschlagen. Ich sah meine Eltern zum ersten Mal weinen, das war das schlimmste für mich.

Dreizehn Zentimeter wurden mir aus dem Unterschenkelknochen entfernt, darin saß der Tumor. Mein Fußgelenk wurde versteift, die Hebelbewegung ausgesetzt. Mit Abrollsohlen werde ich später wieder gehen können, ohne daß andere meinen steifen Fuß bemerken. Nach Abschluß der achtzehn Chemozyklen folgte die Wiederherstellung des Unterschenkels durch ein Gestell, das den neu wachsenden Knochen in die Länge ziehen soll, damit die fehlenden dreizehn Zentimeter neu wachsen können. Mir wächst nun ein neuer Unterschenkelknochen. Mein rechtes Bein ist ganz schwabbelig geworden, weil es nicht belastet wird. Das linke hingegen sehr muskulös, es muß alles übernehmen. Laufen kann ich mit diesem Klotz am Bein nur eingeschränkt mit Hilfe von Unterarmgehstützen, und an manchen Tagen würde ich das ganze Bein am liebsten aus dem Fenster schmeißen. Ich sehne mich nach meinem Sport. Mit der Prothese hätte ich schon längst wieder alles machen können. Shoppen gehe ich im Rollstuhl, immer mit der Angst, daß mir jemand an das Bein stößt. Momentan ist noch ein langer Nagel im Unterschenkel, der Knochen ist um zwölf Zentimeter nachgewachsen.

Hochhackige Schuhe werde ich nicht mehr tragen können. Sonne darf an das Bein auch nicht, und im Schwimmbad würde ich damit untergehen. Dennoch bin ich froh, daß mein Bein erhalten geblieben ist, auch wenn ich langsam ungeduldig werde. Mir fehlt mein Sport, das Rauslassen der Energie und Wut.

Die Chemotherapie war sehr unangenehm. Gleich am zweiten Tag wurde mir furchtbar übel, die Schleimhäute gingen kaputt, die Blutwerte sanken, und ich kam nicht einmal die Treppe zu unserer Wohnung hoch. Meine Schwester hat mir die Haare abrasiert, als sie begannen auszufallen. Das Kopftuch wurde zu meinem ständigen Begleiter. Ich sah blaß aus, trug Mundschutz, Kopftuch und wurde deshalb ständig angestarrt. Bekannte gingen auf der Straße weiter und taten so, als hätten sie mich nicht gesehen. Ihr Verhalten verstehe ich noch heute nicht.

Von meinen neun ehemaligen Mannschaftskameradinnen meldet sich nur noch eine ab und zu. Der Trainer geht in der Stadt an mir vorbei, er fragt nicht einmal, wie es mir geht. Dabei waren wir jahrelang als Mannschaft zusammen, ich bin darüber sehr enttäuscht. Auch meine beste Freundin hat mich im Stich gelassen. Gegenseitige Vorwürfe und Streitigkeiten, wer wen hätte anrufen sollen, führten zum Bruch zwischen uns. Dabei waren wir vorher vierundzwanzig Stunden täglich zusammen gewesen. Mir ging es oft sehr schlecht, so daß ich Besuche abgelehnt habe, tanzen gehen kann ich mit dem Bein ja auch schlecht. Um Freundschaften muß man sich kümmern. Freunde sollten treu sein, auch wenn die Zeiten mal schwieriger sind. Heute ist meine Schwester meine beste Freundin. Früher waren wir wie Katz und Maus. Mit ihr unternehme ich am Wochenende viel. Auch mein Freund hat nicht um unsere Liebe gekämpft. Er hatte Schwierigkeiten mit den Nebenerscheinungen der Krankheit und ließ mich fallen. Für Männer bin ich momentan unsichtbar und uninteressant. Vielleicht hatte manch einer Angst, etwas Falsches zu sagen. Dabei ist eine Nachfrage, wie es mir geht, doch nicht zuviel verlangt. Ich bin mir sicher, das kann nur jemand nachvollziehen, der das auch durchgemacht hat. Es ist Zufall, ob es mich oder dich trifft, Pech gehabt.

In die Schule ging ich nicht mehr, die Ansteckungsgefahr war zu groß. Dennoch schloß ich während der Chemotherapie die zehnte Klasse ab, ich wollte keinesfalls ein Jahr wiederholen. Der Krebs hat meinen Ehrgeiz angestachelt, wäre ich nicht erkrankt, hätte ich einen schlechteren Schulabschluß. Ich möchte Orthopädietechnikerin werden.

Ich habe mich verändert. Ohne Psychologen oder viel Fachliteratur, sondern durch den Lebensmut meiner Familie. Das Verhältnis zu meinem Vater ist heute viel besser. Statt zu streiten, diskutieren wir. Meine Mutter hat mich überbehütet, mich aus Sorge manchmal wie ein Kleinkind behandelt. Sie war in der Zeit wie mein Tagebuch, hat jede Untersuchung, Chemotherapie, Infusion und meine Reaktion darauf aufgeschrieben. Ohne den Krebs wäre ich sicherlich eher von zu Hause ausgezogen. Der gute Familienzusammenhalt hat mich wirklich überrascht. Früher waren mir Partys, Alkohol, Action wichtig. Heute bin ich froh, wenn ich meine Ruhe habe. Aber ich möchte gern anderen Jugendlichen mit meinen Erfahrungen helfen, wenn sie die gleiche Operation noch vor sich haben und Hilfe brauchen. Ich habe den Krebs besiegt.

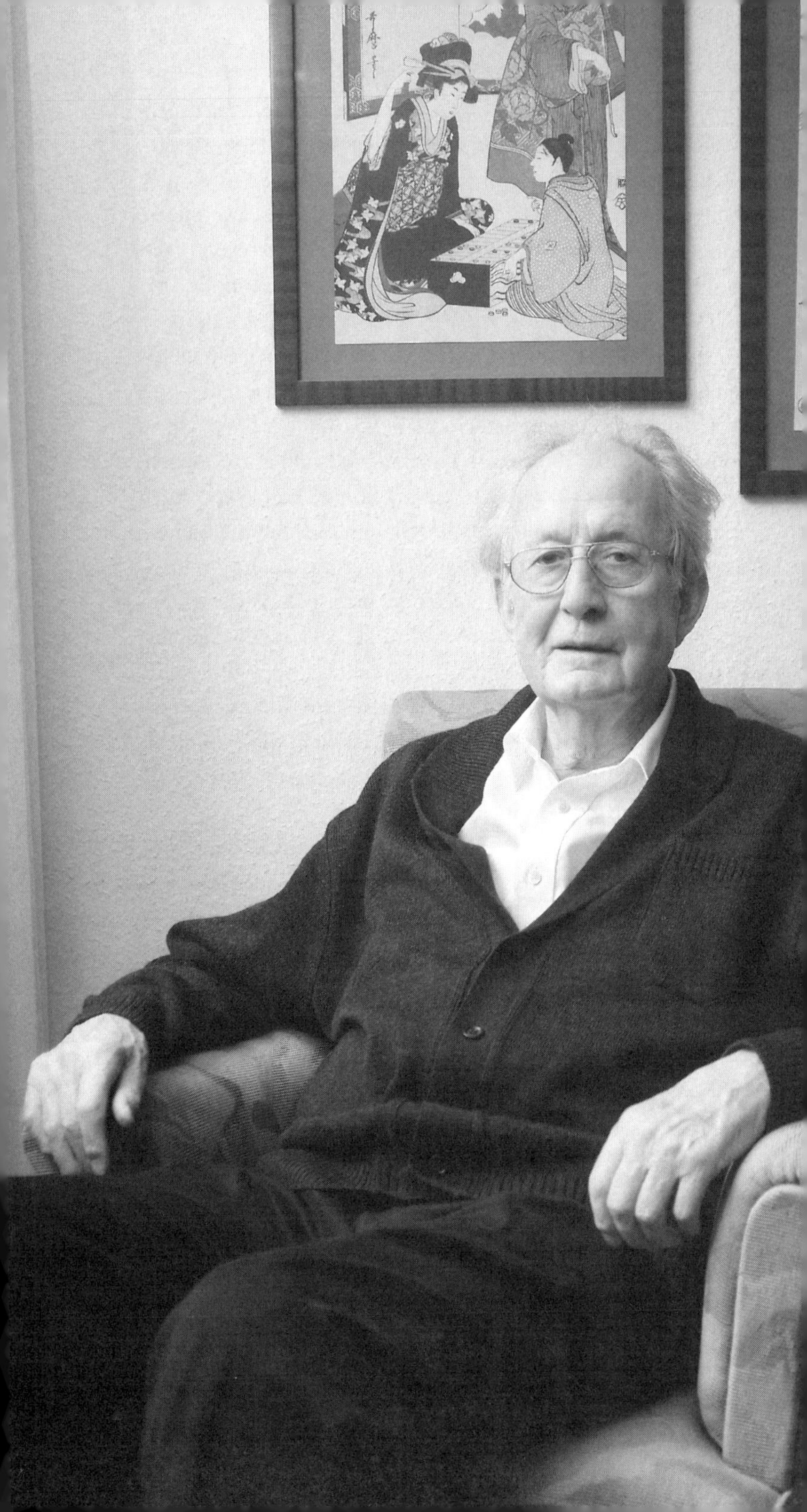

Hartmut Schäfer, 72 Jahre, Prokurist, Darmkrebs

Den Sommerurlaub 1976 verbrachten wir mit der Familie und Freunden auf der Nordseeinsel Langeoog. Weil ich verstärkt Blut im Stuhl hatte, ging ich zum Inselarzt, der auf ein Problem mit der Bauchspeicheldrüse tippte. Schon Monate zuvor hatte mich mein Hausarzt auf Hämorrhoiden behandelt.

Nach den Ferien ging ich zu einem Magen-Darm-Spezialisten. Ich lag auf dem Röntgentisch und hörte nur, wie er und seine Assistentin immer wieder besorgt seufzten. Da war mir klar, daß es nicht nur Hämorrhoiden waren. Als die Ergebnisse vorlagen, erfuhr ich die Diagnose: Krebs am Enddarm.

Sofort ins Krankenhaus und Operation, lautete die Anweisung des Arztes. Meine Tochter wurde an diesem Tag eingeschult, es war mein Geburtstag, und ich dachte immer nur daran, daß ich meinen Eltern, die am Nachmittag zum Kaffeetrinken kommen wollten, absagen müsse, um mit meiner Familie allein sein zu können. Ich wollte diesen Geburtstag, von dem ich nicht wußte, ob es mein letzter sein würde, nur mit meiner Frau und den Kindern feiern.

Darmkrebs entwickelt sich durch bösartige Polypen im Darm. Ich habe in den sechziger und siebziger Jahren in Japan gearbeitet, und mein erster Gedanke war, daß es möglicherweise an der ungewohnten Ernährung liegen könnte. Die Rückkehr nach Deutschland fiel uns damals nicht leicht. Ich stand unter enormem Streß, die neue Firma, die neuen Produkte, für die ich als Leiter des Großhandels einer Firma für Werkzeuge und Maschinen verantwortlich war. Auch dies war vielleicht ein Grund.

Ich war dreiundvierzig Jahre alt und hatte zwei kleine Töchter, als mir der Chefarzt im Vorgespräch zur Operation mitteilte: »Sie müssen damit rechnen, einen künstlichen Darmausgang zu bekommen.« Es wurden sieben Zentimeter des Enddarms entfernt, und das Darmende wurde an die Bauchdecke genäht. Hätte der Hausarzt mich nicht neun Monate lang fälschlicherweise auf innere Hämorrhoiden, behandelt, wäre mir der künstliche Darmausgang erspart geblieben. Aber dieser Kampf war für mich verloren. Als ich Monate später diesen Hausarzt aufsuchte und ihn mit dem Ergebnis konfrontierte, sagte er nur: »Man kann eben nicht Läuse von Flöhen unterscheiden.« Es ist wirklich Glücksache, an welchen Arzt man gerät. Heute ist die Aufklärung da sicherlich besser. Der einzige Vorteil der Totaloperation war, daß ich keine Chemotherapie brauchte.

Ich war ein Einzelfall in meiner Generation. Darmkrebspatienten waren eher zwischen sechzig und siebzig Jahre alt und keine jungen Familienväter wie ich. Es gab keinerlei familiäre Vorgeschichte, es war für uns alle neu. Mein treuer und zuverlässiger Vater kam nach der Operation sofort zu mir ins Krankenhaus. Meine Mutter hätte es hingegen nicht verkraftet, mich dort zu besuchen. Später, als ich wieder zu Hause war, streichelte sie mir manchmal über den Kopf oder hielt meine Hand. In dieser Generation war es nicht üblich, seine Gefühle offen zu zeigen. Mir hat das sehr gefehlt.

Meine engste Vertraute war meine Frau Elke. Sie stand mir am nächsten und half mir sehr im Umgang mit der Diagnose. Damals waren die Hinweise der Schwestern für das Anbringen des Stomas sehr dürftig und laienhaft. Auch die Ärzte stellten alles unkomplizierter dar, als es war. Aber Elke und ich versuchten gemeinsam, damit klarzukommen.

Ich wollte so schnell wie möglich zurück ins Berufsleben. Ich nahm auch keine Kur in Anspruch. Tanztees für Stomaträger, das hätte mir gerade noch gefehlt. »Fahren Sie in ein gutes Hotel, nicht zur Kur, da kommen viele Leute oft noch kranker zurück«, an diesen Rat meines Arztes habe ich mich gehalten.

Man darf sich als Patient nicht selbst bedauern. Adenauer hat einmal gesagt: »Meine Herren, die Situation ist da.« So empfand ich es und versuchte eben, damit umzugehen, ich suchte mir Aufgaben im privaten und beruflichen Bereich. Meine Töchter waren sechs und neun Jahre alt, ich wollte guten Mutes bleiben, und das gelang mir auch. Ich fand für mich ein System, das es mir erleichterte, durch den beruflichen Alltag zu kommen. Morgens entleerte ich den Darm sehr gründlich und kam dann mit zwei Beuteln über den Tag. Natürlich kostet das Zeit, ich bin nicht der Geschickteste und brauche morgens eben etwas länger im Bad.

Ich gewöhnte mich eigentlich recht schnell an die neue Situation und stellte meine Ernährung um. Scharfe Speisen und Kohl etwa sind tabu. Wenn ich unterwegs war, hatte ich immer frische Hemden und Hosen dabei und plante die Strecke in meinem Reisegebiet zu den Werften Norddeutschlands sehr genau, um unangenehme Zwischenfälle zu vermeiden.

Auch nach der Diagnose hätte ich gern wieder im Ausland gearbeitet, Reisen ist meine große Leidenschaft. Meine Krankenversicherung bestätigte mir damals auch, daß mit einem Risikoaufschlag Auslandsaufenthalte durchaus möglich gewesen wären. Auch die Versorgung mit Stomaprodukten wäre garantiert gewesen. Ich hatte mich bereits nach den Vertriebswegen in Japan und Korea erkundigt und wußte sogar, was auf koreanisch »Bitte nichts scharf Gewürztes« heißt. Doch eines Morgens legte mir meine ältere Tochter einen Zettel auf den Nachttisch, auf dem stand: »Stell Dir einen jungen Baum vor, den man gerade in die Erde gepflanzt hat und der nun wieder herausgerissen und neu verpflanzt wird …« Ich blieb also wegen der Familie in Deutschland, nicht wegen meiner Erkrankung, und ich habe diese Entscheidung auch nie bereut.

Trotz des Stomas ging ich auch wieder mit Freunden schwimmen. Sie kamen erst nach acht oder neun Jahren dahinter, daß ich operiert worden war. Auch für die Sexualität gibt es eine Lösung. Es gibt eine spezielle kleine Kappe, die die neu geschaffene Darmöffnung am Bauch verschließt. Genau wie beim Schwimmen muß man nur darauf achten, daß der Darm vollkommen leer ist. Es war für mich natürlich enorm wichtig, daß ich eine Partnerin hatte, die das akzeptierte und mit mir durchstand.

Ich bin grundsätzlich ein optimistischer Mensch und habe meine Erkrankung nie in den Mittelpunkt gestellt. Die wenigen Tiefpunkte, die ich hatte, machte ich mit mir selbst aus. Ich wollte niemals alles hinschmeißen, ich verspürte keinen Neid auf die Gesunden oder überlegte, warum es ausgerechnet mich getroffen hat. Ich habe mir im Alltag immer wieder Oasen gesucht, habe Reisen gemacht, meine Töchter besucht. Gern würde ich noch einmal nach Frankreich fahren, den Lavendel blühen sehen.

Als ich die Diagnose bekam, war ich zwar noch relativ jung, aber ich hatte ein gutes Leben gehabt, ich wäre zufrieden damit gewesen, auch wenn es zu Ende gegangen wäre. Mit Mitte Sechzig fragte ich mich schon manchmal, ob ich die Siebzig noch schaffe. Jetzt strebe ich an, fünfundsiebzig zu werden. Man muß sich kleinere Ziele stecken. Das Leben geht weiter.

Die Situation war da. Ich habe sie angenommen.

Hartmut Schäfer verstarb zwei Monate nach dem Interview. Sein Körper war voller Metastasen.

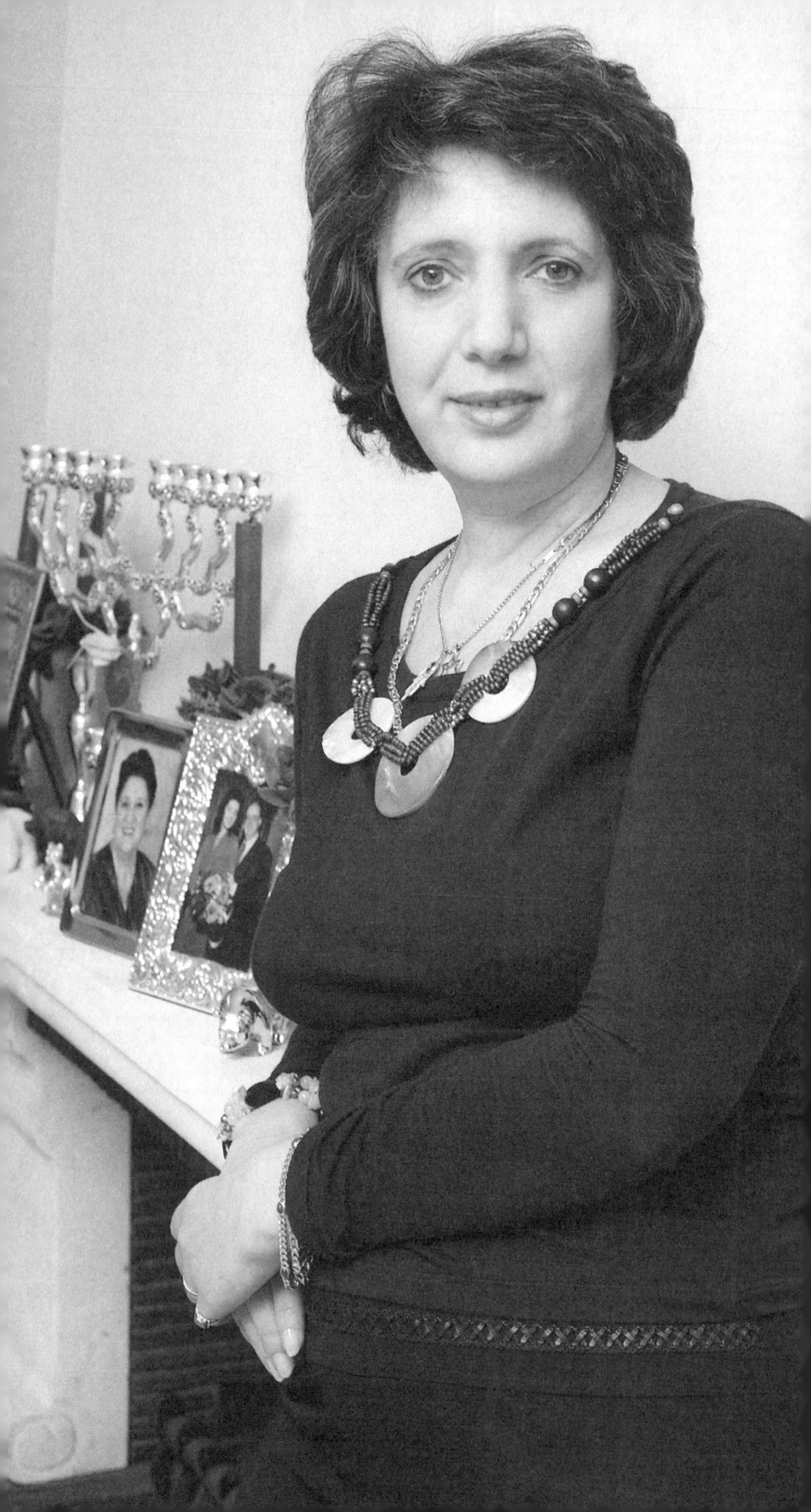

Nonna Feig, 45 Jahre, Buchhalterin, Brust- und Leberkrebs

In der Stadt, in der ich geboren bin, gibt es zwei Atomreaktoren. In der heutigen Ukraine, meiner Heimat, wurden die sowjetischen Atombomben entwickelt. Noch heute wäscht man in Charkow nach der Tschernobyl-Katastrophe von 1986 die Bäume und das Gemüse nach einem Regenschauer ab. Viele meiner Freunde in der Region sind an Krebs erkrankt. Ende August 2004 wurde auch bei mir Krebs entdeckt. Beim Abtrocknen hatte ich einen unregelmäßigen, beweglichen Knoten über der linken Brust bemerkt. Meine Großmutter und Mutter hatten auch Krebs, daher wußte ich, klassische Tumoren haben eine unregelmäßige Form.

Die Mammographie war schwierig, denn die Schwellung befand sich oberhalb der Brust. Nach der schmerzhaften Prozedur beruhigte mich der Gynäkologe, denn die Form der Erhebung kam ihm untypisch für einen Tumor vor. Zur Sicherheit schickte er mich noch zur Biopsie, doch große Sorgen machte ich mir zu diesem Zeitpunkt nicht. Erst als ich im Wartezimmer die Broschüren über Brustprothesen und Brustkrebs sah, wurde ich stutzig. Ergebnis der Untersuchungen war ein aggressiver Brustkrebs der Stufe 3+, ein Mammakarzinom.

Mein Mann und ich reagierten sehr ruhig auf die Nachricht. Wird der Krebs rechtzeitig erkannt, ist er heilbar. Ich spürte, daß es bei mir so sein würde. Schon vor dem Eingriff bestätigten mir die Ärzte, daß sie brusterhaltend operieren würden.

Danach wurden Chemotherapie, Operation und Bestrahlung in der Uniklinik verordnet. Einen Aufenthalt in dieser Klinik wünsche ich übrigens meinem ärgsten Feind nicht.

Nervtötende Formalitäten, verschwundene Unterlagen und keine Bezugsperson, für mich als Patientin war es ein Horror. Fünf Wochen waren seit der Diagnose bereits vergangen. Kostbare Zeit, in der mein Tumor auf Walnußgröße anwuchs. Er war bereits mit dem bloßen Auge zu erkennen. Befreundete Ärzte rieten mir, nicht länger zu warten und keine Zeit zu verschenken.

In der sechsten Woche nach der Diagnose wurde endlich ein Portkatheter implantiert. Ohne vorherige Absprache legte man mir den Port unter Vollnarkose. Über mögliche Komplikationen wurde ich zuvor nicht aufgeklärt, und diese traten dann auch prompt ein.

Nach dem Eingriff suchte mich meine Familie im ganzen Krankenhaus. Weder auf dem Zimmer, im Operationssaal, Aufwachraum noch beim Röntgen war ich zu finden, niemand wußte Bescheid. Ich lag derweil anderthalb Stunden lang, frisch operiert, halbnackt und in Tränen aufgelöst, abgeschoben auf einem Flur. Von Fürsorge des Personals kann man in meinem Fall nicht sprechen.

Wir wechselten das Krankenhaus. Kein Patient ist gern eine anonyme Nummer, man hat ein Recht darauf, wie ein Mensch behandelt zu werden. Für die neue Klinik kaufte ich mir einen kleinen Aktenkoffer, im dem ich alle Befunde, Röntgenbilder, Kopien der Untersuchungen sammelte. Ich begann die Maßnahmen der Ärzte zu hinterfragen, es ging schließlich um mein Leben.

Die anschließende Chemotherapie vertrug ich ganz gut, an Übelkeit litt ich nicht. Die ersten zwei Tage nach der Infusion lag ich zur Kontrolle lieber stationär. Schon zwei Wochen nach der ersten Infusion fielen mir die Haare aus, das war grausam. Mein Mann saugte sie vom Bett und den Kleidern ab. Es war gut, daß ich mir zusammen mit Freundinnen zuvor eine Perücke gekauft hatte. Vor der zweiten Infusion ließ ich mir im Krankenhaus die Haarreste wegrasieren. Ich sah gar nicht so schlecht aus.

Mein Geschmackssinn veränderte sich. Statt Schokolade, die ich sehr liebe, mochte ich plötzlich nur noch Mandarinen oder Salziges essen. Durch das Cortison nahm ich insgesamt zwölf Kilo zu. In den Händen spürte ich ein Gefühl der Taubheit, meine Gelenke schmerzten, ich konnte weder Fleisch schneiden noch eine Tasse anheben.

Nach der dritten Chemotherapie veränderte ich mich auch psychisch. Phasenweise war ich depressiv oder extrem eifersüchtig. Diese Veränderungen waren für meinen Mann und meine Schwiegermutter schwer auszuhalten. Zwei Monate nach der letzten Chemotherapie, kurz vor einer Einladung, fielen mir auf einen Schlag alle Wimpern aus.

Nach drei Zyklen war Schluß mit der Chemotherapie, der Tumor hatte sich um die Hälfte reduziert, und ich konnte operiert werden. Die Lymphknoten waren zum Glück nicht befallen. Von der Strahlentherapie wurde lediglich die Brust größer, das wird als Erinnerung bleiben.

Im Mai 2005 – während einer Reha in Freiburg – wurden kleine Rundherde in der Leber festgestellt. Nur ein Jahr nach dem Brustkrebs eine erneute Krebsdiagnose. Ich wollte es zunächst gar nicht glauben, ich hatte ja keine Schmerzen. Blutwerte und Tumormarker waren in Ordnung, eine Biopsie mit vier Gewebeproben zeigte gesundes Lebergewebe. Eine gründliche Untersuchung ergab, ich sei »eindeutig metastasenverdächtig«. Eindeutig oder verdächtig? Wir waren verzweifelt. Erst eine Untersuchung mit einer Positronen-Emissions-Tomographie (PET) bestätigte nach zweieinhalb Monaten den Verdacht auf Lebermetastasen.

Eine zweite Chemotherapie lehnte ich ab. Ich wollte nicht mehr im Bett liegen. Innerhalb von zwei Wochen wuchs der Krebs von fünf Millimetern auf neun Zentimeter. Viereinhalb Jahre Lebenserwartung rechneten die Ärzte mir vor der Biopsie aus. In Gedanken suchte ich bereits meinen Grabstein aus. Der Professor machte mir klar, daß ich das Jahresende nicht mehr erleben würde, wenn man nicht schnell handelte.

Nur aus Liebe zu meinem Mann mache ich jetzt doch wieder eine Chemotherapie. Er hat selbst kaum noch Kraft, gibt mir aber unglaublich viel, ebenso wie meine Schwiegermutter und meine Nichten.

Zwischen den Zyklen arbeite ich noch, versuche Einladungen wahrzunehmen, ich will aktiv sein. Ausflüge oder Einkäufe unternehme ich jedoch nicht mehr allein, ich habe Angst, zusammenzuklappen. Bei Leberkrebs kann es durch Organversagen sehr schnell zum Tod kommen, ohne langes Leiden. Der Tumor kann aber auch verschwinden oder, wie bei mir, in Einzelteile zerfallen. Die Tumorreste kann ich jetzt lasern lassen, um so zu versuchen, meine Leber zu erhalten. Nach drei verschiedenen Chemotherapien haben sich die Herde von acht bis neun auf drei Zentimeter verkleinert, die Metastasen sind weg. Natürlich bleibt die Angst vor neuen Metastasen. Wir probieren es unterstützend auch mit alternativer Medizin. Ich informiere mich, gebe den Ärzten Zeitungsartikel mit neuen Forschungsergebnissen. Es ist ein Versuch, mich von meiner Angst abzulenken. Was mir noch hilft, sind Humor und alle drei Monate eine Vorsorgeuntersuchung. Mein Mann und ich, wir genießen unser Leben.

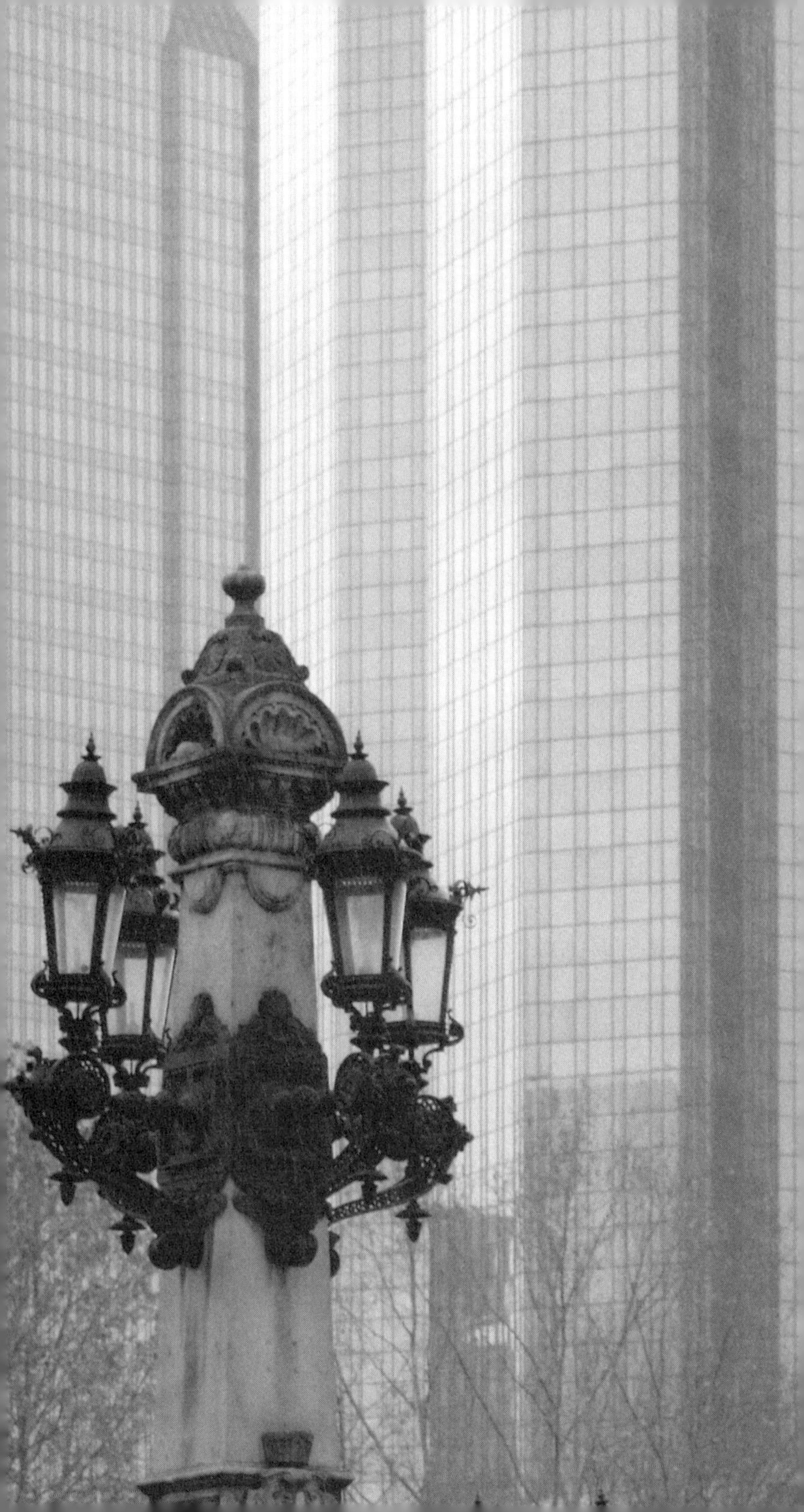

Annika F., 30 Jahre, Juristin, Hautkrebs

»Wenn ich schon mal bei Ihnen bin, checken Sie doch bitte diesen hellen Leberfleck«, bat ich im Dezember 2005 meine Hautärztin. Der Anlaß meines Arzttermins war eigentlich ein anderer, und es war eher Zufall, daß ich mich an den hellen Fleck seitlich am Knie erinnerte. Zehn Jahre lang hatte ich ihn schon beobachtet, er veränderte seine Schattierungen und war im Umriß nicht symmetrisch.

Noch vor Ablauf der Woche wollte die Ärztin einen Eingriff vornehmen, angeblich eine reine Vorsichtsmaßnahme. Der Leberfleck sollte entfernt und das Gewebe untersucht werden. Ich reagierte gelassen, wiegte mich in Sicherheit. Ich habe die vielen, aber nicht besonders auffälligen Sommersprossen und Leberflecken auf meinem Körper immer sehr genau beobachtet. Im Frühling ging ich manchmal in ein Sonnenstudio, aber nie exzessiv. Den Leberfleck hatte ich vor Jahren bereits einem anderen Hautarzt gezeigt, der jedoch keinen Handlungsbedarf sah. Wie viele dachte ich damals, daß nur die schwarzen Leberflecken eine Gefahr darstellen würden. Heute weiß ich, daß die Krebszellen die Pigmentierung »auffressen«, daher sind die hellen viel gefährlicher.

Zwei Wochen nach dem kleinen Eingriff saß ich wieder beim Hautarzt und erwartete recht sorglos das Ergebnis. »Jetzt nicht erschrecken«, waren die Worte der Ärztin, als sie ins Sprechzimmer kam. Malignes Melanom im frühen Stadium, ernstzunehmend, lautete die Diagnose.

Ich reagierte ganz ruhig, verspürte keine Angst. Ich war mehr an den Fakten interessiert, wollte Zelltypen wissen und Informationen über die kommenden Schritte erhalten. Direkt nach der Diagnose hatte ich so eine »Mir-ist-jetzt-alles-völlig-egal«-Haltung, die mir sonst fremd ist. Geld für Kleider verschleudern, die Mittagspause endlos auszudehnen ist sonst nicht meine Art. Jetzt dachte ich zumindest kurz daran, genau das zu tun. Trotzdem verhielt ich mich emotional ganz nüchtern, wie es Juristen häufig tun.

Vielleicht war auch mein familiärer Hintergrund schuld an dieser Reaktion. Andere Väter lesen ihren Kindern Märchen vor, unser Vater, der Arzt war, brachte uns Bücher mit Krankheitsbildern ins Kinderzimmer. Abbildungen von krebsverseuchten Lungen sollten uns vom Rauchen abhalten. Ekzeme und diverse Krebsarten und Krebsschicksale waren mir deshalb seit meiner Kindheit bekannt. Die Krankheit war in unserer Familie nie ein Tabu. Bekannte und Freunde der Familie holten sich stets medizinischen Rat bei meinem Vater.

Er war auch der erste, dem ich die Diagnose mitteilte. Ich faxte ihm alle Unterlagen, die ich mir als medizinischer Laie von ihm erst einmal richtig entziffern ließ. Außer dem Wort Melanom verstand ich keine der lateinischen Formulierungen. Von ihm kannte ich auch Statistiken über Hautkrebs, die besagten, daß fünf Prozent der Erkrankungen tödlich verlaufen.

Ein richtiges Tief hatte ich nur in der ersten Nacht nach der Diagnose, ich wollte keine Freunde sehen, mit niemandem sprechen, sondern das mit mir allein ausmachen. Die Diagnose ist sicherlich für jeden Patienten eine Erschütterung, ich empfand vor allem das Wort Krebs als bedrohlich. Plötzlich war ich direkt davon betroffen. Ich hatte zwar keine Todesangst, aber der Begriff Krebs hat mich aufgeweckt.

Am nächsten Morgen beruhigte mein Vater mich und erklärte mir, daß die Krankheit bei sehr vielen Patienten gut verläuft. Durch den Beruf meines Vaters hatte ich das Privileg, die besten Ärzte an der Hand zu haben, eine beruhigende Tatsache. Vierzehn Tage später wurde ich operiert. Die Ärzte setzten den Schnitt tief an, um sichergehen zu können, daß das betroffene Gewebe vollständig entfernt würde. Er reichte bis zum Muskel und wurde doppelt genäht. Leider lag die Wunde genau auf Einkaufstaschenhöhe, und ich hatte die Wochen danach stets Angst, genau dort angestoßen zu werden.

Ich war für den Eingriff nur einen Tag krankgeschrieben und ging am nächsten Morgen schon wieder ins Büro. Einige wenige Kollegen, denen ich von der Untersuchung berichtet hatte, fragten kurz nach, weil ich etwas humpelte, und ich sprach ihnen gegenüber nur von einer Krebsdiagnose. Offiziell gelte ich zwar als Krebspatientin, aber ich empfinde mich nicht als solche. Ich denke, es ist alles herausgeschnitten, was einmal bedrohlich war. Meine Kollegen nehmen das auch nicht so ernst, schließlich handelt sich ja nicht um Lungenkrebs. Angst, daß ich aufgrund meiner Diagnose bei beruflichen Projekten benachteiligt werde oder meine Tätigkeit nicht mehr ausüben kann, habe ich nicht. Allerdings hat meine Chefin die vertrauliche Information über meine Erkrankung an die anderen Vorgesetzten weitergegeben, was ich als sehr enttäuschend empfand.

Diese Art Hautkrebs ist gut beherrschbar, zumindest in den meisten Fällen. Daß dieser Krebs auch streuen, womöglich andere Organe befallen und somit weitere Operationen hervorrufen kann, daran denke ich selten. Aber es bleibt eine leise Ahnung, die mir immer wieder mal durch den Hinterkopf schwirrt.

Alle drei Monate werden Haut- und Blutuntersuchungen sowie Ultraschall gemacht, alle sechs Monate ein Zyntigramm beim Hautarzt. Dieser Rhythmus bleibt für die nächsten zwei Jahre. Eine Bestrahlung oder Chemotherapie wäre erst erforderlich, wenn das Ergebnis bei einer der nächsten Untersuchungen positiv ist. Aber vielleicht habe ich ja Glück, und ich komme mit dem kleinen Eingriff davon. Die Untersuchungen werde ich gewissenhaft wahrnehmen, auch wenn sie bei meinem angespannten beruflichen Zeitplan nervig sind.

Meine Freunde wollen natürlich immer wissen, wie diese Nachsorgetermine verlaufen. Zwar brauche ich ihren direkten

Trost nicht, aber ich weiß, daß ich sie jederzeit anrufen kann. Mittlerweile schicke ich Freunde und Familie zum Leberfleckencheck zum Hautarzt, da bin ich beinahe missionarisch. Viele Menschen freuen sich, wenn ihre Flecken verschwinden oder eben heller werden, ohne zu wissen, daß da etwas unter der Hautoberfläche lauert. Für mich gilt ab sofort Sonnenstudioverbot, und ich benutze nur noch Sonnencremes mit sehr hohem Lichtschutzfaktor. Jeder Sonnenbrand erhöht bekanntlich das Hautkrebsrisiko.

Eigentlich fühle ich mich blendend, und ich glaube nicht, daß da noch etwas kommt. Theoretisch besteht jedoch die Möglichkeit, daß irgendwo in meinem Körper noch eine Gefahr schlummert. Mitunter wandern maligne Melanome und können andere Organe befallen, aber auf mich habe ich das bisher nicht bezogen. Das ist alles so theoretisch, so weit weg von mir, ich versuche mich nicht damit zu beschäftigen. Manchmal denke ich daran, daß ich das Leben noch intensiver genießen sollte, aber man rutscht schnell wieder in den alten Trott.

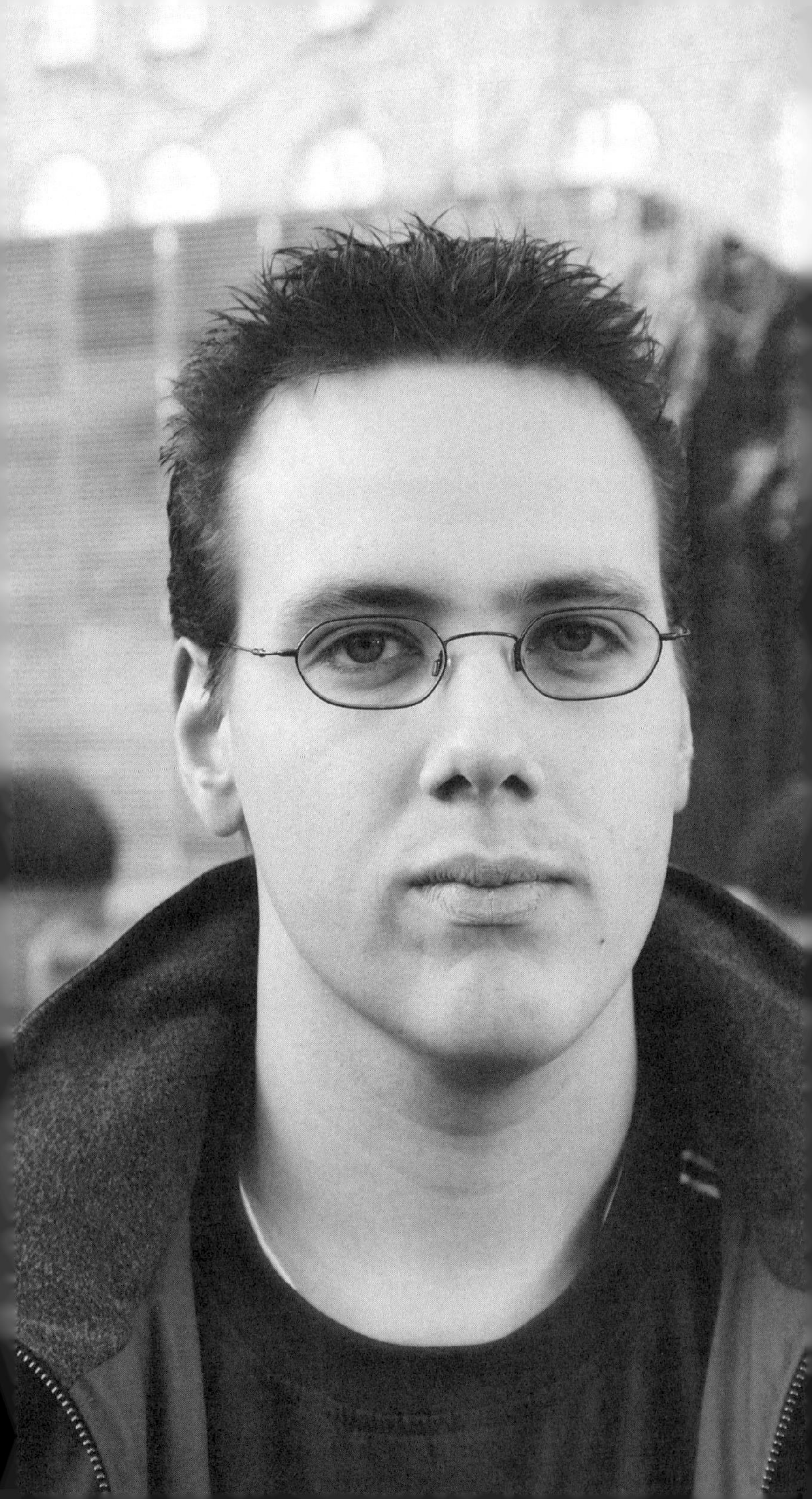

Nils Groß, 22 Jahre, Erzieher, Weichteilsarkom

Ich stand im Supermarkt und hörte mein Handy ab – eine Nachricht von meinem Arzt, ich solle mich wegen der Mundgeschichte ganz schnell melden. Erst dachte ich nur, o Gott, wo hat der meine Handynummer her? Ich bekam Angst, hatte Herzklopfen und Bauchschmerzen. Wie in Trance fuhr ich zu meiner Arbeitsstelle und rief in der Praxis an. Er sagte mir, ich hätte einen bösartigen Tumor am Weisheitszahn und müsse am nächsten Tag sofort ins Krankenhaus. Ich war wie gelähmt. Mir gingen Gedanken durch den Kopf wie, ich habe doch gleich Dienst, das kann doch nicht wahr sein, geht es da wirklich um mich? Es war alles so unwirklich, und ich fragte mich, warum dreht die Welt sich weiter, obwohl ich Krebs habe?

Der Befund lautete: Weichteilsarkom, ein Alveoläres Rhabdomyosarkom – ich habe etwa eine Woche gebraucht, bis ich das überhaupt aussprechen konnte. Das ist ein Tumor, von dem in der Regel nur Kinder und Jugendliche betroffen sind und der sehr selten ist. Mit einundzwanzig Jahren daran zu erkranken ist die Ausnahme. Geäußert hatte sich das über eine steinharte schwarze Stelle am Weisheitszahn.

Ich rief meine Eltern an und erzählte ihnen, daß ich wegen einer Krebserkrankung sofort ins Krankenhaus müsse. Dann erst brach ich zusammen und weinte nur noch. Meine Mutter war genauso fertig wie ich. Ich war ja weit weg von zu Hause, in Magdeburg, meine Eltern in Vechta, und ich mußte in die Klinik nach Bremen. Es ging alles so schnell, und ich mußte noch so viel regeln, der Dienstplan mußte geändert, mein Vorgesetzter informiert werden. Eine Kollegin hat mir sehr geholfen, viel für mich organisiert, damit ich erst mal zur Ruhe kam.

Sie fing mich auch emotional auf, nahm mich in den Arm. Ich war ganz durcheinander, mußte mich aber konzentrieren, denn ich hatte ja noch drei Stunden Autofahrt vor mir. Ich versuchte meine Gedanken zu ordnen. Auch so banale Dinge wie, was muß in den Koffer, gingen mir durch den Kopf. Ich war ja noch nie zuvor im Krankenhaus gewesen.

Dann kamen existentielle Ängste hoch, wegen meines Jobs, ich war erst anderthalb Monate dort, noch mitten in der Probezeit. Zugleich war mir alles plötzlich so egal. Ich dachte an den Tod, alles andere wurde unwichtig. Daß man mit einundzwanzig so sterblich sein kann, wer denkt so etwas schon?

Ich war froh, daß die Operation in Bremen vorgenommen wurde, weil ich damit näher bei meinen Eltern war. Die Ärzte in der Kieferchirurgie fand ich sehr nett, die Schwestern und Pfleger allerdings weniger. Ein Teil des Personals schien mir regelrecht unfreundlich, unhöflich und patzig zu sein. Ich finde, wenn man diesen Job macht, muß man einfach nett zu den Patienten sein, wer das nicht kann, der gehört da nicht hin. Als Patient wußte ich ja gar nichts, war hilflos und natürlich auch verzweifelt.

Als ich im Krankenhaus ankam, saß ich erst einmal fünf Stunden lang herum, und nichts passierte. Schließlich meldete ich mich bei einem Arzt ab, um ins Café zu gehen. Als ich nach etwa einer Stunde zurückkam, machte die Schwester ein Riesentheater, ob ich verrückt sei, es hätte eine Untersuchung stattfinden sollen, das gäbe Ärger. Da bin ich ausgerastet, erst sitze ich da stundenlang rum, und keiner redet mit mir, und dann so was. Eigentlich bin ich ja immer ganz zutraulich, aber da hat es mir gereicht.

Im Gespräch mit dem Arzt erwartete ich Klartext. Auf meine Fragen wollte ich verständliche, ehrliche Antworten. Ich fragte zum Beispiel, wie groß die Überlebenschance ohne Chemotherapie für mich sei. Sie sagten neunzig Prozent, daß der Tumor wiederkommt, mit Chemotherapie nur zwanzig Prozent. Ich ging sehr zuversichtlich in die Behandlung, die glücklicherweise in der Kinderklinik stattfand. Hier bemühten sich alle sehr um mich, waren nett und einfühlsam, nicht wie zuvor in der Kieferchirurgie.

Während der Chemotherapie hatte ich viel mit Übelkeit und Erbrechen zu kämpfen, ich fühlte mich, als hätte ich zuviel getrunken, war nicht ganz bei mir und unkonzentriert. Zunächst wohnte ich noch in einer Wohngemeinschaft in Vechta. Das war nicht so gut, denn während einer Chemotherapie ist das Immunsystem sehr geschwächt. Meine Mitbewohner waren aber nicht bereit, im Krankheitsfall einen Mundschutz zu tragen, was ich sehr egoistisch fand. Ich entschied mich also, zu meinen Eltern zu ziehen. Durch die Krankheit hat sich meine Sicht auf Menschen verändert. Einige Freunde haben den Kontakt zu mir abgebrochen, das kam unerwartet und enttäuschte mich sehr. Heute werde ich nicht mehr so schnell warm mit Menschen, ich bin mißtrauischer geworden.

Meine Eltern sowie meine Kollegin und gute Freundin Melanie haben mir aber sehr geholfen. Sie waren immer für mich da, hörten zu, holten mich aus dem Trott raus und verpaßten mir auch mal einen Tritt, wenn ich zu sehr im Selbstmitleid versank. Körperlich hatte ich ja gar keine Beschwerden, aber trotzdem hatte ich das Gefühl, mir geht es am schrecklichsten auf dieser Welt. Manchmal brauchte ich jemanden, der auch mal sagte: »Jetzt hör mal auf damit, reiß dich zusammen!«

Ich hatte nach der Diagnose im Internet recherchiert. Davon kann ich nur abraten. Zu dieser speziellen Krebsart gibt es nicht viel, aber ich habe zwei Erfahrungsberichte gefunden, und beide Patienten sind jetzt tot. Dann kommunizierte ich noch im Chat mit einer Mutter, deren Tochter auch gestorben ist. Das war alles sehr beunruhigend, ich habe mich wirklich ganz verrückt gemacht. Das sollte man lieber lassen.

Ich war immer vier Tage in der Klinik für die Chemotherapie, dann zweieinhalb Wochen zu Hause. Nach dem ersten Zyklus fielen mir die Haare aus. Ich hatte sie schon vorher kurz geschnitten, dann rasierte Melanie mir den Kopf. Die Glatze stand mir gut. Je nach Tagesform ging ich mit Käppi oder Glatze auf die Straße. Da ich kein Cortison bekam, nahm ich vierzehn Kilo ab. Ich hatte Verdauungsprobleme, und ich habe immer noch kein Gefühl in Fingerspitzen und Zehen.

Manchmal war ich ungerecht und neidisch auf andere. Wenn jemand Zahnschmerzen hatte, dachte ich, so ein Problem hätte ich auch gerne. Oder: So eine kleine Depression wäre mir auch lieber als die Chemotherapie. Ich war in dieser Zeit sehr launisch. Meine Familie und vor allem mein Vater hat das ziemlich abbekommen.

Jetzt, kurz vor dem Ende der Chemotherapie, ist das noch sehr nah. Im Moment verbinde ich alles, was geschieht, mit der Krankheit. In jedem freien Moment dreht sich alles darum. Es sind nicht nur schlechte Gedanken, es hätte schlimmer kommen können, ich habe Glück gehabt. Ich glaube, ich habe es geschafft, zu überleben. Heute denke ich, die Krankheit hatte vielleicht auch einen Sinn. Meine Einstellung zum Leben hat sich verändert, es gibt jetzt kein Problem mehr, das mich so aus der Bahn werfen kann. Ich bin ruhiger und gelassener geworden, kann vieles besser hinnehmen. Ich glaube, ich bin erwachsener geworden, kann leichter mit mir leben. Ich setze mir Ziele und lebe nicht mehr in den Tag hinein. Früher war ich zu schnell zufrieden.

Krebs ist immer noch ein Tabuthema. Die meisten sprechen nicht gern darüber. Als ich zum Beispiel noch in der WG wohnte, wollten einige Freunde auf eine Party gehen. Sie fragten mich, ob ich mitkäme, aber ich sagte, daß ich ins Krankenhaus müsse. Auf Nachfrage sagte ich dann, ich hätte Krebs. Da schluckten alle, fragten aber lieber nicht weiter nach, sie wollten sich wohl die Stimmung nicht verderben lassen.

Eigentlich bin ich mit dem Thema aber sehr pragmatisch umgegangen. Manchmal habe ich mir meine eigene Beerdigung vorgestellt, überlegt, wer wohl alles dasein würde und wo es wäre. Bestimmt in der kleinen Kirche in Langförden bei Vechta. Ich habe darüber nachgedacht, welches Lied gut zu dem Anlaß passen würde. »Angels« von Sarah McLachlan ist mein momentaner Favorit.

Mein Ziel ist es jetzt, einfach glücklich zu werden und daß die Krankheit nicht wieder kommt. Es gehört zum Leben dazu, daß es einem auch mal schlecht geht. Diese Einstellung habe ich gewonnen.

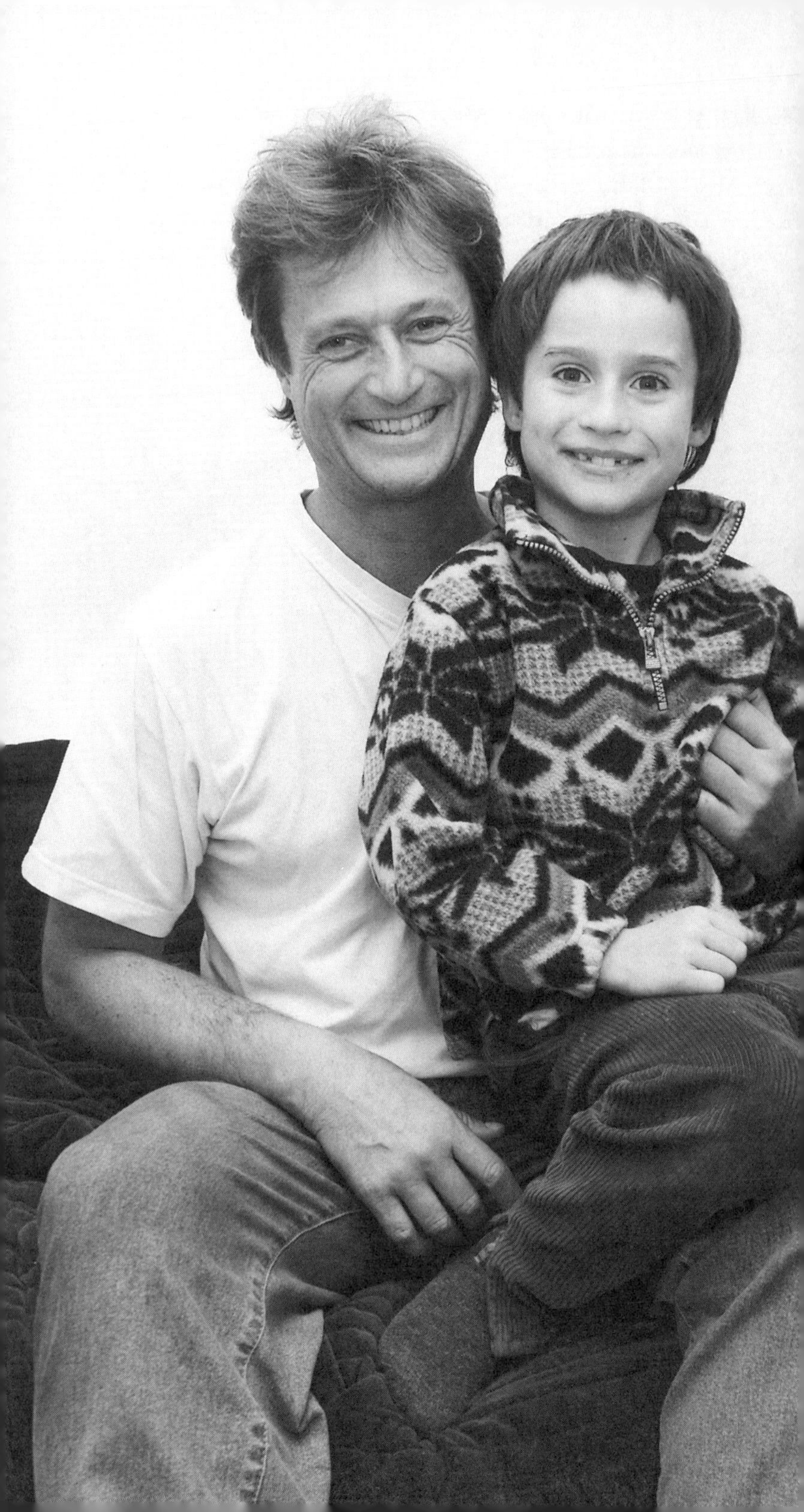

Jörn Kreische, 49 Jahre, Ökonom, Lymphknotenkrebs

Ich werde bald fünfzig, doch ich fühle mich wie fünfunddreißig. Am 24. Mai 2002, es war genau 14.15 Uhr, erfuhr ich von einem Radiologen, daß es sehr schlecht um mich stand. Auf meine Frage, ob ich Weihnachten überleben würde, antwortete der Arzt vage: »Eine Chance hat man immer.«

Es waren faustdicke Lymphknotenmetastasen festgestellt worden. Einige Organe waren ummantelt und zum Teil auch durchdrungen vom Krebs. Fortgeschrittenes Stadium also. Unmittelbar nach der Diagnose empfand ich zunächst Erleichterung. Ich hatte nun endlich Gewißheit, nachdem ich längere Zeit zuvor unter diffusen Bauchschmerzen gelitten hatte. Im Grunde wußte ich genau, daß es keine normalen Bauchschmerzen gewesen waren, aber ich verdrängte es.

Trotzdem werde ich den Moment, als ich die Nachricht erhielt, nie vergessen, deshalb erinnere ich mich so genau an alle Details, Datum, Uhrzeit, wo ich gesessen habe. Der Arzt gab mir die Hand, wünschte mir noch ein schönes Wochenende, und dann hieß es: »Der nächste bitte.« Ich stieg auf mein Fahrrad und fuhr nach Hause. Ich sah den Krebs als Herausforderung an, als ein Zeichen, und ich entschloß mich, daraus zu lernen.

Dennoch hatte ich nicht die Kraft, meiner Frau das Ergebnis selbst mitzuteilen, und bat sie, den Arzt anzurufen, um Genaueres zu erfahren. Wir waren uns in diesen Tagen sehr nah, es war seltsamerweise trotz allem eine gute Zeit. Sie setzte sofort alle Hebel in Bewegung, recherchierte, organisierte, wie es weiterging. Sie nahm mich an die Hand und führte mich durch diesen Apparat von Klinik und Behandlung.

Im Krankenhaus war ich immer wieder sehr verzweifelt, ich heulte Rotz und Wasser und betete um eine Chance. Ich wollte nicht sterben. Mitunter versuchte ich, mit dem Krebs gleichsam Kontakt aufzunehmen, ihn zu fragen: »Was willst du?« Eigentlich wußte ich die Antwort ganz genau. Schon lange hatte ich das Gefühl gehabt, entgegen meiner Natur zu leben, nicht hierherzugehören. Alles drehte sich nur um Termine, immer mußte man sein Soll erfüllen. Ich habe dem Krebs in diesem Zwiegespräch etwas versprochen: »Wenn ich lebendig da rauskomme, kümmere ich mich um mich und nehme meine Bedürfnisse ernst.« Das war wie ein Schwur.

Ich hatte das Gefühl, daß ich von diesem Moment an gesund wurde. Auch hier weiß ich noch genau den Augenblick: Samstag, der 13. Juli, morgens zehn Uhr. Es war wie ein Wunder. Wegen der Chemotherapie hatte ich keine Haare mehr, die Zähne waren locker, ich konnte nicht mehr allein essen, war impotent, brachte es kaum noch über mich, in den Spiegel zu schauen. Ich hatte mit meinem Leben bereits abgeschlossen und den Gedanken an den Tod angenommen, ich war schon sehr weit auf der anderen Seite. In dem Moment, als ich aufhörte zu kämpfen, kam die Energie zurück. Das ist heute noch so. Früher habe ich ständig gekämpft, heute lebe ich von Augenblick zu Augenblick. Ich arbeite keinen Plan mehr ab, ich bin sehr kompromißlos geworden. Ich habe inzwischen ein ganz anderes Lebensgefühl, ich habe gelernt, mich einzulassen, zu entspannen, loslassen zu können. Dafür bin ich sehr dankbar.

Angehörige und Freunde sind mit einer solchen Diagnose oft überfordert. Die Menschen haben Angst, sich mit dem Tod zu beschäftigen. Offen sprechen kann man nur mit wenigen. Dabei reicht es schon, daß einfach jemand da ist, am Bett sitzt, die Hand hält, Zeit hat. Hektik und Maskerade schaffen Distanz. Wenn man als Krebskranker andere aufbauen muß, ist das sehr anstrengend. Mir passierte das oft. Selbst meiner Frau fühlte ich mich in der Krankenhauszeit nicht mehr so nah wie zuvor. Wir sprachen unterschiedliche Sprachen. Sie wollte immer etwas tun, war ständig in Bewegung, hatte furchtbare Angst um mich. Das machte mich verrückt. Ich wollte einfach Ruhe. Die Chemotherapie rüttelt einen ja völlig durch, mir war schrecklich übel, ich mußte mich ständig übergeben. Zwischen den Infusionszyklen bekam ich zusätzlich noch Spritzen, mit zum Teil noch schlimmeren Nebenwirkungen. Ich bekam Schüttelfrost, hatte tagelang den Geschmack von Fisch auf der Zunge. Ich wurde aggressiv und hatte starke Stimmungsschwankungen.

Einundvierzig Tage lang lag ich im Krankenhaus. Manchmal haute ich heimlich ab, dann schlich ich mich frühmorgens an der Schwester vorbei. Ich fiel nicht auf, weil ich immer normal angezogen war. Mit Schlafanzug hätte ich mich todsterbenskrank gefühlt. Ich fuhr dann nach Hause. Nach dem ersten Zyklus litt ich noch nicht an Impotenz, und ich schlief noch immer sehr gern mit meiner Frau. Nach einem gemeinsamen Bad frühstückten wir mit unserem Sohn. Das war für mich wichtig und schön. Gestärkt fuhr ich dann in die Klinik zurück. Nach zwei Zyklen jedoch war es mit diesen kleinen Fluchten vorbei. Aber so schnell die Potenz weg war, so plötzlich kam sie nach der Chemotherapie auch wieder, über Nacht.

Ich habe auch versucht, immer weiter Sport zu treiben. Seit zwanzig Jahren machte ich schon Bodybuilding und joggte regelmäßig. Ich wollte meinen Körper weiter fordern, belasten und nahm eben nun leichtere Hanteln.

Ich bin in vielem stabiler und klarer geworden und habe nach der Krankheit ein neues Leben begonnen. Wie nach einer inneren Karte fand ich meinen neuen Lebensort in Brasilien, in einem Indianergebiet, in das man eigentlich gar nicht hineinkommt. Als ich das erste Mal dort war, sah mich der Häuptling lange tief an und schüttelte mir die Hand. Ich beschloß zu bleiben und habe dort nun ein kleines Haus am Meer. Es gibt keinen Strom, kein Auto, dafür den Sonnenaufgang über dem Atlantik, kilometerlange Strände, endloses Buschland. Es ist wie ein Kindheitstraum. Tagelang bin ich dort mit dem Pferd unterwegs, schlafe unter freiem Himmel, vergesse Raum und Zeit. Dinge, die glücklich machen, kosten nichts, wie Tautropfen in der Morgensonne. Einige Monate im Jahr verbringe ich dort allein oder mit meiner Familie. Ich brauche aber auch meine Heimat hier in Deutschland immer wieder. Ich bin kein Indianer.

Meine alte Identität habe ich abgelegt. Ich sehe meine Aufgabe jetzt darin, anderen Krebskranken zu helfen. Und es geht mir darum, ihre Angehörigen zu stärken, damit sie nicht zur zusätzlichen Belastung werden. Das nahe Umfeld hat es oft noch schwerer als die Betroffenen selbst. Die Angst vor dem Tod ist die Mutter aller Ängste. Wenn man sie loslassen kann, wird man frei.

Ich bin ehrlicher und offener, aber auch radikaler geworden. Ich brauche viel Natur, aber die Weite habe ich in mir. Ich habe gelernt, ja zu sagen zu dem, was ist. Ich möchte auch anderen vermitteln, wie man neue eigene Wege geht, sich löst, sich selbst ein Freund wird. Der Krebs hat etwas Positives in mein Leben gebracht, ich bin jetzt im Einklang mit mir.

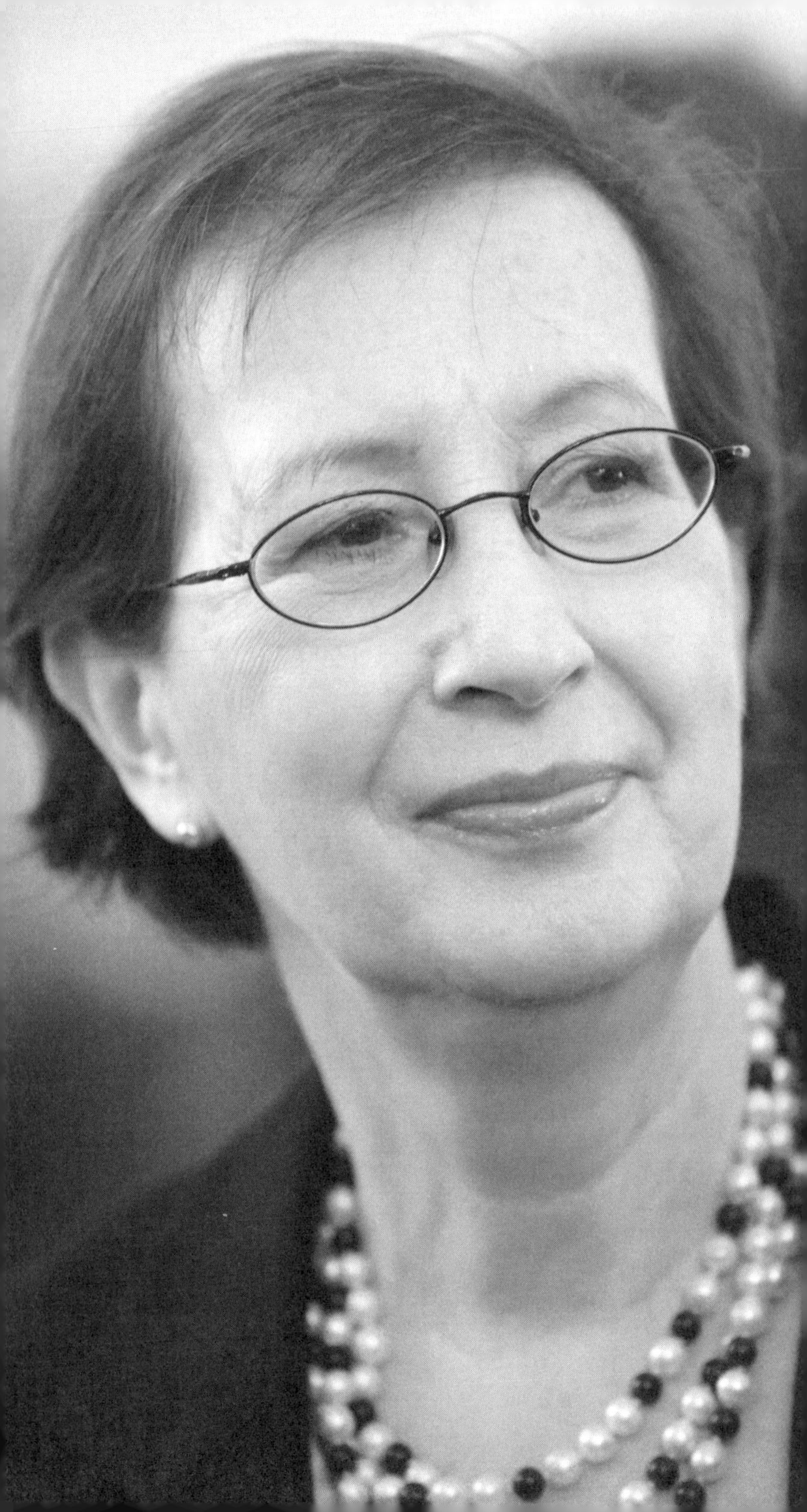

Heide Simonis, 62 Jahre, Ministerpräsidentin a. D., Vorsitzende Unicef Deutschland, Brustkrebs

Als ich im Jahr 2002 zu einem Vorsorgetermin ging, entdeckte der Radiologe eine Veränderung in meiner linken Brust. Er schickte mich zu einer zweiten Untersuchung, doch ich ahnte, ja wußte fast, daß es Krebs war. Ich hatte seit langem Schmerzen aufgrund von starken Verknotungen in den Brüsten, die wahrscheinlich durch die jahrelange Einnahme hoch dosierter Hormontabletten entstanden waren. Mein Frauenarzt kennt mein Brustgewebe seit über zwanzig Jahren, er hatte einen geschulten Blick und entdeckte den Knoten sofort. Der Tumor lag sehr tief in der Brust, beinahe am Knochen, für mich wäre er mit bloßen Händen nicht zu ertasten gewesen.

Seltsamerweise gingen mir unmittelbar nach der Diagnose ganz banale Dinge durch den Kopf, welche Einkäufe noch zu erledigen waren und ähnliches. In Krisensituationen oder bei schlechten Nachrichten werde ich ganz kühl und rational. Ich organisierte sofort alles Naheliegende, den zweiten Arztbesuch und verlegte meine Termine. Anschließend ging alles seinen »geordneten« Gang.

Zunächst erfolgte die Biopsie, die, was mir zunächst rätselhaft war, keinen Befund aufwies. Hätte ich mich also nicht weiterbehandeln lassen, wäre ich mit einem sehr aggressiven Brustkrebs herumgelaufen. Meiner Meinung nach könnte man sich die Biopsie sparen. Ein Probeschnitt unter Vollnarkose, wie er auch bei mir gemacht wurde, ist zwar unangenehm, aber nach einer Biopsie erfolgt dieser Untersuchungsschritt sowieso in den meisten Fällen.

Ich hatte Glück, mein Brustkrebs hatte noch nicht gestreut. Es war ein Donnerstag, als ich die Diagnose erhielt, am Freitag ging ich noch zur »50 Jahre Helgoland«-Feier, und am Samstag lag ich bereits unter dem Messer. Meinen Mann informierte ich erst am Sonntag nach der Operation. Ich wollte ihn nicht beunruhigen, zumal ich erst zu diesem Zeitpunkt genau sagen konnte, ob es sich um einen gut- oder bösartigen Tumor handelte. Er unterbrach sofort seinen Urlaub und kam direkt ins Krankenhaus an mein Bett, was mich sehr gerührt hat.

Als ich am Dienstag nach der Operation Gerhard Stoltenberg postum die Ehrenbürgerschaft des Landes Schleswig-Holstein verlieh, ging es mir nicht sehr gut, doch ich wollte nicht einen Tag im Amt fehlen. Arbeit ist für mich alles. Hätte ich zu Hause auf dem Sofa gesessen, hätte ich mich mit Sicherheit richtig krank und elend gefühlt und wäre ins Grübeln gekommen. Mir hat es geholfen, daß ich weiterhin im Beruf funktionierte. Allerdings mußte ich morgens auch keine Kinder in die Schule bringen oder Haushalt und Familie versorgen, die neben der Arbeit verbleibende Zeit konnte ich voll für mich nutzen.

Ich hatte nur mein engstes berufliches Umfeld über die Erkrankung informiert: den Fahrer, die Sicherheitsleute, mein Büro. In meinem Elternhaus hieß es immer, »über Krankheiten spricht man nicht«, und ich hatte auch nie das Bedürfnis, mit Krankengeschichten an die Öffentlichkeit zu gehen. Krebs ist in der Politik eine Waffe, damit kann man jemanden politisch töten. Aus diesem Grund habe ich damals, als Ministerpräsidentin von Schleswig-Holstein, nichts sagen können und wollen. Ich wollte kein Mitleid und politisch voll handlungsfähig bleiben. Ein Kollege aus der Opposition beispielsweise litt, deutlich sichtbar, an Lungenkrebs. Ich hätte ihn nie offen kritisieren oder politisch angreifen können.

Zwar habe ich nie über meine Erkrankung gelogen, aber immer vermieden, öffentlich über sie zu sprechen. Sie werden kaum einen Wirtschaftsführer finden, der offen über eine mögliche Krebserkrankung spricht, es ist noch immer ein Tabu, macht angreifbar, was für Führungskräfte und Politiker sehr schädlich ist. Während meines letzten Wahlkampfes im Februar 2005 versuchten einige Journalisten, meine Krankheit zu thematisieren. Auch einer meiner behandelnden Ärzte und regionale mikrochirurgische Unternehmen hatten mich damals gebeten, an einer Aufklärungskampagne über Brustkrebs teilzunehmen. Aber ich lehnte ab, ich wollte nicht wegen meiner Krankheit dem politischen Gegner Angriffspunkte bieten.

Heute sehe ich das anders und würde mich sofort beteiligen, denn Aufklärung und Vorsorge sind immens wichtig. Ich habe deshalb im Rahmen der ARD-Aufklärungswoche zum Thema Krebs in der Talkshow »Beckmann« über die Krankheit gesprochen. Vor einem großen Publikum wäre mir das sehr schwergefallen, doch in dieser intimen Studiosituation war es möglich.

Alle Krebspatienten klammern sich an die Krankengeschichten anderer, die gut verlaufen sind. Auch meine beiden Schwestern erzählten mir, daß Nachbarn und Freunde vom Krebs geheilt wurden. Da tat mir sehr gut, denn unsere Eltern sind beide an Krebs gestorben, mein Vater hatte Lungenkrebs und meine Mutter Osteoporose und Knochenkrebs. Der Kampfgeist meiner Schwestern, die gemeinsamen Gespräche waren sehr wichtig für mich. Männer wissen bei Krankheiten oft nicht, wie sie sich verhalten sollen, Frauen sind in dieser Situation viel einfühlsamer. Dennoch war mein Mann der ruhende Pol. Er kümmerte sich sehr rührend um mich und brachte ab und zu eine gute Flasche Rotwein mit. Wichtig ist nach meiner Erfahrung, daß man nicht darüber ins Grübeln kommt: Warum gerade ich? Das kostet Kraft und Nerven.

Während der ganzen Krankheit hatte ich keine Angst vor dem Tod. Zwar bin nicht religiös und gehe nicht in die Kirche, aber ich halte es mit Luther: »Wenn ich wüßte, daß morgen die Welt unterginge, ich würde heute noch ein Apfelbäumchen pflanzen.« Ich war sicher, daß ich es schaffen würde. Ich hätte niemals alles hingeworfen oder gar mein Leben in Frage gestellt, so bin ich einfach nicht erzogen worden. Mag sein, daß ich mir diesen unbedingten Überlebenswillen nur einredete, aber mein Plan hatte Erfolg. Wichtig ist es auch, sich immer etwas vorzunehmen, das unbedingt fertig werden muß. Auch bei mir war es so, es war immer etwas zu erledigen, ich konnte gar nicht von dieser Welt gehen.

Sorge hatte ich allerdings vor einer möglichen Brustamputation, dem Verlust der Weiblichkeit. Oder noch schlimmer, eine Chemotherapie, ich kannte die Symptome, das bereitete mir panische Angst. Glücklicherweise war jedoch für mich nach der Diagnose das Schlimmste überstanden. Mein Behandlungsplan verlief weitaus »harmloser«: Bestrahlung mit anschließender Hormonbehandlung. Es war Glück, daß meine Krebszellen auf diese Therapie ansprachen. Während der sechswöchigen Bestrahlung hatte ich nur die Sorge, daß meine regelmäßigen Klinikaufenthalte von der Presse bemerkt würden, sonst verspürte ich lediglich leichte Müdigkeit. Ich hielt mich strikt an alle Anweisungen des Arztes und nahm mir fest vor, mich nicht unterkriegen zu lassen. Heute ist mir klar, man kann es schaffen.

Liste der zertifizierten Tumorzentren sowie Ansprechpartner in Deutschland, Österreich und der Schweiz

Tumorzentrum Aachen e. V.
Wendlingweg 2
52074 Aachen
Tel.: (0241) 80 89728 oder (0241) 80 89899
Fax: (0241) 80 82562
eMail: leitstelle@tuzac.de
www.tuzac.de

Tumorzentrum Augsburg
Stenglinstraße 2
86156 Augsburg
Tel.: (0821) 400-3100
Fax: (0821) 400-3381
eMail: info@tuz.zk.augsburg-med.de
www.tumorzentrum-augsburg.de

Tumorzentrum Berlin e. V.
Robert-Koch-Platz 7
10115 Berlin
Tel.: (030) 285 389-0
Fax: (030) 285 389-40
eMail:tumorzentrum@tzb.de
www.tzb.de

Tumorzentrum Bonn e. V.
Klinik für Dermatologie/ Medizin. Universitätsklin.
Sigmund-Freud-Straße 25
53105 Bonn Venusberg
Tel.: (0228) 29 91 61
Fax: (0228) 92 888 27
eMail : www.tumorzentrum-bonn.de

Tumorzentrum Land Brandenburg
Geschäftsstelle Onkologischer Schwerpunkt Frankfurt (Oder)
am Klinikum Frankfurt (Oder)
Müllroser Chaussee 7
15236 Frankfurt (Oder)
Tel.: (0335) 548-2026
Fax: (03834) 548-2029
eMail: info@tumorzentrum-brandenburg.de
www.tumorzentrum-brandenburg.de

Tumorzentrum Bremen e. V.
Institut f. Pathologie d. Zentralkrankenhauses Bremen-Nord
Hammersbecker Str. 228
28755 Bremen
Tel.: (0421) 6606-1472
Fax: (0421) 6606-1594
eMail: bremerkrebsgesellschaft@t-online.de
www.tumorzentrum-bremen.de

Tumorzentrum Chemnitz e. V.
Im Krhs. Küchwald der Kliniken Chemnitz GmbH
Bürgerstraße 2
09113 Chemnitz
Tel.: (0371) 333-42709
Fax: (0371) 333-42723
eMail: tumorzentrum@skc.de
www.tumorzentrum-chemnitz.de

Tumorzentrum Cottbus e. V.
Brandenburgisches Tumorzentrum
Onkologischer Schwerpunkt Cottbus e.V.
Thiemstr. 111
03046 Cottbus
Tel.: (03 55) 46-20 46
Fax: (03 55) 46-20 47
eMail: h.kurbjuhn@ctk.de
www.ctk.de/de/de/tumor/tumorseite1.htm

Tumorzentrum Dresden e. V.
Universitätsklinikum Dresden
Fetscherstraße 74
01307 Dresden
Tel.: (0351) 3177-302
Fax: (0351) 3177-303
eMail: tzd@imib.med.tu-dresden.de
www.tumorzentrum-dresden.de

Tumorzentrum Düsseldorf e. V.
Chirurgische Klinik der Heinrich Heine Universität
Moorenstraße 5
40225 Düsseldorf
Tel.: (0211) 811 7720
Fax: (0211) 811 8853
eMail: haem-onk.haas@med.uni-duesseldorf.de

Tumorzentrum Erfurt e. V.
Klinikum Erfurt
Postfach 595
99089 Erfurt
Tel.: (0361) 7814802
Fax: (0361) 7814803
eMail: tuz@tumorzentrum-erfurt.de
www.tumorzentrum-erfurt.de

Tumorzentrum Erlangen e. V.
Dr. med. Sabrina Petsch
Leiterin der Geschäftsstelle des Tumorzentrums Erlangen-Nürnberg
Carl-Thiersch-Str. 7
91052 Erlangen
Tel.: 09131/85-39290
Fax: 09131/85-34001
eMail: sabrina.petsch@tuz.imed.uni-erlangen.de
www.tumorzentrum.klinikum.uni-erlangen.de

Tumorzentrum Essen e. V. (WTZE)
Innere Klinik und Poliklinik (Tumorforschung)
Hufelandstraße 55
45147 Essen
Tel.: (0201) 723-2001
eMail: tumorklinik@uni-essen.de
www.uni-essen.de/tumorforschung

Tumorzentrum Essen e. V. (WTZE)
Geschäftsstelle - Urologische Klinik
Hufelandstr. 55
45122 Essen
Tel.: (0201) 723-3213
Fax: (0201) 723-2138
mail: wtze@uni-essen.de
www.wtz-essen.de

Tumorzentrum Frankfurt e. V. (Rhein-Main)
Universitätskinderklinik
Theodor-Stern-Kai 7
60596 Frankfurt (Main)
Tel.: (069) 6301-5338
Fax: (069) 6301-7373
eMail: tuz@em.uni-frankfurt.de
www.klinik.uni-frankfurt.de/tumorzentrum

Tumorzentrum Freiburg
Klinikum der Universität
Hugstetter Straße 55
79106 Freiburg
Tel.: (0761) 270-3302
Fax: (0761) 2703398
eMail: ulrike.gromer@uniklinik-freiburg.de
www.tumorzentrum-freiburg.de

Tumorzentrum Gera e. V.
Klinikum der Stadt Gera/Institut für Pathologie
Straße des Friedens 122
07548 Gera
Tel.: (0365) 8288948
Fax: (0365) 8288949
eMail: Reinhard.Goetze@wkg.srh.de

Tumorzentrum Göttingen
Robert-Koch-Straße 40
37075 Göttingen
Tel.: (0551) 39-9516 oder 9517
Fax: (0551) 39-2237
eMail: tumorzentrum@med.uni-goettingen.de
mailto:eratzke@med.uni-goettingen.de
www.tumorzentrum.med.uni-goettingen.de

Tumorzentrum Greifswald e. V.
Klinikum d. Ernst-Moritz-Arndt Universität
W.-Rathenau-Str. 48
17487 Greifswald
Tel.: (03834) 86-5890 / 86-5891
Fax: (03834) 86-5897
eMail: tzentrum@uni-greifswald.de
www.medizin.uni-greifswald.de/tzentrum

Tumorzentrum Halle e. V.
Martin-Luther-Universität Halle
Univ. Klinikum Ernst-Grube-Straße 40
06097 Halle
Tel.: (0345) 557-2457
Fax: (0345) 557-2457
eMail: Tumorzentrum@medizin.uni-halle.de
www1.medizin.uni-halle.de/tumorzentrum/index.html

Tumorzentrum Hamburg e. V.
Martinistraße 40
20251 Hamburg
Tel.: (040) 460- 4222
Fax: (040) 460-4232
eMail: info@tumorzentrumhh.de
www.tumorzentrumhh.de

Tumorzentrum Hannover
Medizinische Hochschule Hannover
Carl-Neuberg-Str. 1
30625 Hannover
Tel.: (0511) 532-5060 / 532-3020
Fax: (0511) 532-9326
eMail: tumorzentrum@mh-hannover.de
www.tumorzentrum-hannover.de

Tumorzentrum Heidelberg
Koordinations- und Geschäftsstelle
Im Neuenheimer Feld 105 / 110
69120 Heidelberg
Tel.: (06221) 566557 / 566558
Fax: (06221) 565094
eMail: tzhdma@med.uni-heidelberg.de
www.tumorzentrum-hdma.de

Tumorzentrum Homburg e. V. (Saar)
Saarländisches Tumorzentrum am Universitätsklinikum des Saarlandes e. V.
Gebäude 52
66421 Homburg
Tel.: (06841) 16-27431 / 16-27433
Fax: (06841) 16-27496
eMail: tumorzentrum@uniklinik-saarland.de
www.uniklinik-saarland.de/tumorzentrum

Tumorzentrum Jena e. V.
Friedrich-Schiller-Universität
Bachstraße 18
07743 Jena
Tel.: (03641) 933-114
Fax: (03641) 933-840
eMail: tumorzentrum@med.uni-jena.de
www.med.uni-jena.de/tumor

Tumorzentrum Kiel
Christian-Albrechts-Universität
Niemannsweg 4
24105 Kiel
Tel.: (0431) 597-2913
Fax: (0431) 597-1945
eMail: tzk@tumorzentrum.uni-kiel.de
www.uni-kiel.de:8080/tzk/tzk.htm

Tumorzentrum Köln
Klinikum der Universität zu Köln
Kerpener Straße 62
50931 Köln
Tel.: (0221) 478-87660
Fax: (0221) 478-6733
eMail: cio@uk-koeln.de
www.cio-koeln.de

Tumorzentrum Leipzig e. V.
Im Universitätsklinikum Leipzig
Liebigstraße 27
04103 Leipzig
Tel.: (0341) 97-16140 / 97-16141
Fax: (0341) 97-1614
eMail: hohs@medizin.uni-leipzig.de
www.uni-leipzig.de/~tuz

Tumorzentrum Magdeburg e. V.
Med. Fakultät Otto v. Guericke Universität
Leipziger Straße 44
39120 Magdeburg
Tel.: (0391) 6713266
Fax: (0391) 6713267
eMail: tumorzentrum@medizin.uni-magdeburg.de
www.med.uni-magdeburg.de/tzm

Tumorzentrum Mainz e.V.
Geschäftsstelle
Am Pulverturm 13
55101 Mainz
Tel.: (06131) 17-3001
Fax: (06131) 176607
eMail: lenz@mail.uni-mainz.de
http://mz98.imsd.uni-mainz.de/TUZ

Tumorzentrum Marburg
Klin. d. Philipps-Universität Marburg
Pilgrimstein 3
35037 Marburg
Tel.: (06421) 28-4401
Fax: (06421) 284558

Tumorzentrum München
Geschäftsstelle
Maistraße 11
80337 München
Tel.: (089) 5160-2238
Fax: (089) 5160-4787
eMail: tzmuenchen@med.uni-muenchen.de
www.med.uni-muenchen.de/TZMuenchen

Tumorzentrum Münster e.V.
Universitätsklinikum Münster
Ebene 05 / West, Zi. 831a
Albert-Schweitzer-Straße 33
48129 Münster
Tel.: (0251) 834 85 67
Fax: (0251) 834 82 67
eMail: tumorzentrum@uni-muenster.de
http://medweb.uni-muenster.de/institute/tumorz

Tumorzentrum Oldenburg e.V.
Huntestraße 14
26135 Oldenburg
Tel.: (0441) 44215
Fax: (0441) 229-1645
eMail: info@tumorzentrum-weser-ems.de
www.tuz-weser-ems.de

Tumorzentrum Regensburg e.V.
Pathologisches Institut der Universität
Franz-Josef-Strauß-Allee 11
93053 Regensburg
Tel.: (0941) 944-6601 / 944-6600
Fax: (0941) 944-6602
eMail: zentrum.tumor@klinik.uni-regensburg.de
www.tumorzentrum-regensburg.de

Tumorzentrum Rostock
Klinik für Strahlentherapie
Südring 75
18059 Rostock
Tel.: (0381) 4949000
Fax: (0381) 4949006
eMail: rainer.fietkau@med.uni-rostock.de
www.uni-rostock.de/fakult/medfak/tumorzentrum

Tumorzentrum Schwerin
Klinikum Schwerin
Wismarsche Straße 397
19055 Schwerin
Tel.: (0385) 520-2300
Fax: (0385) 520-2318
eMail: tumorzentrum@schwerin.helios-kliniken.de
www.helios-kliniken.de/kliniken/schwerin/medizin/tumorzentrum

Tumorzentrum Stuttgart
Diakonissen-Krankenhaus
Rosenbergstr. 38
70176 Stuttgart
Tel.: (0711) 991-3511
Fax: (0711) 991-1090
eMail: info@osp-stuttgart.de
www.osp-stuttgart.de

Tumorzentrum Suhl e. V.
Albert-Schweitzer-Str. 2
98527 Suhl
Tel.: (03681) 356124
Fax: (03681) 355921
eMail: wackes@tumorzentrum-suhl.de
www.tumorzentrum-suhl.de

Tumorzentrum Tübingen
Comprehensive Cancer Center Tübingen
Universitätsklinikum
Herrenberger Straße 23
72070 Tübingen
Tel.: (07071) 29-85235 / 29-85236
Fax: (07071) 295225
eMail: tumorzentrum@med.uni-tuebingen.de
www.medizin.uni-tuebingen.de/itz/index.html

Tumorzentrum Ulm e. V.
Klinikum der Universität Ulm
Robert-Koch-Str. 8
89081 Ulm
Tel.: (0731) 502-3333
Fax: (0731) 502-4626
eMail: sekr.tzu@medizin.uni-ulm.de
www.uni-ulm.de/klinik/tzu

Tumorzentrum Wiesbaden (Onkologischer Schwerpunkt HSK)
Dr.-Horst-Schmidt-Kliniken GmbH
Ludwig-Erhard-Str. 100
65119 Wiesbaden
Tel./Fax: (0611) 43-3333
eMail: klaus.krehle@hsk-wiesbaden.de
www.hsk-wiesbaden.de/osp_start.html

Tumorzentrum Würzburg
Sekretariat Medizinische Poliklinik
Klinikstraße 8
97070 Würzburg
Tel.: (0931) 201 70220
eMail: register.tz@mail.uni-wuerzburg.de
www.tumorzentrum.uni-wuerzburg.de

Klinisches Krebsregister
Klinikum der Universität – Haus D5
Josef-Schneider-Str. 2
D-97080 Würzburg
Tel.: (0931) 201 35860
Fax: (0931) 201 35952
eMail: register.tz@mail.uni-wuerzburg.de
www.uni-wuerzburg.de/tumorregister

Tumorzentrum Zwickau e.V.
Karl-Keil-Straße 35
08060 Zwickau
Tel.: (0375) 5699-100
Fax: (0375) 5699-111
eMail: tuz@tumorzentrum.z.uunet.de
www.tumorzentrum-zwickau.de

Österreich:
Österreichische Krebshilfe Dachverband
Wolfengasse 4
A-1010 Wien
Tel. 01/796 64 50
Fax. 01/796 64 50-9
e-mail: service@krebshilfe.net
www.krebshilfe.net

Schweiz:
Krebsliga Schweiz
Effingerstrasse 40
3001 Bern
Tel. 031 389 91 00, Fax 031 389 91 60
www.swisscancer.ch

Wir danken für die freundliche Unterstützung:

Brustkrebszentrum der Charité Berlin
Dr. Petra Hegener-Tschochner
Prof. Hess, Kinderklinik in Bremen
Dr. Florian Janis
Dr. Anke Kleine-Tebbe
Prof. Thomas Klingebiel
Nicole Kuhn
Dr. Christiane Sarkar
Dr. Kosta Schopow
Prof. Dr. Hans-Ulrich Steinau
Dr. Bodo van den Wyenbergh
Dr. Marcella Kollmann

Bildnachweis

S. 74 – Viktor Vahlefeld/Volker Glasow
S. 128 – Jim Rakete
S. 242 – Ullstein Bilderdienst, Berlin

Alle anderen Porträts stammen von Karsten Bartel.